AF474723

TRAITÉ

DE

L'HYPNOTISME

EXPÉRIMENTAL ET THÉRAPEUTIQUE

SES APPLICATIONS

A LA MÉDECINE, A L'ÉDUCATION ET A LA PSYCHOLOGIE

PAR

Le Dr Paul JOIRE

PROFESSEUR A L'INSTITUT PSYCHO-PHYSIOLOGIQUE DE PARIS

PRÉSIDENT DE LA SOCIÉTÉ UNIVERSELLE D'ÉTUDES PSYCHIQUES

Avec 44 figures démonstratives

PARIS

VIGOT FRÈRES, ÉDITEURS

23, PLACE DE L'ÉCOLE-DE-MÉDECINE, 23

1908

TRAITÉ

DE

L'HYPNOTISME

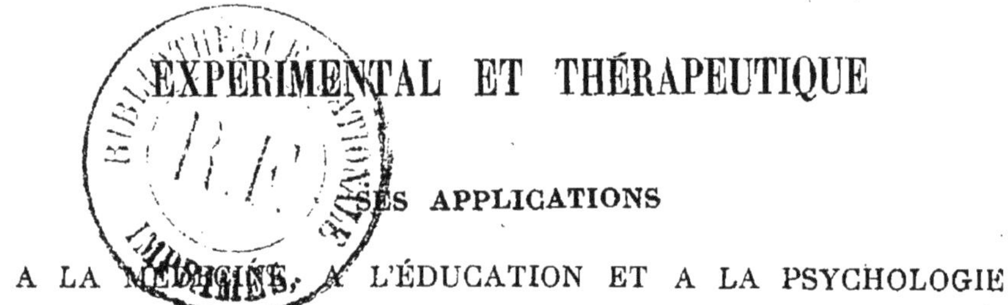

EXPÉRIMENTAL ET THÉRAPEUTIQUE

SES APPLICATIONS

A LA MÉDECINE, A L'ÉDUCATION ET A LA PSYCHOLOGIE

PAR

Le Dr Paul JOIRE

PROFESSEUR A L'INSTITUT PSYCHO-PHYSIOLOGIQUE DE PARIS

PRÉSIDENT DE LA SOCIÉTÉ UNIVERSELLE D'ÉTUDES PSYCHIQUES

Avec 44 figures démonstratives

PARIS

VIGOT FRÈRES, ÉDITEURS

23, PLACE DE L'ÉCOLE-DE-MÉDECINE, 23

1908

PRÉFACE

Un grand nombre de personnes s'intéressent actuellement à l'hypnotisme.

Les philosophes y trouvent un merveilleux moyen d'analyse psychologique, qui leur permet de scruter les replis les plus ignorés de l'âme humaine.

Les médecins y voient une méthode nouvelle, qui permet de traiter efficacement un grand nombre de maladies rebelles à la thérapeutique ordinaire.

Le médecin psychologue, ambitionnant d'aller plus avant dans le soulagement qu'il peut apporter à l'humanité souffrante, découvre dans l'hypnotisme le moyen, non seulement de soulager les souffrances physiques, mais aussi de guérir les maladies et les souffrances morales.

Le prêtre, voyant l'hypnotisme entré définitivement dans le domaine scientifique, n'en blâme plus la pratique, et cherche lui-même à s'éclairer sur les bases de cette méthode scientifique nouvelle, et sur ce qu'on peut en attendre pour le soulagement des maux du corps et le développement des facultés de l'âme.

Le public, enfin, le voit volontiers sortir du domaine du charlatanisme, et cherche à déchirer les derniers voiles qui l'entourent et en ont fait trop longtemps, grâce à l'ignorance, un instrument surnaturel.

A tous ceux-là, savants, chercheurs ou simplement curieux, s'adresse ce livre, dans lequel nous avons d'abord donné l'analyse scientifique de l'hypnotisme, puis la méthode et les règles précises que doivent suivre ceux qui veulent l'employer.

Nous avons ensuite voulu prouver l'utilité de l'emploi de l'hypnotisme, en signalant un certain nombre des principales circonstances dans lesquelles on peut en faire usage. C'est ce qui nous a amené à écrire les chapitres sur l'hystérie, les obsessions, l'alcoolisme, le trac des artistes, l'étude des arts, etc.

Enfin, allant plus loin que la plupart des hypnologistes, nous avons démontré par nos expériences la réalité de la suggestion mentale, et, par l'étude du sthénomètre, l'existence d'une force nouvelle, émanant de l'organisme humain.

Ces deux chapitres pourront servir de transition à l'étude des phénomènes psychiques, qui fera l'objet d'un prochain ouvrage.

L'HYPNOTISME

CHAPITRE I

INTÉRÊT ET UTILITÉ DE L'HYPNOTISME

L'intérêt croissant qui s'attache aux phénomènes hypnotiques est incontestable. Un nombre de plus en plus considérable de personnes cherchent à les connaître et à s'éclairer sur leur nature et sur leur valeur. En effet, même dans les conversations mondaines, à chaque instant viennent se présenter des observations ou des récits de faits se rattachant plus ou moins directement à cette branche des études psychologiques.

Entré définitivement dans le domaine scientifique, l'hypnotisme n'effraie plus maintenant les gens éclairés ; on ne le méprise plus comme une supercherie du charlatanisme, et on ne le craint plus comme une chose surnaturelle.

Pendant longtemps les médecins et les savants ont refusé tout crédit à l'hypnotisme, parce que cette science nouvelle venait révolutionner leurs idées anciennes et leurs raisonnements routiniers, et semblait devoir saper les bases de certaines théories chères aux académies. L'hypnotisme subissait donc le sort des grandes découvertes qui l'avaient précédé, comme la rotation de la terre, la circulation du sang, l'électricité ; et si ceux qui l'ont étudié n'ont pas été incarcérés comme Galilée, ils ont été traités de fous et tournés en dérision comme Harvey et Galvani.

D'autre part, un certain nombre de théologiens, mêlant on ne sait trop pourquoi la religion aux phénomènes scientifiques, avaient condamné l'hypnotisme ; voyant là, comme dans tout ce qui dépassait les bornes étroites de leur faible raison, des interventions diaboliques.

Tout cela a bien changé depuis quelques années; les médecins ne craignent plus de s'adresser à l'hypnotisme pour le plus grand bien de leurs malades, et beaucoup des plus rigoristes parmi les adversaires de cette science arrivent à reconnaître sa véritable nature scientifique et même à l'étudier.

Cette transformation s'est produite en grande partie sous l'influence de l'impulsion irrésistible produite par le public, qui se trouvait attiré par l'attrait de ces phénomènes ; mais il ne faudrait pas croire que la curiosité seule a amené la plus grande partie des hommes qui pensent à s'en préoccuper. En effet, cette étude est d'un véritable intérêt pratique pour plusieurs catégories de personnes.

Les médecins sont les premiers que l'hypnotisme intéresse, et cela pour le bien même de leurs malades. Ce sont aussi, en effet, les médecins hypnologistes qui les premiers ont eu le courage d'aborder de front toutes ces questions, et qui ont fait admettre définitivement l'hypnotisme par la science officielle.

Le médecin psychiatre trouve d'abord dans l'hypnotisme un agent thérapeutique de premier ordre pour le traitement de toutes les maladies nerveuses. Le sommeil provoqué, à lui seul, rend des services immenses, dans les cas de nervosisme, de neurasthénie, de surmenage du système nerveux, de fatigue cérébrale.

Mais, la puissance la plus considérable que nous avons entre les mains pour le soulagement et la guérison des malades, est sans contredit la suggestion hypnotique.

Pendant longtemps, on a cru à tort que les maladies nerveuses seules étaient justiciables du traitement hypnotique. Actuellement encore un grand nombre de personnes, et même plusieurs médecins, conservent cette illusion. Cependant, si nous demandons à un physiologiste quelconque, quelle est la fonction de l'organisme qui n'est pas sous la dépendance du système nerveux, il nous répondra qu'il n'y en a aucune. Or, comme la suggestion hypnotique agit sur tous les centres nerveux, et par conséquent sur toutes les branches de ce système, il s'ensuit qu'il n'existe pas une fonction organique qui ne puisse subir l'influence de la suggestion et être modifiée par elle. On voit par là le champ immense qui est ouvert à l'action du traitement hypnotique.

L'expérience, du reste, et l'observation démontrent, ici comme ailleurs, le bien fondé de la vue théorique.

En effet, nous constatons que les sécrétions glandulaires, les maladies inflammatoires, même les inflammations aiguës, les diathèses comme l'arthritisme, les maladies fébriles et même les affections cutanées, subissent de la suggestion une influence indubitable et salutaire.

Mais c'est assez nous arrêter à l'intérêt que présente pour les médecins et pour les malades l'étude de l'hypnotisme.

Nous ne pouvons pourtant pas passer sous silence une autre question qui touche de près la question médicale, c'est l'influence pédagogique de la suggestion, si magistralement mise en lumière et appliquée avec tant de succès par notre ami le Dr Bérillon. Depuis de longues années, le savant directeur de l'Institut Psycho-physiologique de Paris est arrivé par ses travaux personnels à faire passer la pédagogie suggestive dans le domaine de la pratique. Il a démontré l'utilité de l'emploi de la suggestion comme moyen d'éducation ; pour arriver, soit à la correction des impulsions instinctives et des habitudes automatiques chez les enfants, soit au développement des aptitudes normales arrêtées dans leur évolution. En même temps, il a prouvé que l'opération psychologique de l'hypnotisme pédagogique se traduit finalement par un développement de la personnalité consciente.

Après les médecins et les pédagogues, les jurisconsultes sont peut-être ceux qu'intéressent le plus les études hypnotiques.

Non pas à cause du danger imaginaire que l'hypnotisme

pourrait faire courir à la société ; car la science est maintenant suffisamment en mesure de parer à ces dangers, et la loi assez armée contre eux, ainsi que nous l'avons démontré ailleurs (1), pour qu'ils ne se présentent pas ; mais les graves questions des faux témoignages inconscients et de la responsabilité humaine à ses divers degrés, ne peuvent être résolues que grâce à la lumière que leur apporte l'observation des phénomènes hypnotiques.

Les philosophes, d'autre part, trouvent dans l'hypnotisme un merveilleux moyen d'analyse des diverses facultés et des états de l'âme humaine. Tant que la psychologie était restée limitée à la méditation et à l'observation intérieure, elle ne pouvait se développer que dans des bornes étroites et arriver à des conclusions aussi vagues qu'incertaines.

Ainsi que le reconnaissent les plus éminents psychologues, grâce à l'hypnotisme, on peut, surtout dans les différents degrés du somnambulisme, décomposer, en quelque sorte, l'être humain tout entier, dans ce qui était resté jusqu'ici en lui de plus intime, de plus inaccessible à l'expérimentation. On peut, par ce moyen, plonger ses regards dans l'obscure domaine de l'inconscient et de l'automatisme psychologique. Les expériences de dissociation des phénomènes psychiques permettent d'analyser, d'une facon minutieuse, les éléments constitutifs de la personnalité. L'intelligence, la mémoire, la volonté, les sentiments, les émotions, les sensations, peuvent être, par la suggestion, surexcités, augmentés, diminués, abolis ou modifiés, combinés de mille façons, presque sans limites assignables.

La psychologie expérimentale peut, pour ainsi dire, isoler et dissocier les éléments de la vie psychique ; et ces phénomènes de sensation, d'idéation, de volition, qu'elle peut faire naître, et dont elle peut varier les conditions presque à volonté, elle peut encore les enregistrer avec des instruments de précision. La psychologie se trouve par ce moyen, en possession d'un procédé d'expérimentation direct, applicable aux phénomènes

(1) Des rapports de l'hypnotisme et de la suggestion avec la jurisprudence. *Congrès international de l'Hypnotisme.* Paris, 1900.

de l'intelligence, qui lui manquait jusqu'ici pour se mettre à la hauteur des autres sciences.

L'hypnotisme intéresse aussi directement le monde scientifique, car il nous met sur la voie de phénomènes qui démontrent l'existence de forces nouvelles absolument inconnues jusqu'ici. Ces forces sont tellement considérables et importantes, que leur découverte est capable de bouleverser et de transformer une partie des théories scientifiques universellement admises jusqu'ici.

Certaines personnes pourront se demander comment de telles forces ont pu se développer et apparaître ainsi tout à coup, ou bien passer inaperçues pendant de longs siècles.

Il est bien certain que ces forces ont toujours existé dans la nature ; mais, d'une part, elles sont souvent restées latentes, faute de se trouver dans des conditions où elles pouvaient se produire extérieurement ; d'autre part, il n'est pas douteux que ces forces se soient à plusieurs reprises manifestées au dehors, mais l'ignorance, le défaut d'observation sérieuse et de méthode scientifique applicable à leur étude faisait attribuer leurs effets à toute autre cause.

Maintenant que, par de sérieuses observations, on a démontré l'existence de ces forces, que par de patientes recherches, on a trouvé une méthode nouvelle ouvrant la voie à l'exploration de ces régions encore inconnues, tous ceux qu'intéressent le progrès de la science et la découverte de la vérité doivent s'avancer dans cette voie et s'efforcer de l'éclairer par de sérieuses et patientes recherches.

Outre ces nombreuses catégories de personnes, je ne crains pas de dire que l'hypnotisme s'adresse à tous ceux qui cherchent dans la vie le bonheur et le succès dans leurs entreprises.

N'a-t-on pas bien souvent constaté qu'un des principaux éléments du bonheur est le choix du but que nous devons poursuivre, et son adaptation à nos goûts, à nos aptitudes, à nos tendances intellectuelles. D'autre part, la poursuite de ce but et le succès de nos entreprises ne dépendent-ils pas de notre volonté, de la netteté de nos conceptions, du développement plus ou moins parfait de nos facultés intellectuelles et morales.

L'hypnotisme nous apprend à utiliser tout ce qui en nous, autour de nous et dans les autres peut servir à développer nos facultés ; il nous apprend le pouvoir de l'auto-suggestion et la manière de nous en servir pour augmenter notre activité volontaire.

C'est un fait d'observation courante et qu'il est bien facile à chacun de constater tous les jours, que, dans le monde, certaines personnes exercent sur leurs semblables une influence plus grande que d'autres. Les uns dirigent, les autres sont dirigés ; les uns dominent et commandent, les autres subissent leur ascendant et obéissent.

Cette autorité peut venir de sources absolument différentes. Elle peut d'abord résulter de circonstances extérieures, qui, en apparence du moins, sont absolument indépendantes de la personnalité qui l'exerce. Telle est l'autorité qui vient du rang, de la force, de la réputation, du talent. Mais, si l'on y regarde de plus près, on ne tarde pas à constater que, parmi des personnes d'un même rang, il y en a qui, sans aucun effort apparent, sans menaces, sans répression, jouissent d'une autorité incontestable et incontestée, font tout ce qu'elles veulent de leurs subordonnés, et arrivent, dans la sphère de leur action, au maximum de résultat qu'on peut en attendre. D'autres, au contraire, se donnent une peine beaucoup plus grande, se font craindre de leurs inférieurs, et malgré tous leurs efforts, n'arrivent qu'à des résultats peu importants et n'atteignent jamais le but qu'elles poursuivent.

Ce que nous disons du rang et de la position sociale est aussi vrai des autres sources de la puissance. Un homme fort et courageux se laisse souvent dominer par une faible femme. Une personnage de grand talent et de haute réputation se laisse parfois conduire par un conseiller obscur et sans valeur.

C'est que, en dehors de l'autorité que peuvent donner le rang, la force ou le talent, il existe une influence personnelle qui domine toutes ces conditions ; et cette influence personnelle nous la retrouvons et nous pouvons encore mieux constater ses effets parmi des individus de même rang et de même condition.

Quand, parmi plusieurs personnes parties d'une situation

identique, ayant eu à leur disposition les mêmes facilités, les mêmes moyens d'action, on en voit, au bout de plusieurs années, quelques-unes qui sont arrivées à la fortune, à la réputation, à la gloire, tandis que les autres ont végété, ou sont misérablement tombées plus bas que leur point de départ, le public jette au hasard les grands mots de chance, de bonheur, de favorisés de la fortune. Mais, la chance, la fortune, ne sont que des résultantes; et quiconque sait manier les forces qu'il a à sa disposition, les développer et les combiner sagement peut produire ces résultantes.

Les principales de ces forces sont : la détermination, qui fait, qu'après une réflexion guidée par un sage raisonnement, on fixe d'une manière précise le but que l'on veut atteindre; quels que soient l'éloignement de ce but et les difficultés qui puissent se présenter, qu'on le distingue toujours nettement et qu'on le poursuive sans relâche. L'assurance, qui fait, qu'une fois la décision prise et le but fixé, on marche vers lui sans hésitation et sans regret; que l'on suit la voie que l'on s'est tracée sans jamais s'en laisser détourner, avec le calme que donnent la confiance en soi et la certitude du succès. La franchise, qui fait prendre la route la plus droite, qui est aussi la plus sûre et la plus directe, pour arriver au but ; et qui fait employer pour assurer le succès, des moyens sur lesquels on n'a jamais à revenir, et qui nous assurent bien souvent l'appui, et toujours la sympathie de ceux qui peuvent nous aider.

Au-dessus de tout cela nous trouvons la volonté, qui, non seulement est à la base de tous ces actes extérieurs, mais qui domine toutes nos facultés.

La faiblesse de la volonté est presque toujours la cause des insuccès que nous constatons, soit dans nos propres entreprises, soit autour de nous. C'est à cause de l'affaiblissement de la volonté dans la génération actuelle, que nous voyons tant d'hommes, même intelligents, qui se laissent misérablement conduire dans des voies que ne leur ont enseignées ni leur éducation, ni leurs goûts, ni leurs convictions.

La volonté peut toujours se développer; malade, elle peut se guérir; faible, elle peut se fortifier.

L'hypnotisme et la suggestion guérissent et fortifient la volonté ; l'auto-suggestion la développe.

Dans les relations extérieures, la volonté se manifeste par l'attitude, par le regard, par le geste, surtout par la parole, et elle nous donne l'ascendant sur ceux qui nous entourent.

Cette énumération est, je pense, suffisante pour faire comprendre l'intérêt que présente, pour un grand nombre de personnes, une étude qui s'applique à tant de choses si variées et si importantes.

CHAPITRE II

L'HYPNOTISME CONSIDÉRÉ COMME MOYEN D'INVESTIGATION PSYCHOLOGIQUE

De la nécessité de nouvelles méthodes d'expérimentation en Psychologie.

Dans les temps anciens, et, pour ainsi dire, dans toutes les méthodes philosophiques, l'étude de la Psychologie se bornait à une observation intérieure purement spéculative.

L'esprit humain se repliant sur lui-même pour observer les faits ou phénomènes dont il est le théâtre, il semblait que la psychologie se trouvait en possession d'une méthode sûre, puisqu'elle s'appuyait sur l'observation directe de la nature humaine.

C'est de cette observation que la philosophie tirait ses déductions; mais l'absence de principes sûrs et de lois bien constatées, la difficulté de connaître avec exactitude les faits et leurs rapports empêchaient d'arriver à cette certitude qui seule peut satisfaire la raison. Trop souvent, il arrivait de conclure prématurément avant d'avoir fait une analyse exacte, ou de généraliser une loi, un principe, que des observations insuffisantes, parfois même l'imagination seule avaient fait supposer.

Cette observation intérieure est très délicate, et il se présente à chaque instant des difficultés qui compromettent son exactitude. Pour arriver à démêler et bien connaître les phénomènes si variés qui composent la vie psychique, il faut non seulement les étudier dans leur ensemble et sous l'influence des relations réciproques qui unissent les uns aux autres ; mais il faut encore pouvoir les dissocier pour les considérer isolément. Il faudrait pouvoir parfois suspendre la manifestation de certains phénomènes, ou même les supprimer momentanément, pour en mettre d'autres en pleine lumière, et parfois évoquer de nouveau ceux qui ont disparu ou qui sont rentrés dans l'ombre, ou fixer un moment ceux dont l'existence est plus fugitive.

C'est par l'attention que le philosophe s'efforce d'étudier ainsi les phénomènes de la psychologie. L'attention en effet accroît l'énergie de l'impression produite en nous par les objets sur lesquels elle se porte, au point de la faire paraître exclusive. En se concentrant sur un objet, elle en rend l'idée plus distincte, plus précise, et nous permet de découvrir en lui une foule de propriétés qui échappent à une vue distraite. Mais, cette efficacité de l'attention est plus apparente que réelle ; elle n'est pas, en effet, entièrement soumise à notre volonté. Les impressions vives des sens appellent l'attention et la fixent instinctivement. Les transformations brusques, ou les changements dans les objets qui nous entourent, captivent l'attention par la nouveauté de l'idée qu'ils évoquent. Certains actes de l'attention sont instinctifs, plus tard d'autres deviennent habituels.

L'attention, quand elle s'applique aux opérations de l'intelligence ou aux phénomènes de la vie psychique, qu'on lui donne le nom de réflexion ou de méditation, est sujette aux mêmes inconvénients et passible des mêmes reproches.

L'imagination entraîne bien souvent l'attention et la réflexion loin de la vérité ; elle crée de dangereuses illusions, sur lesquelles il n'est que trop facile de construire des hypothèses trompeuses ; appliquée à certains états de l'âme, aux émotions vives, l'attention a précisément pour effet de les amoindrir, de les faire disparaître. La peur, la colère, la plupart des passions, sous l'influence de la réflexion, se calment et s'évanouissent.

Ces difficultés, qui tiennent au mode même de l'investigation philosophique, ne sont pas les seules qui se présentent dans l'étude de a psychologie.

Si nous considérons les idées, nous verrons qu'elles ne représentent pas les mêmes significations chez tous les hommes. Elles diffèrent d'abord suivant les races humaines, et, dans une même race, suivant les contrées habitées et les climats. Dans une mesure plus restreinte, les nationalités, les différences de castes et de positions sociales exercent une influence sur la nature et la valeur des mêmes idées.

L'idée de la mort, par exemple, n'est pas la même chez le Chinois que chez le Français. Le phénomène de la mort, qui se présente identique chez les uns comme chez les autres, n'évoque pas pour eux les mêmes images et n'éveille pas les mêmes pensées. Les idées de bonheur et de malheur, de joie et de tristesse ne sont pas les mêmes chez l'Indien ou chez l'Européen. La douleur et le plaisir, ne présentent pas la même signification pour le fakir et pour l'habitant de nos villes civilisées, pour la mondaine élégante ou pour le rude montagnard.

Les sentiments, qui ne sont qu'un corollaire des sensations et des idées qui en naissent, se trouvent sous la dépendance de l'hérédité, des penchants, des préjugés, de l'éducation, des habitudes. Plus le degré de civilisation est élevé, plus l'éducation est raffinée, plus le lien qui rattache le sentiment à la sensation est complexe et indirect. Dans l'état le plus simple, ce qui cause le plaisir, ce qui procure le bonheur est bon ; l'acte qui y fait parvenir est bien. Inversement. les sensations qui éveillent l'idée de douleur font naître les sentiments d'aversion, de mal, font considérer comme mauvais tout ce qui en est la cause. Ce qui éveille la joie est beau, ce qui produit la tristesse est laid.

Si telle est la succession naturelle, dans ce qu'elle a de plus élémentaire, des idées les plus simples et des sentiments qui les accompagnent, la genèse de ces idées et de ces sentiments est encore beaucoup plus difficile à connaître. En effet, le premier développement de nos idées et de nos sentiments remonte à notre plus tendre jeunesse, c'est-à-dire, à un âge où nous nous ignorons nous-mêmes, et où nous n'avons ni le pouvoir ni la volonté de nous connaître. Si la réflexion qui n'existe pas chez l'enfant, ne lui permet pas de connaître le travail psychique qui s'opère en lui, ses organes, encore imparfaits et inexpérimentés, ne lui permettent pas non plus d'exprimer à l'extérieur les détails des sensations et des idées qu'il éprouve, l'observation ne nous éclaire donc pas plus ici que la méditation ; et pourtant, cette étude des idées et des sentiments, dépouillés des préjugés, des habitudes, en un mot de toutes les influences qui vont bientôt les modifier et les déformer, serait des plus instructives et des plus intéressantes.

Nous pouvons encore observer l'évolution de certaines idées simples chez les peuples primitifs. Certaines idées se développent avec l'éducation, et à mesure que l'esprit acquiert de la finesse et de la culture par la civilisation. Les idées se formant dans l'esprit par la répétition des mêmes impressions sensorielles, il est facile de comprendre que l'éducation des sens, qui seule permet de percevoir les impressions délicates, est nécessaire à la formation des idées qui résultent de ces impressions.

Ainsi, certains peuples sauvages n'ont pas la connaissance de toutes les couleurs, leur langue ne contient point de mots pour les exprimer.

Ils connaissent le rouge, le vert, le noir, le blanc ; mais ils confondent le bleu avec le noir, le jaune avec le blanc. Ce n'est pas à dire pour cela, qu'ils ne perçoivent pas ces nuances et qu'ils ne puissent arriver à s'en former une idée spéciale, mais ils n'ont pas eu assez fréquemment l'occasion d'observer et de comparer ces couleurs, pour que leur perception isolée soit restée gravée dans leur mémoire.

Ils voient comme nous ces couleurs, mais ils ne s'en forment pas une idée à part, différenciée des sensations qui s'en rapprochent.

Cela du reste, n'est pas spécial aux idées qui nous arrivent par le sens de la vue. Prenons, je suppose, un paysan qui n'aurait aucune notion musicale ; il a bien entendu parfois un accord parfait, mais cette sensation ne l'a pas frappé assez souvent, son attention n'y a pas été fixée, et il ne reconnaîtra pas l'accord parfait d'un autre accord ; il n'a pas la notion, il n'a pas l'idée d'un accord parfait.

Il en est de même pour la notion ou l'idée des couleurs. Si du reste, nous considérons la gamme chromatique des couleurs du prisme, il nous sera facile de nous convaincre que sa division en sept couleurs est purement conventionnelle. Si nous prenons par exemple l'intervalle entre le bleu et le vert, il nous sera absolument impossible de dire où finit le bleu et où commence le vert ; et d'autre part, nous pourrons également, dans ce même intervalle, prendre bien des nuances, qui, présentées à différentes personnes, seront appelées bleu par les unes, vert par les autres, ou mieux qui ne sont ni l'un ni l'autre.

Il est prouvé aussi, par l'observation journalière, que plus les hommes avancent dans la civilisation et affinissent leurs sens par l'éducation, plus ils discernent et apprécient de couleurs intermédiaires entre les couleurs fondamentales ; et ils se font une idée spéciale, et nouvelle de ces couleurs, ainsi que le prouvent les mots nouveaux qu'ils inventent pour les désigner. Au contraire, les gens plus grossiers, les campagnards, connaissent surtout et aiment les couleurs vives et tranchées, ce que nous constatons dans leurs toilettes et leurs ornements ; de plus, ils rapprochent des couleurs disparates, ou des nuances d'une même couleur, qui impressionnent péniblement un œil plus délicat, mais dont ils ne perçoivent pas le heurt disgracieux, parce qu'ils ont un sentiment moins complet des nuances.

Ces recherches si intéressantes sont tout aussi difficiles à poursuivre chez les primitifs que chez les enfants ; car leur intelligence se trouve dans un véritable état d'enfance, et, de plus, leur langage rudimentaire ne leur permet pas d'exprimer ni de comprendre les détails qu'il serait intéressant de connaître.

Pour aller au delà de ce qui est connu, la psychologie doit donc étendre le champ de ses recherches, et se dégager des entraves de la métaphysique. La voie de l'observation et de l'expérimentation positives pourrait être pour elle féconde, en lui permettant de s'appuyer sur des bases solides et indiscutables.

Cette voie nouvelle est désormais ouverte à la psychologie; car si, d'une part, les impressions enregistrées dans le cerveau représentent des sensations, venues du monde extérieur par l'intermédiaire des terminaisons sensibles du système nerveux; d'autre part l'esprit a la propriété de réagir, au moyen des centres et des nerfs soumis au cerveau, sur les fonctions et les tissus de l'organisme. Si donc on introduit une idée dans le cerveau, on reproduit dans le domaine des centres inférieurs les phénomènes vitaux qui correspondent à cette idée, et dont les organes deviennent le siège. On pourra donc appliquer la méthode des sciences naturelles à la connaissance des sentiments, des pensées, des actes du sujet humain; à l'étude de la genèse et du développement de ces différents phénomènes, des liens qui les unissent entre eux ou les soumettent les uns aux autres.

C'est l'étude scientifique de l'hypnotisme appliquée à la psychologie qui lui a ouvert cette voie nouvelle et pleine d'avenir, qui lui permet d'aborder les problèmes les plus difficiles, jusqu'ici inaccessibles, et d'arriver dans leur étude à des résultats beaucoup plus exacts et plus scientifiques.

L'hypnotisme est en effet le plus merveilleux moyen d'analyse psychologique, qui jette une lumière nouvelle sur les rapports du physique et du moral de l'homme. Les effets organiques obtenus par suggestion démontrent le pouvoir de la pensée sur la matière. Par la suggestion, faite, soit dans le sommeil provoqué, soit même à l'état de veille, on arrive à dissocier, à isoler et à mettre en relief les différentes facultés de l'esprit humain.

L'esprit humain est essentiellement complexe ; ses idées, ses sentiments, ses actes, sont à chaque instant modifiés par des influences puissantes, qui viennent de l'hérédité, de la civilisation, des préjugés, de l'éducation, des habitudes. Si nous analysons l'enfant ou le jeune homme, ou si nous nous examinons nous-même, nous constatons combien est peu de chose ce qui est en nous de notre propre fonds. Nos aptitudes et nos talents, nos qualités et nos défauts, nos préférences et nos répugnances viennent, en grande partie, de l'héritage moral que nous ont légué nos ancêtres. D'un autre côté, nos idées, nos penchants, nos jugements, sont profondément modifiés et transformés par la civilisation et l'éducation ; influences peut-être plus puissantes encore que l'hérédité, et qui peuvent arriver à la combattre et à la dominer. Quant aux conceptions, aux raisonnements et aux émotions ils portent l'empreinte profonde de nos préjugés et de nos habitudes.

Ce serait donc une illusion de croire que l'on peut étudier et connaître les facultés de l'âme et les phénomènes intellectuels, si l'on ne pouvait les isoler de toutes les influences qui s'exercent sur eux et les transforment. Au moyen de l'hypnotisme, on peut décomposer l'être humain, dissocier les phénomènes psychiques et analyser la personnalité.

Ce résultat, déjà bien considérable, n'est pourtant pas le seul que l'hypnotisme scientifique ait produit en faveur de la psychologie.

Par l'étude approfondie des manifestations hypnotiques, l'attention a été attirée sur des phénomènes, qui semblent, d'une part, n'être qu'une continuation des précédents, et d'autre part, se rattacher à des facultés de l'esprit humain jusqu'ici inconnues.

Ce ne sont pas des facultés nouvelles ni des phénomènes nouveaux, car il ne peut y avoir dans l'esprit de l'homme de facultés nouvelles, pas plus qu'il n'y a de forces nouvelles dans la nature. L'esprit de l'homme possède dès l'origine toutes les facultés dont il est capable ; mais certaines peuvent rester à l'état latent, et avoir besoin pour se manifester d'être développées par l'éducation et l'exercice.

C'est aussi ce que nous voyons pour les forces de la nature. L'électricité a existé de tout temps, elle s'est manifestée dès les origines du monde par les étincelles qui éclataient entre les nuages, par les courants qui se produisaient entre les nuages et la terre. Mais les éclairs, la foudre étaient des phénomènes dus à une force inconnue, et que leur éclat, leur violence faisaient pour ainsi dire personnifier par les imaginations primitives. La force électrique était latente, on ne savait ni la déceler ni la produire. Il a fallu l'observation fortuite de Galvani pour la découvrir, puis les recherches et les expériences de Volta pour utiliser cette force, qui permet actuellement à la parole humaine de se faire entendre d'un bout du monde à l'autre, à la pensée d'envelopper l'univers à travers les continents et les océans.

La lumière a toujours éclairé le monde avec la même puissance, et la photographie, qui rend aujourd'hui de si grands services aux sciences et aux arts, était inconnue. Force latente, jusqu'à ce que Dumas et Daguerre aient appris à l'utiliser.

De même certains faits, qui étaient restés jusqu'ici dans le domaine du merveilleux et de la légende, ont attiré l'attention, et, dans certaines circonstances, ont pu être constatés par des savants. Jusqu'ici ces faits étaient restés dans l'ombre à cause de l'insuffisance des moyens d'investigation que nous avions à notre portée ; mais les nouvelles ressources qui nous sont fournies par les progrès de l'hypnologie, nous font espérer que nous pourrons désormais les soumettre à une étude approfondie et à l'analyse scientifique.

Ces faits sont ceux qui se rapportent aux phénomènes de télépathie, de transmission de pensée, de suggestion mentale, d'extériorisation de la sensibilité et d'extériorisation de la force (1).

Je sais bien que ces faits sont encore rejetés en bloc pa-certains esprits, qui seraient effrayés de les voir renverser quelques théories prises pour des axiomes, et auxquelles la science officielle les a accoutumés. Ceux-là trouvent plus commode de nier, *a priori*, que d'examiner les faits. Mais, il y a aussi nombre d'esprits plus sérieux, qui professent, à l'égard de ces phénomènes, étranges, cela est vrai, mais non pas absurdes, le doute scientifique, et qui me demanderont : Ces faits existent-ils ?

A ceux-là je répondrai : Nous sommes fondés à admettre l'existence de ces phénomènes, en nous basant sur trois ordres de preuves, de valeur différente, mais dont l'ensemble est de nature à entraîner la conviction.

(1) L'Étude des phénomènes psychiques fera l'objet d'un prochain ouvrage.

D'abord, on trouve de ces faits à toutes les époques de l'humanité, depuis les temps les plus reculés jusqu'à nos jours. Pour que des phénomènes analogues soient racontés de la même manière, par des auteurs ayant vécu dans des temps et dans des lieux différents, il faut qu'il y ait dans ces récits un fond commun de vérité. Quand ces faits servent de base aux fictions des poètes, il faut encore y attacher une grande importance; car les fictions elles-mêmes ont pour origine des faits, normaux ou exceptionnels, dénaturés ensuite par l'imagination populaire. Les poètes nous transmettent l'opinion de leur époque ou celle des générations antérieures, une réalité est cachée sous leurs légendes. Toute imitation suppose avant elle une chose authentique, on n'imite que la réalité, d'une manière plus ou moins parfaite.

Il est très remarquable que les récits de ces phénomènes, que nous trouvons dans les auteurs anciens, ne diffèrent pas, dans leurs détails mêmes, de ceux qui nous sont faits par les observateurs actuels. Une telle coïncidence donne une importance considérable à ces faits.

Ce sont surtout les phénomènes de télépathie qui semblent avoir été particulièrement notés par les anciens. Ce sont aussi ceux que l'on a étudiés scientifiquement les premiers, et qui sont actuellement presque universellement admis. Il ne faut pas s'en étonner, car ce sont les plus nombreux et les plus fréquents, ce sont ceux que l'on peut observer spontané, ment, qui sont le plus de nature à frapper l'imagination et, par conséquent, à être conservés dans les récits.

Euripide (1), qui passe pour un des moins superstitieux des poètes grecs, et qui, mêlé au peuple dans sa vie journalière devait bien connaître les opinions qui avaient cours à cette époque, prend pour base de plusieurs de ses tragédies des hallucinations télépathiques. Ovide consacre une de ses fables à raconter une apparition de ce genre. On trouve le même sujet traité dans Virgile. Properce, qui est débarrassé des influences et des préjugés mythologiques, parle des communications des mourants aux vivants, et raconte un songe de

(1) Voir *Annales des Sciences Psychiques.*

cette nature qui lui est personnel. Pétrarque raconte deux cas de visions télépathiques qui lui sont arrivées à lui-même.

Soutiendra-t-on que c'est par une simple coïncidence du hasard que ces récits mentionnent exactement les mêmes conditions que ceux qui sont relatés par les observateurs de nos jours? Il y a quelques années, un jeune officier de marine, au moment précis où il était victime d'un naufrage, apparut à sa sœur, restée à Saint-Pétersbourg. Le récit, contrôlé avec le plus grand soin, fut trouvé de la plus rigoureuse exactitude. Comparez ce fait à celui raconté par Ovide, ils semblent exactement calqués l'un sur l'autre.

Ne nous attardons pas trop à ces faits, leur caractère légendaire leur enlève la valeur de preuves scientifiques. Mais si, d'autre part, des preuves irrécusables viennent nous démontrer que des phénomènes de ce genre existent, sans qu'il soit possible de les contester, alors les faits que nous venons de citer pourront retrouver la valeur historique qu'il convient de leur attribuer, pour prouver l'ancienneté de ces manifestations.

Or, des preuves de ce genre existent. Des sociétés, des publications scientifiques ont été fondées, tant en France qu'à l'étranger, pour contrôler, pour grouper et pour étudier ces phénomènes. Une des principales et la plus ancienne est la *Society for Psychical research*, fondée en Angleterre; je citerai encore les *Annales des Sciences Psychiques* qui forment un recueil de la plus grande valeur de tous les faits de ce genre; puis, d'origine plus récente, la Société universelle d'études psychiques, dont le siège est à Paris (1). Toutes ces sociétés comptent parmi leurs membres des hommes de la plus haute valeur scientifique dont la compétence doit nous inspirer la plus entière confiance.

Les phénomènes observés et étudiés par ces différentes sociétés sont très nombreux, nous pouvons les classer, au point de vue de la valeur que nous leur attribuons, en trois catégories :

(1) La Société Universelle d'Etudes Psychiques, dont le Bureau Central siège à Paris, 23, rue de Dunkerque, a une section centrale à Paris et des sections annexes dans les principales villes de France et de l'Etranger.

1° Des phénomènes authentiques quant au fait, mais que l'on peut attribuer à une simple coïncidence; ou qui rentrent dans le domaine d'éléments déjà connus, chaleur, lumière, électricité, etc..., ou enfin qui sont sous la dépendance directe d'un état morbide bien défini du système nerveux, hystérie ou autre.

A ce genre de phénomènes nous n'attachons aucune importance.

2° Dans une deuxième catégorie, nous placerons les phénomènes qui ne peuvent être attribués à aucune cause fortuite, ni à la mise en œuvre d'aucune force connue. Leur authenticité repose sur le témoignage d'hommes d'une intégrité reconnue, d'une valeur scientifique qui est de nature à entraîner la conviction intime de la réalité des faits qu'ils affirment. Toutefois, comme ces phénomènes n'ont pas laissé de traces permanentes de leur manifestation, comme ils n'ont pas été enregistrés directement au moment où ils se sont produits, nous ne pouvons encore leur attribuer le caractère de certitude absolue d'une démonstration rigoureusement scientifique

3° La troisième catégorie comprendra précisément les faits qui présentent ces caractères.

S'il s'agit d'hallucination télépathique par exemple, le sujet de l'hallucination aura pu consigner par écrit tout ce qu'il aura vu, avec la plus grande exactitude. Il aura eu soin de le faire aussitôt après la vision, afin de prévenir les défaillances de mémoire; puis il aura placé cet écrit daté et signé, autant que possible en présence de témoins, dans une enveloppe cachetée qui aura été confiée à une autre personne. Cette enveloppe n'aura été ouverte qu'après que les faits relatifs à la vision auront pu être constatés par un nombre suffisant de témoins. A défaut de témoins présents à la fermeture de l'enveloppe, celle-ci aura pu être mise à la poste et conservée ensuite intacte, les cachets administratifs seront une garantie d'authenticité de la date à laquelle la lettre aura été écrite.

Dans d'autres cas, ce seront les circonstances elles-mêmes qui auront fourni la preuve matérielle que le phénomène ne pouvait se passer en suivant les lois physiques connues. Ou bien des appareils de physique, balances, manomètres, plaques photographiques, ayant subi l'influence du phénomène, porteront en eux-mêmes la preuve irrécusable de son existence.

Ces faits existent, et ceux de la troisième catégorie nous permettent en réalité d'admettre ceux qui reposent sur des témoignages que nous acceptons pour tous les autres faits scientifiques. Mais n'y eût-il que les derniers, leur nombre importe peu, ils suffisent pour entraîner la conviction.

Il restait enfin à reproduire ces phénomènes, et à prouver qu'on peut les soumettre à l'expérimentation. C'est ce qui a été fait pour un certain nombre d'entre eux.

La suggestion mentale a fait l'objet de nombreuses expériences.

L'on objecte ordinairement à la suggestion mentale que l'expérimentateur est trompé par la simulation du sujet. En effet, la plupart du temps, l'on n'a affaire, comme sujets, qu'à des malades, tout au moins des névrosés, qui ne voient dans les expériences qu'un prétexte à la mise en scène, et dont, par conséquent, les témoignages sont toujours fort sujets à caution. Il résultait aussi de ce fait, que les suggestions étaient faites dans un état d'hypnose qui exclut plus ou moins la mémoire, qu'il semblait presque impossible d'analyser la suggestion, ou du moins certains genres de suggestion, la manière dont elle est perçue par le sujet, et le mécanisme par lequel il l'exécute. Je pense que nous sommes arrivés à écarter ces difficultés, d'abord en ne prenant pas des malades comme sujets, mais des personnes habituées aux études physiologiques et aux analyses exactes.

En effet, toutes nos expériences ont été faites avec des élèves qui expérimentaient avec nous, d'une façon tout à fait bénévole; non seulement sans idée préconçue de ce qui allait se passer, mais même avec un certain degré de scepticisme, et dans le seul but d'étudier et d'analyser les phénomènes quelconques qui pourraient se produire. En second lieu, en simplifiant autant que possible les suggestions, de façon que des phénomènes accessoires ne viennent pas y prendre une part prépondérante et masquer le phénomène principal. Enfin, en plaçant le sujet dans un état d'hypnose qui ne s'accompagne pas de sommeil profond ; tout au moins dans lequel il conserve absolument toute sa liberté d'esprit, ses facultés d'attention et d'analyse, enfin où la mémoire n'est ni abolie ni même affaiblie.

La simplicité des actions suggérées et leur petit nombre rend plus facile l'analyse de la suggestion ; de plus, cela nous permettait de recueillir les diverses impressions des sujets, dans des conditions absolument identiques.

Cette manière d'opérer nous a donné des résultats très remarquables ; en effet, tous les sujets ont éprouvé les mêmes sensations, les ont analysées de la même façon et traduites presque dans les mêmes termes. Ce fait a la plus grande importance, étant donné cette circonstance, que les sujets d'une année à l'autre ne se connaissaient pas entre eux ; que pris dans des séances différentes, ils n'avaient ni vu les expériences, ni entendu les sujets qui en avaient rendu compte précédemment. Ils ne pouvaient donc pas agir par imitation ni par auto-suggestion ; les sensations qu'ils signalaient devaient donc être exactes et se trouvent corroborées par leur concordance parfaite.

Il est encore du plus grand intérêt, dans ces expériences, de rechercher dans quel état se trouvent les sujets, au moment où ils reçoivent et exécutent les suggestions mentales. En apparence, les sujets sont en état de veille, et de fait, si vous les interrogez après l'expérience, unanimement ils vous répondront qu'ils n'ont pas dormi. En réalité, ils ne dorment pas, en ce sens qu'ils ne sont pas dans un sommeil profond, mais ils ne sont pas non plus dans l'état de veille normale. Pour le prouver, il suffira de nous rappeler ce que la plupart des sujets ont signalé de leurs impressions quand on leur fait les passes au début des expériences. Ils constatent qu'ils éprouvent un changement d'état, quelque chose qui les isole de tout ce qui les entoure (c'est leur propre expression), ils signalent une sorte d'engourdissement vague de tous les membres, quelquefois des fourmillements.

Le sujet se trouve placé là dans cet état que j'ai décrit

sous le nom d'état médianique passif. Son attention, pour tout ce qui vient du suggestionneur, se trouve exaltée à un point qu'elle ne pourrait pas atteindre s'il était dans l'état normal, s'il ne se trouvait pas, comme il le dit, isolé des autres choses environnantes.

C'est cette modification du sujet qui permet d'établir entre lui et le suggestionneur un état de communication ou de rapport, grâce auquel il peut être impressionné par une influence purement psychique. Si, dans certains cas, comme nous l'avons vu, des influences extérieures ou certains troubles physiologiques des sujets sont capables de diminuer ou de supprimer l'influence du suggestionneur sur le sujet, ces expériences négatives viennent encore s'ajouter aux preuves de cette relation psychique qui existe entre eux.

J'ajouterai que cette correspondance psychique entre plusieurs individualités ne me paraît pas constituer un fait anormal, ni même spécial à cet état d'hypnose. Mais, dans l'état médianique, qui est un véritable état d'hypnose, il y a une orientation particulière de cet influx nerveux, et, en même temps, concentration de toutes ces forces vers un même individu.

Cette communication toutefois peut être troublée ou même interrompue. Nous avons constaté, en effet, que la présence d'une autre personne entre le suggestionneur et le sujet, ou même une personne trop rapprochée du sujet, surtout si elle fait un effort contraire à la suggestion, trouble considérablement les expériences et peut même les empêcher complètement de réussir. Dans un cas tout spécial, nous avons pu observer ce phénomène très rare, de voir ainsi deux suggestions contraires se réaliser successivement, alors que les deux suggestionneurs ignoraient eux-mêmes qu'ils faisaient des suggestions opposées.

Passant à un autre ordre de phénomènes, nous avons pu soumettre à de nombreuses expériences l'extériorisation de la sensibilité, et démontrer, par des expériences précises, qu'on ne pouvait attribuer ces faits ni à la simulation, ni à l'auto-suggestion ou à une suggestion involontaire, ni même à la suggestion mentale.

Enfin, grâce à la construction d'un appareil nouveau, d'une grande sensibilité, le sthénomètre, nous avons pu aussi nous convaincre que l'organisme humain est capable, dans des conditions normales, d'émettre ou d'extérioriser une force qui peut faire dévier l'aiguille d'un appareil enregistreur d'un angle de 45° et même plus; et, circonstance des plus importantes, que cette force est en partie soumise à l'action de la volonté.

Nous pouvons donc dire maintenant qu'il est démontré que le principe de l'esprit, la volonté en général, se manifeste dans le monde comme la cause réelle d'effets réels. Mais, les lois qui régissent ces phénomènes, nous les ignorons encore complètement : Le moment est donc venu de diriger l'activité de l'esprit humain vers ces recherches si intéressantes et de nous efforcer de connaître ces lois.

Il faut d'abord contrôler avec toute la rigueur scientifique, et soumettre à une analyse aussi exacte que possible, ceux de ces phénomènes qui se présentent spontanément à l'observation. Et avant tout il faut bien fixer le champ et les limites des recherches que nous avons à entreprendre.

Nous n'avons à rechercher maintenant ni la nature ni la cause de ces phénomènes; quel est le phénomène dont nous connaissons la cause ou la nature? Nous savons que la lumière, le son, l'électricité correspondent à un mode plus ou moins rapide des vibrations de l'éther; mais savons-nous pourquoi tel ordre de vibrations impressionne notre nerf optique, tel autre notre nerf auditif? Et quant à la cause elle-même, quand nous découvrons la cause immédiate d'un phénomène, nous ne faisons que reculer la difficulté d'un pas, car cette cause elle-même en reconnaît forcément une autre plus éloignée; et, quand nous avons trouvé celle-ci, nous ne sommes pas plus avancés, nous pourrions ainsi toujours remonter à l'infini, il faudrait arriver à l'essence même de la force, à la cause première et éternelle de toute chose.

Il faut donc limiter nos recherches, et ce qui nous intéresse ici, ce sont les conditions dans lesquelles les phénomènes se produisent. Dans cet ordre de recherches, nous aurons à ranger les conditions que nous observons dans trois groupes différents.

D'abord, les conditions qui sont défavorables à l'observation ou à la production du phénomène. Les unes peuvent simplement entraver sa marche, masquer ses effets ou rendre sa manifestation difficile. D'autres peuvent être tout à fait incompatibles avec lui et former obstacle à sa production. Il importe de bien les connaître, de façon à se soustraire à leur influence, à les éliminer le plus possible quand on voudra l'expérimenter.

En second lieu, nous aurons à déterminer les conditions favorables au phénomène. Elles auront aussi une importance variable, les unes agissant indirectement, en isolant par exemple le phénomène principal des circonstances accessoires, et, en le mettant ainsi en relief, permettront de mieux étudier et d'analyser ses manifestations. D'autres, agissant directement sur la force qui est mise en jeu pour produire le phénomène, lui donneront une intensité plus grande, et lui permettront d'arriver à son complet développement.

Enfin, nous arriverons à connaître les conditions nécessaires à la production du phénomène. Mais celles-ci nous ne pourrons les isoler qu'après des observations et des expériences très nombreuses et très variées. D'abord, en notant avec soin les conditions qui se seront invariablement rencontrées dans toutes les manifestations sans exception d'un même ordre de phénomènes; puis, prenant une à une ces conditions, il s'agira de se convaincre que le phénomène ne peut se produire lorsque cette condition fait défaut.

Lorsque ce travail d'analyse aura été fait, d'abord pour les phénomènes qui se présentent spontanément, il faudra chercher à les reproduire, et ici commence véritablement le rôle de l'expérimentation.

Il est indispensable que nous puissions répéter et varier autant que possible ces expériences, jusqu'à ce que nous arrivions à les bien connaître et à les reproduire à volonté. Il est indispensable pour cela que nous possédions des laboratoires, disposés en vue de nous permettre de produire et de varier toutes les conditions qui doivent accompagner ou favoriser les phénomènes que nous avons à étudier, et munis de tous les instruments nécessaires.

Ce n'est que grâce à la création de laboratoires spéciaux que la chimie, la physique, la bactériologie, ont pu faire les progrès qui ont élevé ces sciences au degré où elles se trouvent aujourd'hui. Il n'est pas impossible que nous soyons pourvus des mêmes moyens d'action pour étudier les facultés de l'esprit humain, qui certes sont bien aussi intéressantes que les propriétés des corps où les lois de la matière.

Pour l'étude des phénomènes psychiques, nous devrons aussi, le plus souvent possible, éliminer la subjectivité des observateurs en soumettant ces phénomènes, autant que faire se peut, au contrôle d'appareils enregistreurs.

La photographie, la radiographie, sont des méthodes qui nous donneront les résultats les plus précieux, en nous permettant de montrer des preuves irrécusables de l'existence de ces phénomènes, et nous pouvons surtout y ajouter les expériences plus récentes faites avec le sthénomètre.

Procédant avec une prudence et une rigueur scientifiques, des faits connus, qui nous serviront de base, pour nous élever à la recherche de l'inconnu, nous pourrons arriver à posséder sur ces phénomènes et sur les lois qui les régissent des connaissances certaines.

TABLEAU SYNOPTIQUE DU CHAPITRE II

Nécessité de l'emploi de nouvelles méthodes, et en particulier de méthodes expérimentales, dans l'étude de la Psychologie.

- LA PSYCHOLOGIE LIMITÉE A LA MÉDITATION ET A L'OBSERVATION INTÉRIEURE
  - Champ d'action très restreint.
  - Difficulté de l'observation intérieure.
  - Attention non soumise à la volonté. Imagination. Distraction.

IDÉES. — Variables : *Races. Climats. Nationalité. Caste.*

- SENTIMENTS
  - Succession naturelle et simple des idées
    - Influencés par
      - *Hérédité.*
      - *Penchants.*
      - *Education.*
      - *Habitudes.*

- DÉVELOPPEMENT DES IDÉES ET DES SENTIMENTS
  - Chez les enfants.
  - Chez les primitifs.

- IDÉES DÉVELOPPÉES PAR
  - Éducation
  - Civilisation
    - Connaissance des couleurs
      - *Rudimentaire chez les sauvages et les enfants.*
      - *Etroite et grossière chez le campagnard.*
      - *Développée par éducation des sens.*
      - *Mode.*
      - *Gamme des couleurs.*
    - Musique
      - *Accords.*
      - *Tonalité.*

IMPOSSIBILITÉ D'ÉTUDIER LA GENÈSE DES IDÉES CHEZ LES PRIMITIFS COMME CHEZ LES ENFANTS.

- IL FAUT L'OBSERVATION ET L'EXPÉRIMENTATION POSITIVES
  - Impressions reçues par les nerfs sensibles vont former idées dans le cerveau.
  - Idée introduite dans le cerveau, reproduit dans les organes phénomènes correspondants.

- HYPNOTISME. MOYEN D'ANALYSE PSYCHOLOGIQUE
  - Suggestion, pouvoir de la pensée sur la matière, permet dissociation des facultés de l'esprit humain
    - Complexité de l'esprit humain.
    - Influence de l'hérédité
      - *Aptitudes.*
      - *Qualités.*
      - *Préférences.*
    - Influence de l'éducation.
  - On ne peut donc connaître les facultés de l'âme et les phénomènes intellectuels sans les isoler.
  - L'hypnotisme et la suggestion le permettent.

CHAPITRE III

ETATS HYPNOTIQUES

Léthargie. Catalepsie.

Avant d'apprendre à pratiquer l'hypnotisme, il est nécessaire d'en connaître, jusqu'à un certain point, la théorie ; afin de savoir ce que l'on fait. Celui qui voudrait hypnotiser et se servir de la suggestion, avant de savoir ce que c'est que l'hypnotisme, me paraîtrait semblable à un individu qui voudrait apprendre à jouer d'un instrument sans connaître la musique. Pour traiter la question de l'hypnotisme, il faut s'être donné la peine d'étudier les phénomènes hypnotiques ; il faut de plus avoir des connaissances suffisantes de physiologie psychologique et savoir raisonner.

Les nombreuses discussions et controverses qui ont eu lieu sur ce sujet ne peuvent provenir que de ce fait, que beaucoup ont parlé de choses qu'ils ne connaissaient pas, ou qu'ils savaient trop incomplètement.

L'hypnose est un état physiologique du système nerveux, caractérisé physiologiquement par la diminution ou la suppression de certaines de ses facultés, l'exaltation de certaines autres, et enfin par l'apparition ou le développement de facultés nouvelles ou non apparentes dans les autres états.

Et d'abord, l'état d'hypnose est un état physiologique et non pathologique, parce qu'il peut être produit, à des degrés divers, chez tous les individus normaux. On a voulu parfois considérer l'hypnose comme un état pathologique, probablement parce qu'on observe certains états hypnotiques chez des malades, et que, dans ces cas, ces états sont des symptômes d'une affection du système nerveux.

Mais est-ce là une raison valable ? Est-ce que chacun des phénomènes, qui existent comme symptôme d'une maladie, sont pour cela et par eux-mêmes des phénomènes morbides ? Le sommeil ne se rencontre-t-il pas dans un grand nombre de maladies, troubles de la circulation, congestions, anémies, intoxications, etc... dans lesquels il est un symptôme de la maladie. La faim, la soif, quand elles sont exagérées et anormales sont aussi des symptômes de certaines maladies. A qui viendra-t-il donc à la pensée pour cela de dire que le sommeil, la faim, la soif sont des états pathologiques, ce serait absurde.

Il en est de même des états hypnotiques ; ce sont des états physiologiques, qui parfois peuvent se rencontrer, mélangés à d'autres symptômes, et faire partie de la symptomatologie de quelques maladies ; mais ils ne sont pas par eux-mêmes des états pathologiques.

D'autres ont dit qu'il y a identité entre le sommeil normal et le sommeil hypnotique ; et allant jusqu'au bout de cette théorie, on a dit, il n'y a pas d'hypnotisme.

Cette thèse n'est pas meilleure que celle qui fait de l'hypnose un état pathologique.

L'hypnose présente des symptômes bien caractéristiques, qu'il est facile de découvrir pour ceux qui ont la pratique et l'habitude de l'hypnotisme ; ces symptômes varient du reste, ainsi que nous le verrons plus tard, pour les différents états hypnotiques. Ces symptômes ne se rencontrent pas dans le sommeil ordinaire, et suffisent par conséquent à le différencier des états d'hypnose.

On a donné comme argument, en faveur de l'identité du sommeil ordinaire et du sommeil hypnotique, ce fait, que l'on peut transformer le sommeil ordinaire en hypnose par suggestion, ou réciproquement l'hypnose en sommeil ordinaire. Cet argument n'est vraiment pas valable, et l'on se demande même comment on a pu l'invoquer sérieusement. Pourquoi ne pas dire alors que l'état de veille est identique au sommeil hypnotique ; puisque, par suggestion, on transforme aussi l'état de veille en état d'hypnose et, par le même moyen, on transforme l'état d'hypnose en état de veille.

Va-t-on assimiler deux états parce qu'ils se succèdent l'un à l'autre; mais l'état de sommeil succède toujours à l'état de veille, l'état de veille à l'état de sommeil; dira-t-on qu'il n'y a pas de différence entre l'état de veille et l'état de sommeil? Un tel raisonnement tombe évidemment dans l'absurde. Du reste, il y a contradiction dans les termes mêmes, puisque l'on dit que l'on transforme le sommeil ordinaire en hypnose; s'il y a transformation il ne peut y avoir identité, il peut tout au plus y avoir une certaine similitude.

Cette question étant résolue, et notre définition de l'hypnotisme admise par tous ceux qui ont suivi notre raisonnement, nous avons à étudier les différents états hypnotiques. En effet, l'hypnose, telle que nous l'avons définie, comprend plusieurs états aussi bien différenciés entre eux par des symptômes caractéristiques, que l'état de veille l'est de l'état de sommeil, ou l'état de sommeil normal du sommeil hypnotique.

Cette analyse des états hypnotiques répugne, nous ne savons trop pourquoi, à un certain nombre de personnes. Elle est pourtant d'une grande utilité dans la pratique de l'hypnose, et n'est pas aussi compliquée qu'on pourrait le croire avant de l'approfondir. Je sais bien que, dans beaucoup de cas, on n'a pas à l'utiliser; mais cette analyse nous fait connaître bien plus à fond les phénomènes hypnotiques; elle nous permet de nous rendre compte, soit de la cause des insuccès que nous pouvons éprouver, soit des anomalies qui peuvent se présenter dans nos observations; enfin, ce qui est beaucoup plus important, c'est cette connaissance approfondie des différents états hypnotiques qui nous donne toute sécurité pour pratiquer l'hypnotisme, soit thérapeutique, soit expérimental, sans aucune inquiétude pour nous, et sans aucun inconvénient ou même désagrément pour nos malades ou pour nos sujets.

Les états hypnotiques sont au nombre de cinq, ce sont :

L'état léthargique ;

L'état cataleptique ;

L'état somnambulique;
L'état médianique passif ou induit ;
L'état médianique actif ou inducteur.

Nous ne faisons pas de division en états superficiels ou légers et en états profonds, parce que cette dernière division n'est pas symptomatique.

Chacun des cinq états que nous venons d'énumérer peut présenter, jusqu'à un certain point, la gradation qui existe entre un état léger ou superficiel et un état profond, quoique tous ne le deviennent pas au même degré.

La plupart du temps ces états hypnotiques, quand ils sont superficiels, sont incomplets; aussi, pour leur description symptomatique, devons-nous les prendre quand ils sont arrivés à leur complet développement.

État léthargique (1). — Le début de l'état léthargique se manifeste par une respiration profonde; souvent une inspiration sifflante, accompagnée de quelques mouvements de déglutition, avec un bruit laryngé tout particulier, montrant le passage immédiat dans l'état léthargique.

En même temps les yeux se ferment: mais, au lieu que les paupières tombent doucement sur les globes oculaires, comme dans le sommeil ordinaire, on observe, dès que les yeux vont se fermer, un frémissement comme un rapide mouvement vibratoire du bord libre des paupières et des cils. Ce frémissement rapide serait absolument impossible à imiter par un acte volontaire. Le sujet tombe alors à la renverse, la tête rejetée en arrière, le cou plus ou moins saillant.

On pourrait, jusqu'à un certain point, trouver dans ces premiers symptômes quelque analogie avec les débuts de l'attaque hystérique; mais la ressemblance s'arrête là, car les membres et tout le corps, loin de présenter la tétanisation de la période épileptoïde, sont dans la résolution la plus complète. Le corps s'est affaissé, les membres sont devenus flasques, pendants; et, soulevés, ils retombent lourdement lorsqu'on les abandonne à eux-mêmes. Les yeux sont clos ou

(1) Charcot. *Leçons de la Salpêtrière.*

demi-clos ; si l'on soulève les paupières, on constate que les globes oculaires sont convulsés, généralement en haut et en dedans ; les cils sont, pendant longtemps, animés d'un frémissement incessant.

Les mouvements respiratoires, étudiés à l'aide du pneumographe, se montrent profonds et précipités, d'ailleurs assez réguliers. La circulation est à peu près normale.

Les réflexes tendineux se montrent remarquablement exaltés. De plus, dans tous les cas, mais à des degrés divers, on voit se développer un phénomène musculaire remarquable que l'on a désigné sous le nom d'hyperexcitabilité neuro-musculaire. Ce phénomène consiste sommairement dans l'aptitude qu'acquièrent les muscles de la vie animale à entrer en contracture sous l'influence d'une simple excitation mécanique. L'excitation peut être portée sur le tendon, sur le muscle lui-même, ou encore sur le nerf dont il est tributaire; le résultat est identique. Il suffit d'exciter le muscle au travers de la peau, soit en pressant, en percutant ou en frottant, même légèrement, avec le doigt ou avec un objet mousse, pour provoquer la contraction à la façon de ce qui a lieu dans l'électrisation localisée. La contraction du muscle sur les membres persiste après l'excitation, pour peu que celle-ci soit un peu forte et un peu prolongée, et se transforme facilement en contracture permanente.

Tous les muscles des membres sont susceptibles de se contracter ainsi; et, suivant la durée et l'intensité de l'excitation, on obtient à volonté une contraction ou une contracture.

La contracture ainsi provoquée est très énergique ; elle résiste aux efforts même violents; elle peut persister des journées entières, telle quelle, après le réveil. Mais, tant que dure l'état léthargique, on la fait céder presque instantanément, en portant l'excitation sur les antagonistes des muscles contracturés.

Ceci s'applique d'une facon générale aux muscles des membres, du tronc et du cou. A la face, au contraire, et c'est là une particularité très remarquable, les excitations mécaniques, portées soit sur les muscles eux-mêmes, soit sur le trajet du nerf facial, déterminent, non pas une contracture durable, mais une simple contraction qui s'efface dès que l'excitation a cessé.

L'hyperexcitabilité neuro-musculaire, caractère fondamental de l'état léthargique, est un fait objectif des plus saisissants, et des plus faciles à mettre en évidence. Sa constatation peut, on le conçoit, constituer une épreuve anatomo-physiologique des plus délicates, qui met l'observateur à l'abri de toute crainte d'une intervention voulue de la part du sujet en expérience.

Dans l'état léthargique, le sujet présente une analgésie variable suivant le degré de sommeil, qui devient une anesthésie complète dans le sommeil profond. Quelques sens, l'ouïe, la vision, paraissent conserver pendant quelque temps un certain degré d'activité.

Le sujet en état de léthargie n'est pas ordinairement suggestionnable ; dans tous les cas, s'il peut recevoir la suggestion, il ne peut la réaliser tant qu'il est en léthargie.

Il est nécessaire de remarquer qu'à l'état de léthargie se combine souvent un certain degré de somnambulisme, pour former un état mixte qu'il est très fréquent d'observer. Ce mélange de somnambulisme rend le sujet suggestionnable dans cet état mixte.

On obtient, chez un sujet, l'état léthargique par la fixation du regard, ou au moyen d'un objet brillant, tel que la boule hypnotique, ou avec le miroir rotatif.

Pour mettre un sujet en état léthargique par la fixation du regard, on fait asseoir le sujet dans un fauteuil, de manière qu'il soit commodément placé; puis, l'opérateur se tient devant lui, soit debout, soit sur un siège un peu plus élevé. Il faut alors recommander au sujet de fixer ses yeux sur ceux de l'expérimentateur, qui lui-même regarde fixement, soit entre les deux yeux du sujet, soit un de ses yeux indifféremment. En même temps on recommande au sujet de respirer lentement, profondément et d'une façon régulière.

Il ne faut pas parler beaucoup ni longtemps au sujet, et surtout il ne faut pas le laisser parler lui-même pour exprimer ce qu'il ressent ou faire des observations quelconques. Il faut se borner, par quelques mots précis et que le sujet puisse bien comprendre, à calmer toutes les craintes ou les appréhensions qu'il peut avoir, et à augmenter la confiance qu'il a déjà dû accorder à l'opérateur. Si l'on emploie un objet brillant ou la boule hypnotique, il faut placer cet objet exactement entre les deux yeux du sujet, à quinze centimètres environ et un peut en haut, de façon qu'il soit obligé de faire un certain effort pour converger les yeux en haut. Pour le reste, on se conformera aux mêmes instructions.

Quand on emploie le miroir rotatif, on place l'instrument sur une table devant le sujet, et, après lui avoir fait les recommandations nécessaires, on peut l'abandonner à lui-même.

On peut faire succéder l'état de léthargie à l'état de catalepsie, si l'on baisse les paupières du sujet avec la main, ou si, au moyen d'un écran suffisamment opaque, on empêche tout rayon lumineux de parvenir sur sa rétine.

État cataleptique. — Le caractère le plus saillant de l'état cataleptique est l'immobilité. C'est une immobilité accompagnée d'une certaine rigidité spéciale, qui est différente de la contracture(1). Le sujet, cataleptisé, alors même qu'on l'a placé debout, dans une attitude forcée, se maintient en parfait équilibre et semble comme pétrifié. Les yeux sont ouverts, le regard fixe, la physionomie impassible ; et, comme il ne se fait que de rares clignements des paupières, les larmes s'accumulent quelquefois et coulent sur les joues.

Les mouvements respiratoires eux-mêmes s'affectent dans le sens de l'immobilité. Ils sont en effet lents, peu profonds et séparés par de longs intervalles. Les tracés pneumographiques accusent de longues pauses, représentées par des lignes horizontales, qu'interrompent de loin en loin des dépressions peu profondes. Le sujet n'est pas contracturé, mais ses membres, et l'on peut en dire autant de toutes les parties du corps, gardent, sans fatigue apparente, pendant un temps fort long, les positions, même les plus difficiles à maintenir, qu'on leur a communiquées. Lorsqu'on les soulève ou les déplace, ils donnent la sensation d'une grande légèreté ; et, soit qu'on

(1) Charcot. *Leçons de la Salpêtrière.*

les fléchisse, soit qu'on les étende, les articulations ne font éprouver aucune résistance.

Cette propriété singulière, que possède alors tout le corps, de conserver l'attitude qu'on lui imprime, permet de lui donner des positions qu'il serait impossible à l'homme le plus exercé de prendre, et surtout de conserver volontairement. On peut même le placer dans des situations qui semblent n'être pas en rapport avec les lois de l'équilibre.

C'est ainsi, qu'on peut faire prendre très facilement la position en arc de cercle, que l'on observe quelquefois spontanément dans la grande attaque d'hystérie, et d'autres, communes aux crises d'extase spontanée.

Après ce que nous venons de dire, on peut se demander comment se réalise une expérience assez fréquente, qui consiste à placer le sujet, les épaules sur une chaise et les talons sur une autre, le corps droit et rigide. Cette rigidité est telle que, non seulement le sujet peut rester très longtemps dans cette position, mais on peut faire asseoir ou monter plusieurs personnes sur lui sans le faire fléchir.

On a l'habitude de dire que cette expérience est faite avec un sujet en état de catalepsie, mais c'est là une erreur. Nous avons dit, en effet, que dans la catalepsie il n'y a pas de contraction des muscles; ce n'est pas la simple rigidité cataleptique qui permettrait de réaliser une telle expérience; mais il faut que les muscles soient fortement contracturés. Cette expérience se réalise donc dans un état mixte, qui est une combinaison de l'état cataleptique avec l'état léthargique.

Nous avons vu que, dans l'état léthargique, les muscles entrent facilement en contracture, sous l'influence d'une excitation quelconque, et que cette contracture peut devenir permanente si l'on prolonge un peu l'excitation.

Quand on veut faire l'expérience en question, on commence par faire des passes directes sur les muscles des membres et du tronc, ou bien on étend brusquement les membres; ces manœuvres sont suffisantes pour produire, grâce à l'état léthargique, une contracture énergique des muscles. Cette contracture devient permanente et n'a aucune tendance à céder, quels que soient les efforts, à cause de l'état de catalepsie, dont la propriété fondamentale est l'immobilité ou la fixation du sujet dans l'état où il se trouve.

Dans l'état de catalepsie, l'anesthésie est complète; on peut piquer, couper, ou brûler la peau; on peut porter les excitations les plus vives sur les muqueuses, sans que le sujet éprouve la moindre sensation. On a pu dans cet état pratiquer des opérations sans douleur. Les réflexes tendineux sont abolis ou très notablement diminués. Le phénomène d'hyperexcitabilité neuro-musculaire fait complètement défaut.

Toute communication du sujet en catalepsie avec le monde extérieur semble abolie; il ne donne aucun signe d'intelligence aux diverses interpellations qu'on peut lui adresser.

Certains sens, cependant, la vision et l'audition en particulier, conservent, du moins en partie, leur activité. Les centres nerveux peuvent enregistrer, d'une manière tout à fait inconsciente pour le sujet, les impressions qui leur viennent par l'intermédiaire de ces sens. Plus tard, ces impressions resteront à l'état latent dans sa subconscience, mais elles pourront être réveillées, comme nous le verrons, par des procédés suggestifs, dans l'état de somnambulisme.

On peut, chez un sujet en état de catalepsie, provoquer des impulsions automatiques qui sont de véritables réflexes. Alors les attitudes fixes, artificiellement imprimées aux membres, donnent lieu à des mouvements plus ou moins complexes, parfaitement coordonnés, en rapport avec la nature des impulsions provoquées. C'est ainsi que les traits reflètent fort exactement l'expression du geste. Une attitude tragique imprime un air dur à la physionomie, le sourcil se contracte ; une attitude de prière amène une expression de supplication ; si l'on rapproche les mains de la bouche, comme dans l'acte d'envoyer un baiser, le sourire apparaît immédiatement sur les lèvres.

L'état cataleptique peut se manifester primitivement sous l'influence d'un bruit intense et inattendu, comme un coup de tam-tam ou une détonation; surtout sous l'influence d'une lumière vive placée sous le regard; ou encore, chez quelques sujets, à la suite de la fixation plus ou moins prolongée des yeux sur un objet quelconque, pourvu que cet objet réfléchisse des rayons lumineux. On place le sujet, par exemple, devant un foyer de lumière vive, lumière électrique, acétylène, magnésium, et on lui enjoint de fixer les regards sur la lumière. Au bout d'un temps généralement tr s court, de quelques secondes à que'qucs minutes, et parfois d'une façon instantanée, survient l'état cataleptique.

Il se développe encore, consécutivement à l'état léthargique, lorsque les yeux, clos jusque-là, sont, dans un lieu vivement éclairé, mis à découvert par l'élévation des paupières.

L'état cataleptique dure aussi longtemps que l'agent qui l'a provoqué, la lumière, continue à impressionner la rétine. Au cours de l'état cataleptique, il suffit de fermer les yeux du sujet pour l'amener à l'état de léthargie.

On peut encore faire une curieuse expérience de juxtaposition de ces deux états. Il suffit de clore l'un des yeux d'un sujet en catalepsie pour amener la résolution des membres, et, en même temps, l'hyperexcitabilité neuro-musculaire dans tout le côté du corps correspondant ; tandis que l'autre côté, dont l'œil est demeuré ouvert, conserve les caractères de l'état cataleptique.

Ces descriptions de l'état léthargique et de l'état cataleptique correspondent à celles qui étaient autrefois données par Charcot à la Salpêtrière. Elles sont très utiles, et, je dirai même, qu'il est nécessaire de les connaître. Elles correspondent en effet à des états réels, mais très rares.

On trouve en effet quelquefois des sujets, qui présentent une disposition telle à entrer en catalepsie, qu'ils entrent, pour ainsi dire toujours, dans cet état dès qu'on veut les hypnotiser. On peut les en faire sortir momentanément, mais il faut de grandes précautions si on veut les maintenir quelque temps en état de somnambulisme, un changement de lumière ou un bruit subit les ramène de nouveau en catalepsie.

Chez les sujets de ce genre il est évident que l'on peut très bien étudier l'état cataleptique, et on lui trouve en effet tous les caractères qui viennent d'être décrits.

D'autres sujets peuvent présenter la même disposition à l'état léthargique, et ceux-ci, abandonnés à eux-mêmes, retournent presque toujours à l'état léthargique.

Ces sujets, il faut le reconnaître, sont tout à fait exceptionnels. Mais il y a un cas beaucoup plus fréquent, c'est que des sujets ordinaires, placés en somnambulisme, arrivent à passer dans l'état léthargique ou dans l'état cataleptique, par suite de suggestions qui passent inaperçues, parce qu'elles sont involontaires le plus souvent, mais qui viennent de l'hypnotiseur.

C'est ce qui arrive lorsque, à plusieurs reprises, on a fait passer un sujet dans les différents états de l'hypnose. Il y a une sorte de dressage du sujet, qui fait qu'il reproduit, en partie par suggestion, chaque fois les mêmes phénomènes.

Plus souvent encore peut-être, il faut tenir compte de l'auto-suggestion, dans la reproduction des symptômes caractéristiques des états de catalepsie et de léthargie. Souvent le sujet a assisté à des conversations ou des discussions entre les expérimentateurs, dans ces discussions on a parlé des différents symptômes des états hypnotiques. Les mots, sans même qu'il les comprenne parfaitement, sont gravés dans la mémoire du sujet et surgiront à un moment donné sous forme d'auto-suggestion.

C'est là une des raisons pour lesquelles on observe parfois de ces différences étranges dans les symptômes des états hypnotiques ; différences qui peuvent dérouter les observateurs superficiels, et qui sont dus uniquement à la manière dont le sujet a, inconsciemment, interprété ce qu'il a entendu.

Enfin, des sujets peuvent même avoir lu, dans des ouvrages qui leur sont tombés sous la main, des descriptions plus ou moins fidèles des états hypnotiques; ils peuvent même avoir vu faire les mêmes expériences avec d'autres sujets, cela suffit pour que l'auto-suggestion se développe au moment où ou le met lui-même en expérience.

Que se passe-t-il dans ces différents cas? Le sujet est placé en réalité en état de somnambulisme, et c'est dans cet état que les suggestions ou les auto-suggestions se développent et lui font réaliser, par suggestion, les symptômes les plus frappants des autres états hypnotiques. Il en résulte que, dans ces cas, on se trouve en présence, non pas d'états cataleptiques ou léthargiques vrais, mais de pseudo-catalepsie, ou pseudoléthargie, développés par suggestion, chez un sujet somnambulique ; d'où les variations dont nous avons parlé tout à l'heure, qui tiennent à la façon dont le sujet a reçu la suggestion.

TABLEAU SYNOPTIQUE DU CHAPITRE III

États hypnotiques

Hypnose : État physiologique du système nerveux caractérisé par la diminution ou la suppression de certaines facultés, l'exaltation de certaines autres, et enfin l'apparition ou le développement de facultés nouvelles ou non apparentes dans les autres états.

ÉTATS HYPNOTIQUES AU NOMBRE DE CINQ	Etat léthargique. Etat cataleptique. Etat somnambulique. Etat médianique passif ou induit. Etat médianique actif ou inducteur.
ÉTAT LÉTHARGIQUE	Début. Apparence de sommeil. Degrés divers. Anesthésie: variable suivant le degré de l'hypnose. Caractère fondamental: hyperexcitabilité neuro-musculaire. Rarement suggestible. Mélange fréquent de somnambulisme qui rend suggestible.
ÉTAT CATALEPTIQUE	Caractère fondamental : Immobilité. Rigidité spéciale. Anesthésie totale. Pas d'hyperexcitabilité neuro-musculaire. Pas de suggestionnabilité. Geste et expression réflexes. Souvenir peut être conservé inconsciemment.

CHAPITRE IV

ÉTATS HYPNOTIQUES

État somnambulique.

L'état somnambulique est un des plus intéressants des états hypnoptiques, et, nous pouvons ajouter, que c'est celui qu'on observe le plus fréquemment.

Quand on hypnotise un sujet, c'est presque toujours à l'état somnambulique que l'on arrive d'emblée. Si parfois le sujet est d'abord placé en état de léthargie, cet état se résoud très rapidement en somnambulisme par suite des manœuvres de l'hypnotiseur. Quelquefois même, des hypnotiseurs peu expérimentés ne s'aperçoivent pas que leur sujet est passé par l'état de léthargie, ils ont transformé inconsciemment cet état en somnambulisme.

Les phénomènes que l'on peut observer dans l'état de somnambulisme sont très complexes.

Charcot a très bien décrit ainsi qu'il suit les symptômes de l'état de somnambulique, nous verrons seulement qu'il faut y apporter quelques restrictions (1).

« Le sujet, placé dans l'état somnambulique, a ordinairement d'abord les yeux clos ou demi-clos. Les paupières se montrent souvent, mais non toujours, agitées de légers frémissements. Abandonné à lui-même, il paraît endormi ou plutôt engourdi; son attitude n'est point aussi affaissée, et la résolution des membres n'est jamais aussi accentuée que lorsqu'il s'agit de l'état léthargique.

(1) Charcot. *Leçons de la Salpêtrière.*

« Parfois, les yeux du sujet enétat somnambulique restent ouverts; ils présentent d'abord une certaine fixité du regard, mais qui peut facilement passer inaperçue de ceux qui ne sont pas accoutumés à cette observation. Au bout d'un certain temps, le regard devient normal, de sorte que le sujet peut paraître complètement éveillé, quoique plongé dans un état somnambulique profond.

« Les modifications neuro-musculaires sur lesquelles nous devons surtout insister sont les suivantes : les réflexes tendineux ne diffèrent pas de ce qu'ils sont à l'état normal ; l'hyperexcitabilité neuro-musculaire, telle qu'elle a été définie dans l'état léthargique, n'existe pas, ou, autrement dit, l'excitation des nerfs, des muscles eux-mêmes, enfin, la percussion des tendons, ne déterminent pas de contracture. Par contre, on peut, par diverses manœuvres, entre autres à l'aide de légers attouchements, promenés à plusieurs reprises sur la surface d'un membre, ou encore, à l'aide d'un souffle léger dirigé sur la peau, développer dans ce membre un état de rigidité, qui diffère de la contracture liée à l'excitabilité neuro-musculaire, en ce qu'elle ne cède pas, comme celle-ci, à l'excitation mécanique des muscles antagonistes, tandis qu'elle cède, au contraire, en général, très facilement, sous l'influence de ces mêmes excitations cutanées, faibles, qui l'ont fait naître.

« Souvent confondue avec l'immobilité cataleptique, la rigidité de l'état somnambulique s'en sépare cependant foncièrement, entre autres symptômes, par la résistance, parfois très prononcée, qu'on rencontre au niveau des articulations, lorsqu'on essaie d'imprimer au membre raidi un changement d'attitude. Cette rigidité ne s'obtient pas en général pour un muscle en particulier, mais pour un groupe de muscles, pour un membre ou même pour le corps tout entier. De plus, il n'est pas nécessaire de toucher, même légèrement, le membre ou le corps du sujet, dans lequel on veut déterminer cette rigidité. Il suffit de passer lentement et à plusieurs reprises les mains le long du membre ou du corps du sujet, et à une certaine distance de celui-ci, pour que la rigidité se développe. Cette distance à laquelle les membres de l'hypnotisé sont influencés peut être assez grande et varie avec les sujets. »

Ces divers symptômes de l'état somnambulique sont, dans leur ensemble, parfaitement exacts ; nous en excepterons toutefois ce phénomène de rigidité dont il est question en dernier lieu.

Cette rigidité n'est pas un caractère du somnambulisme, elle peut se présenter, mais elle est due, ou bien à une suggestion, ou bien à un état partiel de catalepsie; quand on a contracturé par exemple les muscles d'un membre en exerçant sur lui quelques manipulations.

Dans l'état somnambulique pur, le sujet a extérieurement les apparences d'un individu endormi, si aucune activité ne lui a été suggérée ; il a au contraire toutes les apparences normales d'un individu éveillé, s'il a reçu, par suggestion ou par auto-suggestion, une impulsion active quelconque.

L'état de la sensibilité est très variable dans le somnambulisme. La sensibilité normale ou une analgésie légère dans les degrés superficiels de l'état somnambulique, devient une anesthésie totale, soit par suggestion, soit quand le sujet arrive dans les degrés profonds du somnambulisme.

Il se développe au contraire, parallèlement pour ainsi dire à la diminution de la sensibilité, une exaltation remarquable dans certains modes de la sensibilité de la peau, du sens musculaire, et de quelques-uns des sens spéciaux.

Le symptôme le plus important, ou le trait le plus caractéristique de l'état somnambulique est la suggestionnabilité. La suggestionnabilité consiste dans l'aptitude que présente un sujet à recevoir une impulsion qui se transforme en réalité.

Le somnambulisme présente des degrés très nombreux, d'une diversité très étendue, depuis les états légers les plus superficiels jusqu'aux états les plus profonds. La suggestionnabilité, qui existe à tous ces degrés, varie en augmentant d'intensité, des degrés superficiels aux degrés profonds, en même temps que varient, parallèlement et d'une façon décroissante, la personnalité, la conscience et la mémoire du sujet.

Nous avons donc pu nous baser, pour obtenir une classification rationnelle des états somnambuliques, sur les caractères que présentent à ces divers degrés la personnalité, la conscience et la mémoire des sujets.

Nous avons divisé les états somnambuliques en trois degrés; cette division est certainement artificielle, car il n'y a pas de traits de démarcation absolue entre ces différents degrés, qui se succèdent d'une manière insensible; et l'on aurait pu les subdiviser encore en une foule de catégories ; mais des subdivisions plus nombreuses n'amèneraient que des confusions nuisibles, tandis que cette classification, simple et logique, est très utile en pratique comme nous le verrons dans l'étude de la suggestion.

Somnambulisme, premier degré. — C'est un état d'hypnose très léger.

La personnalité du sujet n'est pas modifiée d'une manière très sensible ; sa volonté s'assouplit, il se livre volontairement à l'expérience et il en attend le résultat. La conscience existe tout entière ; le sujet sait ce que l'on attend de lui et se rend compte de ce qu'it fait ; il s'abandonne sans résistance à l'impulsion qu'il reçoit.

L'état de la mémoire est normal, pendant et après l'expérience, le sujet se souviendra des détails qui l'auront plus ou moins frappé.

Les suggestions seront donc reçues par le sujet; elles seront accomplies généralement, pourvu que sa personnalité, qui est toujours en éveil, ne s'y oppose pas, et qu'elles ne heurtent pas sa conscience.

Les suggestions ne s'imposeront pas nécessairement à sa volonté, puisqu'il en reste juge, et qu'il est capable d'y résister s'il le veut.

En général, le sujet consent à exécuter les suggestions qui lui sont faites, et accepte volontiers dans sa totalité le rôle qu'on lui demande de jouer.

C'est dans ces états somnambuliques du premier degré qu'il faut faire rentrer les suggestions dites, par certains auteurs, à l'état de veille, et que d'autres ont appelé veille somnambulique.

Somnambulisme, deuxième degré. — L'état d'hypnose est beaucoup plus profond que dans le premier degré. Les différents symptômes généraux, que nous avons décrits comme caractéristiques du somnambulisme complet, commencent à se développer. L'analgésie apparaît et augmente progressivement.

La personnalité normale du sujet disparaît pour faire place à une personnalité seconde, dans laquelle les goûts, les habitudes acquises, les phenomènes antomatiques, qui sont le résultat de la répétition fréquente des mêmes actes ou des mêmes impressions se sont obnubilés ou ont disparu, pour faire place à d'autres phénomènes automatiques qui résultent d'impulsions nouvelles.

La conscience du sujet est engourdie, mais non pas encore profondément endormie ; elle ne réagit pas pour des choses insignifiantes ou de peu d'importance. A mesure que l'état hypnotique s'approfondit, s'éloigne du premier degré pour descendre vers le troisième, la conscience disparaît de plus en plus, et il faut pour l'éveiller une excitation plus violente Mais tant que le sujet ne dépasse pas le second degré du somnambulisme, quelque chose qui heurte vivement ses convictions, qui est en opposition directe avec ses croyances ou sa morale, ou qui est capable d'engager gravement sa responsabilité peut encore provoquer le réveil de la conscience. Alors, le sujet retrouve dans sa personnalité seconde une certaine activité, qui, bien que différente de sa personnalité normale, trouve un moyen terme qui fait dévier l'impulsion reçue, pour produire un effet auquel ne se refuserait pas d'une manière absolue la personnalité et la conscience du sujet.

La mémoire persiste, au moins pour les faits accomplis, c'est-à-dire, que le sujet se souvient de tous les actes qu'il a exécutés, au moins à l'état post-hypnotique, sous l'influence de la suggestion. Il a oublié le plus souvent la cause qui l'a porté à agir, c'est-à-dire la personne qui lui a fait une suggestion, et même qu'une suggestion lui a été faite. Il croit, dans ces conditions, avoir agi de son plein gré, et il trouve des motifs plausibles pour expliquer ses actes ; ceux-ci, du reste, ne sont pas déraisonnables et ne sortent pas du cadre de ceux qu'il aurait pu accomplir de lui-même s'il s'était trouvé dans les mêmes conditions déterminées.

La mémoire, dans les parties où elle est obscurcie et incertaine pour le sujet, peut être réveillée par des questions précises, ou en remettant le sujet sur la voie des souvenirs, par le rappel et l'enchaînement de circonstances qui sont moins effacées de sa mémoire.

Les suggestions seront donc reçues par le sujet, et elles seront généralement accomplies ponctuellement ; c'est-à-dire que, non seulement il exécutera d'une façon générale l'acte qui lui aura été suggéré, mais encore il le fera avec tous les détails et dans les moindres circonstances qui auront été précisés par la suggestion.

En second lieu, les suggestions seront accomplies automatiquement. C'est-à-dire que le sujet n'a pas besoin d'intervenir avec une volonté active pour l'accomplissement de l'acte qui fait l'objet de la suggestion. Cet acte viendra s'intercaler, spontanément, et, en apparence, tout à fait normalement, dans le cours de ses occupations journalières.

S'il s'agit d'un acte peu compliqué et de peu d'importance, il sera accompli à la façon des actes automatiques, qui sont le résultat d'une habitude acquise et il pourra passer tout à fait inaperçu.

Somnambulisme, troisième degré. — Le troisième degré du somnambulisme est un état hypnotique profond. Nous voyons ici se développer tous les caractères que nous avons décrits plus haut comme formant la symptomatologie complète du somnambulisme.

Les muscles ont acquis l'aptitude au développement de la rigidité spéciale à l'état somnambulique. L'anesthésie est complète.

La personnalité du sujet a complètement disparu ; ses sentiments habituels n'existent plus ; les idées acquises antérieurement, qui étaient le résultat de son expérience et de ses études, et qui autrefois réglaient ses actions et sa vie tout entière semblent n'avoir plus d'influence sur lui. Il ne faudrait pas croire cependant que quelque chose soit perdu des facultés anciennes ou des connaissances acquises par le sujet. Toutes ces choses existent toujours et même ont acquis un développement plus complet, et sont portées à un degré plus élevé qu'à l'état normal ; mais le sujet n'en est plus maître, il est devenu tout à fait incapable de s'en servir. Son organisme est devenu comme une machine, plus ou moins perfectionnée, plus ou moins compliquée, dont la direction se trouve momentanément entre les mains de celui à qui il l'a confiée, c'est-à-dire le suggestionneur.

La personnalité du sujet étant ainsi modifiée, il est certain que sa conscience a dû subir une transformation analogue. Le sujet ne voyant plus, ne comprenant plus, et ne raisonnant plus par lui-même, ne peut plus apprécier les choses extérieures, pas plus que ses actes propres et leurs conséquences. Cela n'est pas autre chose qu'une disparition complète de la conscience.

Il est évident que la responsabilité n'existe plus là où la conscience est ainsi abolie, car on ne peut demander compte de ses actes à celui qui, non seulement ne peut plus les diriger et les modifier à son gré, mais qui ne peut même pas connaître la cause qui les lui fait accomplir, ni prévoir les suites qu'ils peuvent avoir.

La mémoire a subi chez le sujet, plongé dans le troisième degré du somnambulisme, une modification aussi profonde que la personnalité et la conscience. Une fois qu'il a reçu la suggestion, ce fait lui-même est effacé de la mémoire du sujet. Il ne peut donc savoir qui lui a inspiré telle ou telle pensée ou tel sentiment, ni d'où lui vient l'impulsion qui le porte à accomplir un acte déterminé.

Si la suggestion est post-hypnotique, l'état d'hypnose dans lequel elle se réalise étant, comme nous le verrons dans l'étude de la suggestion, proportionnel à son importance et en même temps à l'état dans lequel la suggestion a été faite, pour peu que la suggestion sorte des habitudes du sujet ou soit contraire à son état d'esprit habituel, aussitôt qu'il aura accompli l'acte suggéré, quelle que soit sa complexité, il en aura perdu tout souvenir.

La formule de ce troisième degré de l'état somnambulique sera donc en résumé :

Disparition de la personnalité du sujet;

Abolition de la conscience et de la responsabilité ;

Suppression de la mémoire ou amnésie totale au réveil.

Les états somnambuliques du premier degré sont excessivement fréquents et faciles à obtenir.

On les voit souvent se développer spontanément.

Quand un sujet quelconque devient suggestible, c'est qu'il s'est développé chez lui un état léger de somnambulisme. Si l'on recherche avec une attention suffisante on trouvera presque toujours, soit des indices de l'état anormal dans lequel se trouve le sujet; soit un signe plus ou moins fugace, qui s'est manifesté au moment du passage du sujet de l'état normal à l'état second. Mais il ne faut pas oublier que ces symptômes sont très peu apparents, et échappent bien souvent aux investigations de ceux qui ne sont pas très exercés à les constater.

Ce passage de l'état normal à un état somnambulique léger peut se faire de bien des façons différentes.

D'abord sous l'influence d'une personne étrangère; et, bien entendu, je suppose ici que cette personne agit inconsciemment et involontairement.

L'autorité ou l'ascendant moral que possède une personne peuvent agir d'une façon considérable pour développer l'influence qui lui permet de fasciner une autre personne, c'est-à-dire de neutraliser chez elle la volonté active et la force de résistance, et la placer ainsi dans cet état second où elle est disposée à subir les suggestions qu'elle recevra.

Peu importe du reste l'origine de cette autorité dont jouit le sujet dominateur. Ce peut être une hiérarchie sociale, qui fait que le sujet fasciné sait qu'il a devant lui un individu qui détient une puissance capable de lui être utile ou nuisible, de s'exercer à sa volonté sur lui en bien ou en mal. Ce peut être une autorité morale, qui vient d'une supériorité reconnue dans les sciences ou les arts. Quelquefois c'est une supériorité de volonté.

Nous savons combien la volonté est une faculté dont l'intensité varie chez les divers individus. Nous voyons des personnes qui ont une volonté très faible, qui sont entraînées par tous les courants, qui se laissent dominer et diriger par la première personne venue. En opposition avec ces volontés faibles, nous connaissons des personnes à la volonté forte, énergique, qui poursuivent avec ténacité toutes leurs entreprises, qui ne cèdent jamais et ne se laissent pas détourner de la voie qu'elles se sont tracée.

Quand deux personnes appartenant à ces deux catégories se trouvent en présence, il est bien évident que l'une domine l'autre immédiatement.

Chez ces personnes à volonté faible dont nous venons de parler, il suffit de la présence d'une volonté plus énergique pour provoquer un état de trouble et de gêne, qui se transforme rapidement en un état somnambulique léger.

Les personnes de volonté faible et de peu d'énergie subissent également l'influence d'une foule de circonstances fortuites, qui les abattent complètement et les prédisposent momentanément à subir l'influence d'une autre personne Un changement dans leurs prévisions, une contrariété, un malheur, suffisent pour leur enlever toute initiative et tout ce qui leur restait de volonté active. Que, dans un moment comme celui-là, il se présente une personne énergique et dominatrice, et elle fera tout ce qu'elle voudra de ce sujet rendu inerte et passif.

Il faut remarquer que cette influence est souvent involontaire de la part du sujet qui domine; elle a donc surtout sa source dans la disposition du sujet passif. Il en résulte que cette autorité ou cette supériorité du sujet fascinateur n'a pas besoin d'être réelle; il suffit qu'elle existe dans l'imagination du sujet passif pour produire tout son effet.

Quand nous étudierons l'état mental des hystériques, nous verrons que ces malades ont une disposition toute spéciale à passer dans des états seconds, qui ne sont pas autre chose que des états somnambuliques.

Elles y arrivent, soit sous l'influence de causes fortuites extérieures, transformation du sommeil normal, auto-suggestion, auto-hypnotisation par la vue d'un objet, etc... ; soit sous l'influence involontaire et inconsciente de la présence d'une personne à laquelle elles attribuent une supériorité quelconque qui les fascine.

Dans ces divers cas, le somnambulisme est dit spontané,

parce qu'il n'est provoqué par l'action volontaire d'aucune personne étrangère.

Dans le somnambulisme spontané, comme dans le somnambulisme provoqué, on peut observer les trois degrés que nous avons décrits plus haut; ils présenteront exactement les mêmes caractères, et devront donner lieu aux mêmes conclusions touchant la personnalité et la responsabilité.

Il sera bon de noter que le somnambulisme spontané, qui se développe à l'état de veille, sous l'influence d'une cause fortuite ou de la présence d'une personne, se limite le plus souvent au premier ou au second degré; tandis que le somnambulisme qui se développe par la transformation d'un état de sommeil préexistant est le plus souvent du troisième degré.

Le passage de l'état somnambulique à l'état de veille se fait aussi de différentes façons. Si le sujet est actif, les yeux ouverts, présentant les apparences de la vie ordinaire, le retour à l'état normal peut passer inaperçu, si le sujet n'est pas l'objet d'une observation constante et très attentive de la part de personnes expérimentées. Un temps d'arrêt très court dans l'acte qu'il est en train d'accomplir et qu'il reprend ensuite sans hésitation ; un mouvement des paupières ; une contraction spéciale de quelque groupe musculaire ; peuvent être les seuls indices extérieurs du passage de l'état somnambulique à l'état normal.

Si le sujet est assis, les yeux fermés, dans l'attitude du sommeil, le passage de l'état somnambulique à l'état de veille ressemble à un réveil. Le sujet ouvre les yeux, quelquefois étend les membres et se frotte les paupières, il dit le plus souvent qu'il a bien dormi et reprend de suite sa vie normale. D'autres fois, le sujet regarde autour de lui d'un air étonné, et, pendant quelques instants, il semble rappeler ses idées; le réveil est plus lent, et, si le sujet se lève immédiatement, on le voit chanceler comme un homme qui sort d'un sommeil profond.

Il y a des sujets qui, en ouvrant les yeux, commencent par affirmer qu'ils n'ont pas dormi. Ils sont si affirmatifs qu'on pourrait quelquefois douter de l'état dans lequel ils se sont trouvés ; mais, si on les interroge sur le temps qu'a duré leur engourdissement, sur ce qui s'est passé autour d'eux, sur les suggestions qui leur ont été faites, on voit qu'il y a un trou dans leurs souvenirs. Ils ont rapproché les sensations qu'ils ont éprouvées avant d'arriver au sommeil profond, de celles qu'ils ont pu percevoir quand le sommeil s'est dissipé ; ils ne

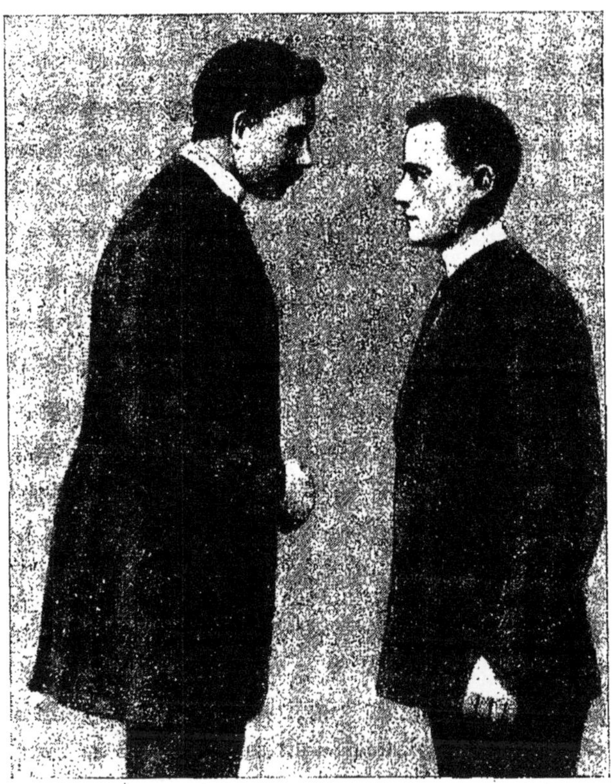

FIG. 1. — La fascination ; prise du regard du sujet par l'hypnotiseur.

s'aperçoivent pas qu'entre les deux il y a un espace vide, dans lequel ils n'ont eu conscience de rien, et dont le souvenir ne peut pas exister pour eux à l'état de veille.

L'état somnambulique se combine facilement avec d'autres états hypnotiques, pour former des états mixtes dans lesquels on peut observer des phénomènes très curieux, la fascination par exemple.

Pour obtenir l'état de fascination, l'hypnotiseur se place

en face du sujet et à peu de distance de lui pendant qu'il a les yeux fermés. Puis, il soulève ses paupières avec les doigts et fait en sorte de placer ses yeux, exactement dans la direction du regard du sujet, comme le montre la figure 1.

Les yeux du sujet restent alors ouverts, et de plus son regard suivra obstinément les yeux de l'expérimentateur. Si

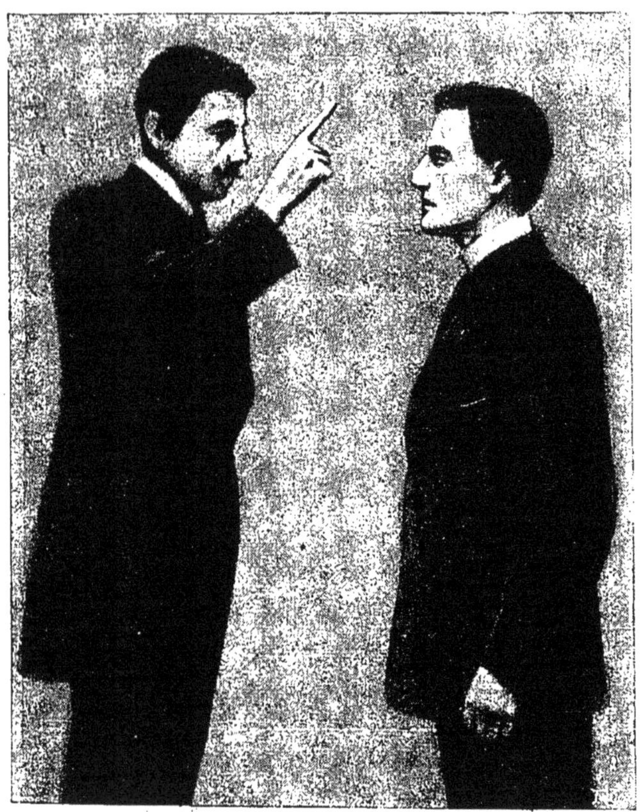

Fig. 2. — La fascination ; prise du regard par le doigt de l'hypnotiseur. Le sujet ne peut plus en détacher les yeux et le suivra partout.

celui-ci se baisse, le sujet se baissera, s'il se retourne, le sujet tournera autour de lui et suivra tous ses mouvements, de façon à placer toujours son regard dans les yeux de l'opérateur.

Toutefois, tandis que le sujet est dans cet état, l'hypnotiseur peut fixer le regard du sujet sur un autre objet, en l'interposant vivement devant ses yeux.

La figure ci-dessus nous montre la prise du regard au

moyen du doigt. L'opérateur peut alors faire suivre son doigt très exactement par le sujet, partout où il lui plaira. Puis il peut ainsi amener son regard dans les yeux d'une autre personne. Pour cela, il n'a qu'à amener le sujet exactement en face de la personne en question, dans la position de la pre-

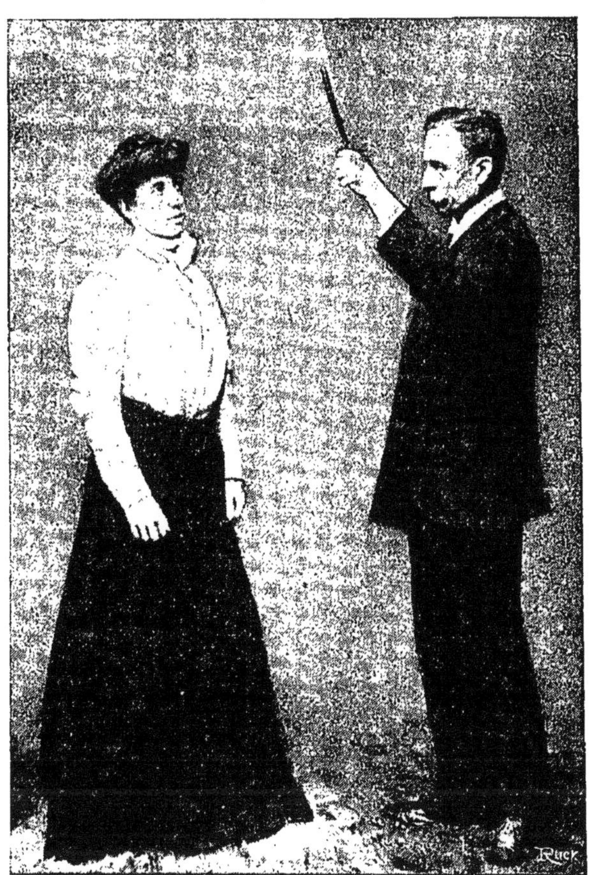

FIG. 3. — La fascination; le sujet a fixé son regard dans ses propres yeux réfléchis dans un miroir que tient l'hypnotiseur.

mière figure, et retirer vivement le doigt. Le sujet suivra alors les yeux de cette personne, comme il suivait tout à l'heure ceux de l'hypnotiseur.

On peut aussi fixer les regards du sujet dans les yeux d'un portrait, d'une photographie, le sujet les cherchera et les suivra comme les yeux d'une personne.

La figure ci-contre nous montre le regard du sujet fixé, au moyen d'un miroir, dans ses propres yeux. Si l'on retourne la glace, le sujet tournera vivement pour retrouver son regard. Le sujet, dans cet état, semble attiré d'une façon invincible par l'objet qui le fascine. Si l'on cherche à lui dérober l'objet, il se précipitera vers lui, en renversant tous les obstacles ; et si quelques personnes cherchent à le détourner ou à s'interposer, il les écartera avec une force et une énergie qu'il n'emploierait certainement pas à l'état de veille.

TABLEAU SYNOPTIQUE DU CHAPITRE IV

État somnambulique

Somnambulisme
- Sommeil. Apparence de veille.
- Rigidité spéciale des muscles.
- Influence du souffle et des passes.
- Caractère fondamental : suggestionnabilité.
- Anesthésie dans les degrés profonds ou par suggestion.
- Personnalité. Conscience. Souvenir : variables suivant degré.

Divers degrés de l'état somnambulique
- 1er Degré
  - Suggestions reçues.
  - Accomplies
    - *Généralement.*
    - *Non nécessairement.*
    - *Rôle accepté.*
  - Personnalité. Conscience. Souvenir.
- 2e Degré
  - Suggestions reçues.
  - Accomplies
    - *Généralement ponctuellement.*
    - *Automatiquement.*
    - *Non nécessairement.*
    - *Prétexte.*
  - Conscience plus ou moins complète.
  - Souvenir des faits accomplis
    - *Persiste.*
    - *Ou peut être réveillé.*
- 3e Degré
  - Suggestions reçues
    - *Toutes.*
    - *Complètement.*
  - Accomplies
    - *Rigoureusement.*
    - *Toujours ou transformées.*
  - Personnalité et conscience : abolies momentanément.
  - Amnésie au réveil.

CHAPITRE V

DE LA SUGGESTION

La suggestion est une impulsion qui agit sur l'organisme d'un sujet, de façon à réaliser l'idée transmise par le suggestionneur.

Tout sujet, même en état d'hypnose, n'est pas apte à recevoir une suggestion; il faut pour cela qu'il soit en état de suggestionnabilité. Or, nous avons vu dans le chapitre précédent, que la suggestionnabilité n'existe pas dans l'état léthargique ni dans l'état cataleptique. La suggestionnabilité est le caractère propre de l'état somnambulique, et une suggestionnabilité spéciale est le caractère de l'état médianique passif.

Exceptionnellement, un sujet, présentant tous les caractères de l'état de léthargie, peut être suggestionnable, par suite de la combinaison de cet état de léthargie avec un certain degré de somnambulisme.

Quoique la suggestionnabilité ne soit pas le propre de l'état médianique actif, les sujets en cet état sont très souvent suggestionnables, parce que la combinaison de l'état médianique actif avec le somnambulisme profond est très fréquente.

Effets de la suggestion. — Si nous considérons la suggestion sous le rapport de ses effets, nous voyons qu'elle peut produire les résultats les plus divers dans leur nature, de même que les plus variables au point de vue de l'intensité.

Elle peut d'abord s'appliquer à de simples sensations, générales ou particulières, sensations agréables ou pénibles, pouvant aller jusqu'à la douleur.

On peut suggérer le bien-être, le calme, le repos; et d'autre part, il n'est pas rare de voir des autosuggestions produire des malaises, de la fatigue, des angoisses de toute sorte, de même que des douleurs plus ou moins vives. Des névralgies, dont on ne s'explique pas l'origine, n'ont pas d'autre cause que l'autosuggestion.

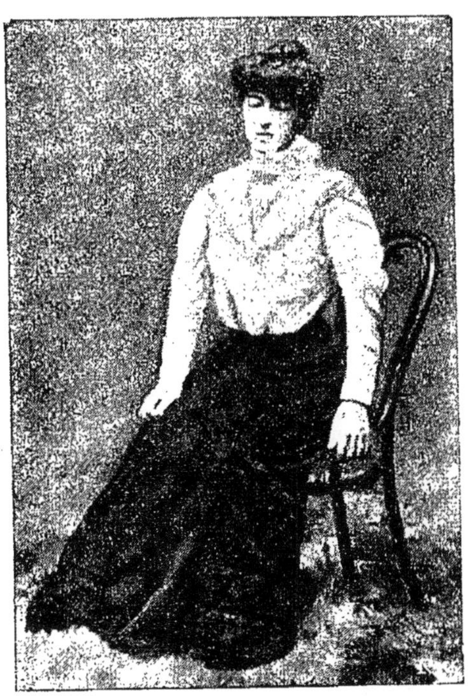

Fig. 4. — Sujet en état de somnambulisme prêt à recevoir la suggestion.

On peut produire toutes ces suggestions expérimentalement, comme on peut aussi guérir toutes les autosuggestions pénibles par la suggestion thérapeutique.

On peut produire par suggestion des paralysies psychiques expérimentales. Si l'on suggère à un sujet qu'il ne peut plus remuer un membre, qu'il est inerte et tombe lourdement, qu'il ne le sent plus et ne peut plus lui donner le moindre mouvement, la paralysie se produit effectivement. On peut produire, chez certains sujets, cette paralysie dans les états très légers d'hypnose du premier degré de somnambulisme, en insistant un peu sur la suggestion. Dans les états plus profonds, le phénomène se produit beaucoup plus rapidement et sur une simple injonction. Cette paralysie présente exactement les mêmes caractères que la paralysie hystérique, c'est-à-dire qu'il y a flaccidité complète du membre, abolition totale de la sensibilité et de la motilité, exagération des réflexes tendineux et perte du sens musculaire dans le membre paralysé ; enfin, elle s'accompagne de troubles vasomoteurs : sensation de froid subjective et objective dans le membre, zone de rougeur diffuse autour de la plus légère piqûre.

De même que l'on peut diminuer ainsi la force nerveuse et arriver jusqu'à la paralysie où on l'annihile complètement, on peut aussi l'exagérer et produire dans les muscles, des tremblements, des contractions et des contractures.

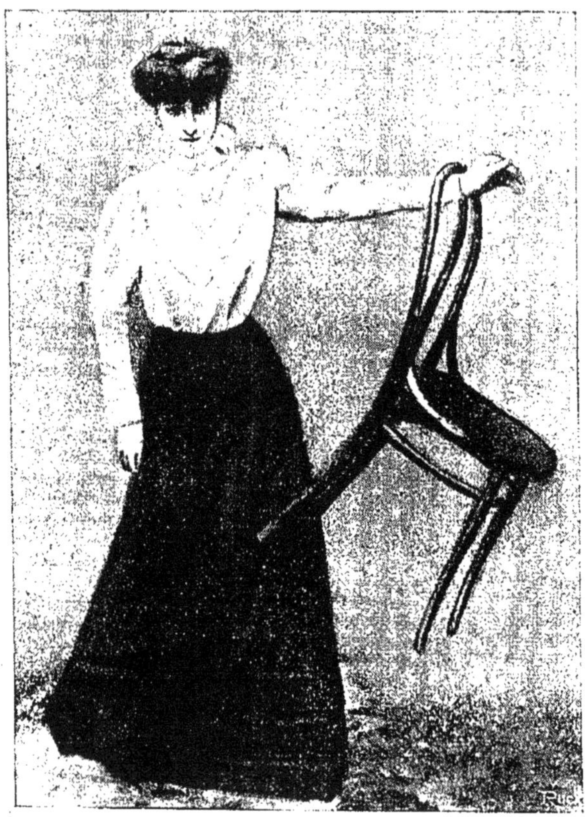

Fig. 5. — Contracture d'un bras en catalepsie partielle. On a pu y suspendre une chaise qui peut rester ainsi, tant qu'existe la catalepsie, sans aucune fatigue de la part du sujet.

La contracture ainsi produite est aussi en tout semblable à une contracture causée par une lésion du système nerveux central.

La contracture, comme la paralysie, sera susceptible d'être transférée par l'action de l'aimant.

Pour guérir la paralysie ou la contracture ainsi obtenue, il suffira de faire une nouvelle suggestion contraire à la précédente, elle fera immédiatement cesser l'effet produit par la première. Toutefois, il est nécessaire de savoir qu'il faut que la suggestion curative soit faite dans un état hypnotique semblable à celui dans lequel la suggestion expérimentale a été faite. Ainsi, si une suggestion de paralysie ou de contracture a été faite pendant le sommeil hypnotique, et si l'on éveille le sujet en le laissant sous cette influence, il conservera sa paralysie ou sa contracture à l'état de veille, et il faudra de nouveau le plonger dans le sommeil hypnotique pour lui faire la suggestion contraire.

Si la suggestion peut donner des paralysies et des contractures, elle peut aussi les faire disparaître, lorsque celles-ci existent précédemment. Ces affections sont, le plus souvent, de nature hystérique ; ce sont des paralysies ou des contractures dites psychiques. Ces affections ne sont pas imaginaires comme on le croit trop souvent, elles sont réelles, quoiqu'elles dépendent d'une idée, et elles se comportent exactement comme si elles étaient d'origine organique.

Il ne faudrait pas croire que la suggestion n'agit que sur les affections d'origine hystérique. La suggestion agit, par l'intermédiaire du système nerveux, sur toutes les fonctions de l'organisme, sur les organes eux-mêmes, et, par conséquent elle peut même guérir les lésions organiques, comme nous le verrons plus loin.

C'est à la suggestion, faite pendant le sommeil hypnotique, qu'il faut s'adresser dans tous ces cas pour obtenir un résultat assuré.

La suggestion peut s'appliquer aux fonctions de tous les organes des sens.

Non seulement on peut diminuer ou supprimer les fonctions sensorielles en général, mais on peut agir de la même façon sur chaque sens en particulier. Inversement, on peut augmenter l'acuité de tel ou tel sens, ce qui est encore plus important, car cela permet de développer l'activité d'un organe dont on a le plus besoin, ou de corriger le fonctionnement d'un sens affaibli par la fatigue, le surmenage, ou quelque autre cause.

On peut, par la suggestion, agir sur les différents sens, de manière à produire des hallucinations sensorielles. On peut provoquer chez un sujet des hallucinations visuelles, et l'on peut aussi l'empêcher d'apercevoir, ou faire disparaître de sa vue tel ou tel objet particulier.

Les hallucinations de la vue ont une exactitude et une intensité remarquables. Si on suggère à l'hypnotisé la présence d'une personne, il se conduira exactement comme si cette personne se trouvait réellement à l'endroit qui lui a été indiqué. On l'entendra donc lui adresser la parole, on le verra se tourner vers l'endroit où la personne est censée se trouver et la regarder, car il la voit réellement, telle que sa mémoire la lui représente, ou telle que la suggestion la lui a décrite.

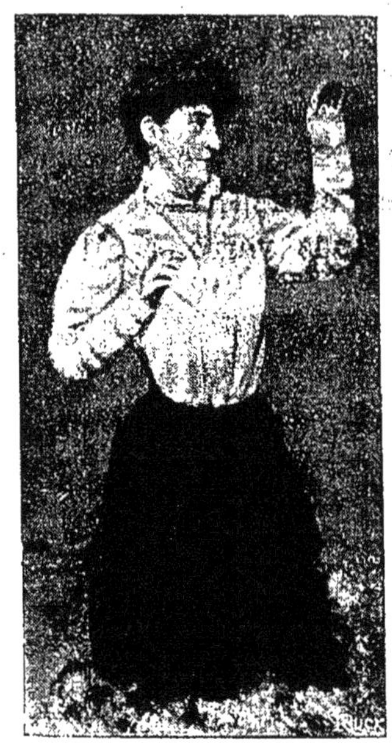

Fig. 6. — L'Extase. Le sujet voit se dérouler devant lui un tableau qui lui a été suggéré. Son geste exprime l'étonnement et l'admiration.

La figure 6 montre un sujet en extase, exprimant l'admiration et l'étonnement, devant un tableau magnifique que la suggestion vient de faire apparaître à ses yeux.

Si on suggère à l'hypnotisé la vue d'un portrait sur une page d'un livre, après avoir fermé le livre, il retrouvera et reconnaîtra toujours le même portrait, exactement à la même page.

Bien mieux encore, on peut prendre une série de cartons blancs, absolument semblables, on suggère au sujet la vue d'un portrait sur l'un d'eux, et on le marque à l'envers, du côté où le sujet ne le regardera pas. Ensuite, après avoir mêlé ces différents cartons, on les lui présente successivement, et il reconnaît l'image qui lui a été suggérée, toujours sur le même carton, alors que l'expérimentateur est obligé de le retourner pour constater que c'est bien celui qu'il a marqué.

Parmi les suggestions visuelles les plus intéressantes, il faut noter encore celles qui ont pour but, non plus de faire voir au sujet des choses qui n'existent pas, mais de modifier certaines apparences réelles et de lui montrer les choses autrement qu'elles sont. C'est ainsi qu'on peut modifier la coloration des objets de toutes les façons possibles.

On montre à un sujet une personne habillée de noir, et on lui suggère qu'il lui verra des vêtements verts. Le sujet fait alors spontanément toutes les réflexions qui lui sont inspirées par la couleur qu'il voit aux vêtements de cette personne; il remarquera le plus ou moins d'harmonie qu'il trouve entre cette nuance et les autres objets qu'il voit avec leur couleur réelle.

Nous verrons ailleurs comment ces expériences ont pu nous amener à trouver un traitement qui permet de guérir le daltonisme par la suggestion hypnotique. Les hallucinations du goût sont encore des plus curieuses. C'est ainsi qu'on peut suggérer à l'hypnotisé qu'il déguste des choses excellentes, sans qu'il porte rien à la bouche. Si on lui suggère qu'il fait un très bon déjeuner, le sujet, tout en restant immobile dans son fauteuil, vous énumérera les mets qu'il déguste; il mettra dans toutes ses remarques une conviction qui ne peut laisser de doutes sur les sensations qu'il éprouve. On peut lui suggérer qu'une chose insipide qu'il mange est bonne ou mauvaise.

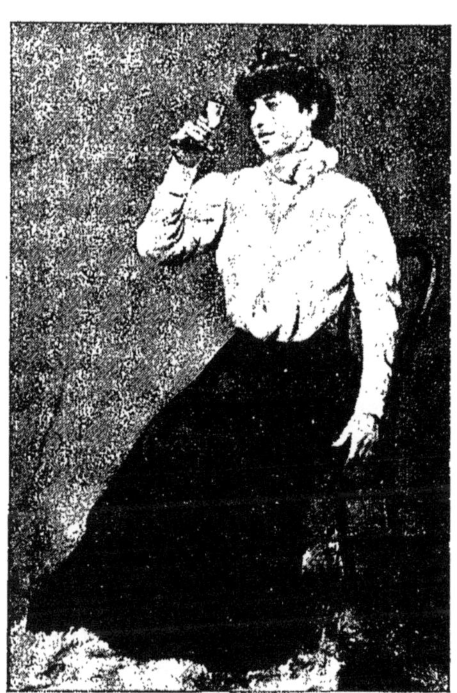

FIG. 7. — Hallucination du goût suggérée. Le sujet déguste un verre d'eau qu'on lui a suggéré être un verre de champagne.

Ces hallucinations du goût ont donné lieu à des expériences devenues banales à force d'être répétées, précisément parce qu'elles sont très frappantes et faciles à contrôler. Ainsi, vous présentez au sujet une pomme de terre crue, en lui disant que c'est une excellente poire, et il la mangera avec délices. On peut lui faire trouver un goût détestable à un mets qu'il aime ordinairement; et ceci peut être utilisé pour déshabituer certains malades d'aliments, pour lesquels ils peuvent avoir de la prédilection, mais qui sont nuisibles à leur santé. On peut aussi, ce qui est souvent utile, supprimer pour un sujet le goût désagréable d'un médicament qu'il est obligé de prendre et même le lui faire trouver bon. Si vous lui présentez un verre d'huile de foie de morue, ou une solution de sulfate de quinine, dont l'amertume est excessive, sous le nom de sa liqueur favorite, vous lui verrez déguster le liquide répugnant et le savourer lentement.

Le sens de l'ouïe n'est pas moins accessible à la suggestion. On peut empêcher un sujet d'entendre des paroles ou des sons qui frappent ses oreilles, et l'on peut lui en faire entendre qui n'existent pas.

Si on lui suggère qu'il entend une musique, il entendra le morceau qui lui aura été suggéré, et il témoignera qu'il le suit et en reconnaît les différents passages. On peut ainsi le faire assister à un concert imaginaire, dans lequel il éprouvera autant de satisfaction et de plaisir que s'il était réel.

Le sens du toucher peut subir la suggestion à tous les degrés, depuis la sensation d'un simple contact jusqu'à celle d'une douleur aiguë.

Toutes ces suggestions peuvent être ou positives ou négatives; on peut faire éprouver au sujet une sensation quelconque, alors que la cause physique de la sensation n'existe pas; mais le sujet peut aussi n'éprouver aucune sensation, alors qu'une cause physique, capable de la produire, s'exerce sur lui.

C'est là ce qui nous permet d'anesthésier un sujet par suggestion, pour lui faire subir une opération douloureuse, ou de supprimer, par le même procédé de la suggestion, une douleur que le sujet éprouve spontanément. Cet effet de la suggestion hypnotique a reçu de nombreuses applications pour le traitement des malades.

Le plus souvent, les hallucinations des différents sens se combinent entre elles, sous l'influence d'une seule suggestion Ainsi, si vous suggérez à un sujet l'image d'un chien, l'idée représentative du chien se complétera pour lui par des hallucinations des autres sens.

Vous le verrez donc appeler le chien, le caresser et le sens du toucher entrera en jeu et lui donnera une impression tactile; il jouera avec lui, lui dira de se taire, ce qui montrera qu'il a eu aussi une hallucination du sens de l'ouïe.

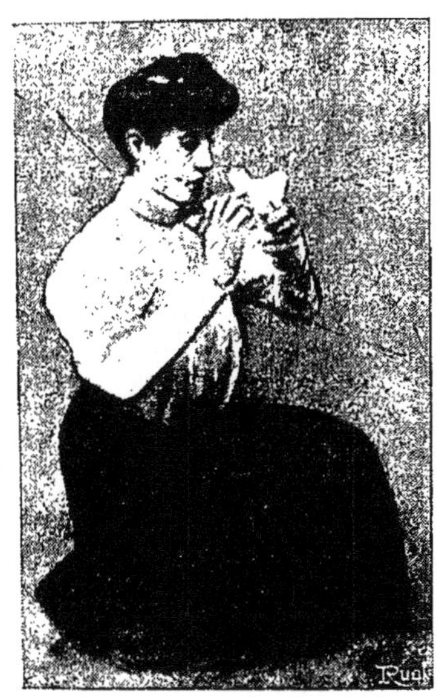

Fig. 8. — Hallucination de la vue suggérée. Le sujet fait un bouquet de fleurs avec des bandes de papier disséminées autour de lui.

Si vous lui représentez un parc rempli de fleurs, il se baissera pour les cueillir, en formera un bouquet, en respirera le parfum.

Ainsi donc, la suggestion éveille une idée, qui est une première impulsion, et qui entraîne à sa suite l'éclosion d'autres idées, l'accomplissement de certains actes, qui ne sont que la suite logique de la suggestion.

La suggestion peut s'appliquer aux mouvements, depuis les plus simples jusqu'aux plus compliqués. Si l'on suggère à un sujet de lever le bras, de tourner la tête, d'avancer la main, il le fera de la façon dont cela lui aura été suggéré: et si on lui suggère plusieurs mouvements, il les accomplira successivement, dans l'ordre prévu par la suggestion.

Ceci constitue déjà une suggestion d'un ordre plus élevé que celles de l'ordre sensoriel. En effet, pour éprouver une sensation, le sujet est absolument passif; ici, pour accomplir le moindre mouvement, il faut que le sujet passe à un commencement d'activité.

Ceci nous conduit directement aux actes ; la suggestion peut, en effet, s'appliquer aussi aux actes, qui ne sont qu'une série de mouvements successifs, combinés en vue d'un but déterminé.

Les actes, plus encore que les mouvements, peuvent être excessivement compliqués. L'on peut même, au moyen de la suggestion, faire exécuter par un sujet des actes qu'il ne serait pas capable de réaliser sans le secours de ce moyen, ou tout au moins auxquels il n'arriverait qu'après avoir consacré à leur étude un temps considérable.

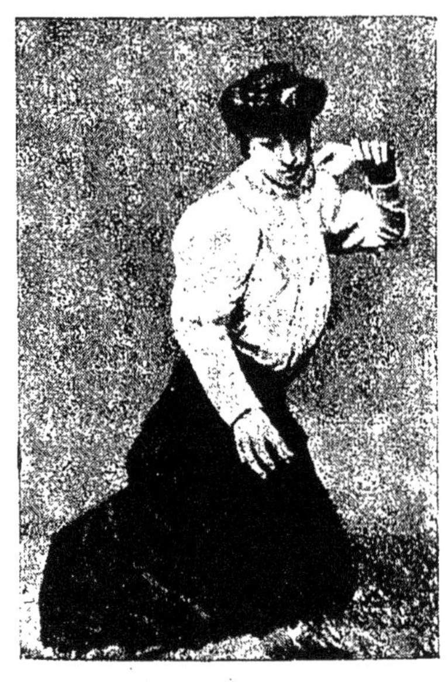

Fig. 9. — Hallucination de la vue avec expression du sentiment de crainte. On a suggéré au sujet l'idée d'un serpent caché sous les fleurs.

C'est ainsi que nous pouvons utiliser la suggestion pour faciliter l'étude de certains mouvements compliqués, dans l'exécution desquels une part considérable revient à l'automatisme, comme cela a lieu pour le jeu de divers instruments de musique.

Nous traiterons du reste cette question importante dans un chapitre spécial.

Non seulement, comme nous l'avons vu, le sujet hypnotisé accomplit les actes volontaires qui découlent logiquement de la suggestion qui lui a été faite, et il se conduit en somme dans tout ceci comme s'il avait agi spontanément et par sa propre volonté ; mais de plus, lorsque l'acte dont l'idée est suggérée, est de nature à apporter dans l'organisme des modifications indépendantes de la volonté, on observe ces modifications, sans que l'acte qui devrait les produire soit réalisé, comme conséquence de la seule hallucination motrice suggérée.

Ainsi, si on suggère à un sujet qu'il fait très chaud, non

seulement il se plaint de la chaleur, mais on le voit s'éponger avec son mouchoir, et, au bout d'un certain temps, il transpire réellement.

On suggère à un sujet qui aime la danse qu'il se trouve dans un bal, non seulement sa physionomie exprime le plaisir et la satisfaction, mais il s'anime, et, quand il se représente qu'il danse, il a chaud, il rougit, il est essoufflé.

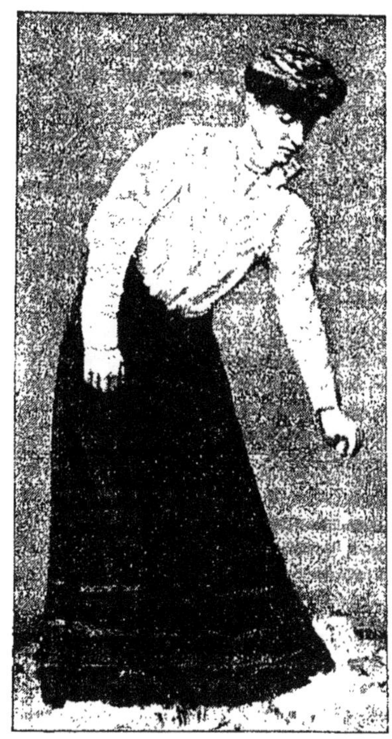

Fig. 10. — Le sujet tient à la main une canne de jonc. On lui a suggéré qu'elle devient très lourde. On voit le sujet se courber sous le poids de ce fardeau imaginaire; la contraction visible des muscles du bras indique bien qu'il éprouve la sensation de pesanteur et fait un effort considérable.

Il est très curieux d'étudier les effets physiques que produisent ces suggestions. Dans l'expérience photographiée dans la figure 10, on a mis dans la main du sujet une légère canne de jonc, puis on lui a suggéré qu'on y suspendait des poids de plus en plus lourds. On voit alors le sujet faire des efforts de plus en plus considérables, à mesure que le poids lui semble augmenté.

Il finit par présenter les signes d'une grande fatigue; on peut constater sur la photographie la contraction énergique des muscles du bras. Le sujet finit par se pencher progressivement et déposer l'objet à terre, comme s'il lui était impossible de le tenir plus longtemps.

Il est curieux de comparer cette expérience avec celle qui a été photographiée plus haut, dans laquelle on voit un bras mis en catalepsie soutenir une chaise, sans effort apparent et sans fatigue, pendant un temps très long.

Dans une autre expérience, figure 11, on a mis entre les mains du sujet une bande de serpentin en papier, en lui suggérant que c'est une chaîne très solide et qu'il ne pourra la briser malgré ses efforts. On le voit tendre la bande de papier et raidir ses muscles, comme dans un effort considérable, sans cependant briser le serpentin.

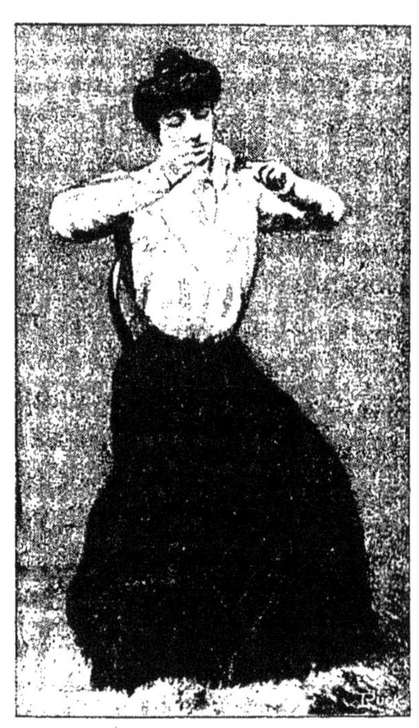

Fig. 11. — Le sujet a entre les mains un serpentin en papier. On lui a suggéré que c'est une chaîne et qu'il ne peut la briser. Il fait des efforts, manifestés par la contraction des muscles des mains et des bras, et tend la bande de papier sans arriver à la rompre.

Une autre fois, à un jeune homme qui aimait beaucoup le jeu de l'escarpolette, nous avions suggéré qu'il se trouvait sur une balançoire très élevée.

On le voyait lever les mains, comme pour se tenir aux cordes, puis incliner le corps en avant et en arrière alternativement, comme pour suivre le mouvement de la balançoire. A mesure qu'on lui suggérait qu'on le balançait plus fort, le mouvement du corps devenait plus lent et en même temps plus considérable, comme cela se serait produit pour correspondre réellement à l'amplitude des oscillations.

La suggestion agit directement sur les centres cérébraux, et, par l'intermédiaire de ces centres, elle exerce son influence sur tout le système nerveux.

C'est par ce mécanisme, que la suggestion peut produire les différents phénomènes que nous venons d'examiner, tels que contractures, hallucinations sensorielles, mouvements et actes divers. Les fonctions de la vie organique, qui sont, dans les conditions ordinaires, soustraites à l'influence de la volonté, n'en sont pas moins sous la dépendance absolue du système nerveux. Tous les organes sont animés par des nerfs particuliers, toutes les fonctions s'exercent par le moyen de nerfs, qui reçoivent tous leur action du système nerveux central. Il n'y a donc pas lieu de s'étonner que la suggestion puisse exercer son influence sur toutes les fonctions, comme sur tous les organes.

On peut donc par suggestion modifier la fréquence des battements du cœur, les ralentir ou les accélérer, calmer les palpitations, puisque ce sont des nerfs spéciaux qui règlent les mouvements du cœur.

Comme ce sont les nerfs du système vaso-moteur qui modifient le calibre des vaisseaux et président aux circulations locales, provoquant par là la rougeur ou la pâleur de la peau, la congestion des muqueuses, et parfois l'issue du sang à travers les parois du réseau capillaire, on peut, par la suggestion, modifier toutes ces fonctions organiques, les augmenter ou les diminuer à volonté suivant les besoins.

On peut démontrer expérimentalement ces effets de la suggestion sur des sujets hypnotisés. MM. Bourru et Burot ont montré des faits d'épistaxis par suggestion hypnotique. Un jeune homme, très sensible à la suggestion, fut mis par l'expérimentateur en état de somnambulisme, et celui-ci fit la suggestion suivante : « Ce soir, à quatre heures, tu te rendras dans mon cabinet, tu te croiseras les bras et tu saigneras du nez. » Ce programme fut suivi fidèlement, et exécuté devant plusieurs témoins.

Une autre fois, on traça son nom, avec l'extrémité mousse d'un stylet, sur ses deux avant-bras, et on lui suggéra de saigner sur les lignes ainsi tracées. A l'heure dite, le sang apparut et coula sur les points indiqués.

Les suggestions qui agissent sur le raisonnement présentent un grand intérêt, et, plus encore peut-être que les autres, elles montrent l'exactitude mathématique avec laquelle le sujet réalise la chose suggérée.

A un jeune homme que nous avions souvent hypnotisé, nous avions fait la suggestion qu'après son réveil il verrait tout d'une façon différente des autres personnes présentes, il contredirait tout ce que l'on dirait, et soutiendrait un avis toujours opposé à celui qu'il entendrait émettre.

Aussitôt son réveil, nous causons avec lui, et bientôt une personne se plaint de la chaleur, aussitôt le sujet déclare qu'il fait froid, il plaisante la personne qui a chaud en disant qu'il a très froid. On lui montre un objet blanc, il affirme qu'il est noir et s'étonne qu'on dise qu'il est blanc. Si l'on dit qu'il fait clair, il trouve aussitôt qu'il fait obscur et se plaint qu'on n'y voit pas. Des personnes qui arrivent disent qu'il fait beau, il soutient qu'il pleut et que le temps est épouvantable. On le voit ainsi discuter avec une grande conviction, pour soutenir le contraire de tout ce qu'on lui dit.

Pour terminer l'expérience, nous voulons essayer de mettre la suggestion en défaut, en prenant un détour dans lequel il lui sera difficile de nous contredire. Pour cela nous lui disons donc : « Je crois décidément que nous voyons mal les choses et que nous sommes dans l'erreur, c'est vous qui avez raison. » Mais aussitôt, le jeune homme de répliquer : « Mais non il se peut très bien que je me trompe » ; puis, après un instant de réflexion, il affirme : « C'est certain, j'ai tort et vous avez raison. »

Cette expérience était très curieuse et la suggestion ne pouvait pas être réalisée plus à la lettre.

Les suggestions collectives donnent lieu aussi à des expériences excessivement intéressantes.

A deux jeunes gens, mis en somnambulisme, nous montrons successivement plusieurs cartons blancs, et à l'un, nous disons qu'ils sont rouges ; à l'autre, nous disons qu'ils sont verts. Puis, nous leur faisons la suggestion, qu'après leur réveil, ils continueront à voir ces cartons de la couleur qui leur a été indiquée. Après les avoir éveillés, nous amenons la conversation sur la couleur des cartons, et, quand nous disons qu'ils sont blancs, nous voyons aussitôt les deux sujets se récrier ; l'un affirme qu'ils sont verts et l'autre déclare qu'ils sont rouges. Nous les excitons à soutenir chacun leur opinion, et la discussion qu'ils ont ensemble est très intéressante à observer. Ainsi, l'un d'eux approche les cartons d'un objet vert et montre à l'autre que ce n'est pas du tout la même nuance, mais que le carton est d'un beau rouge.

Une autre fois, nous avions deux sujets dont l'un était un jeune homme et l'autre une jeune fille. Nous les mettons tous deux en somnambulisme, et au jeune homme nous disons: Tu n'es pas un homme, tu es une jeune fille; tu ne t'appelles pas Alfred, tu t'appelles Louise ; tu es Mademoiselle Louise et tu continueras à l'être après ton réveil.

A la jeune fille nous disons : Tu t'appelles Alfred, tu es un jeune homme, tu n'es pas du tout une demoiselle, tu t'apercevras à ton réveil que tu es Alfred.

Les deux sujets sont éveillés et la conversation s'engage avec eux. Le jeune homme, transformé en Louise, raconte qu'il a été à l'atelier de couture avec les autres ouvrières, qu'il a travaillé à des robes ; il aime la toilette, il parle de la toilette de ses compagnes et de la sienne, etc... ses manières sont absolument celles d'une femme, il porte les mains à la tête pour ajuster sa coiffure, en s'asseyant il arrange les plis de sa robe, etc...

La jeune fille, transformée en Alfred, nous dit qu'elle a été à son bureau dans la journée, qu'elle a fait de la comptabilité. Poussée par nos interrogations, elle raconte qu'elle a fumé une cigarette en sortant du bureau; interrogée sur ses goûts, elle dit qu'elle aime à aller au bal pour danser avec les jeunes filles. Nous les faisons causer entre eux et, très gravement sans sourciller, sans le moindre sourire, ils s'appellent Monsieur et Mademoiselle, et se comportent absolument comme les personnages qui leur ont été suggérés, avec un naturel et un sérieux qu'il leur serait absolument impossible de garder s'ils n'étaient pas absolument transformés à leurs yeux et dans leur rôle.

Ces expériences peuvent être variées et multipliées à l'infini.

Une expérience très curieuse nous montre plus complètement l'efficacité de la suggestion, pour permettre à un sujet d'exécuter des actes qu'il serait, sans son secours, absolument incapable de réaliser.

Un jeune homme, d'une assez grande force sur le piano, se livrait avec nous à quelques expériences.

Un jour, l'ayant mis en somnambulisme, je lui fis une série de suggestions, afin de constater jusqu'à quel point je pourrais compliquer le jeu des morceaux que je lui ferais exécuter pendant son sommeil.

La première suggestion fut de jouer immédiatement le morceau que je lui présenterais, mais de passer une ligne sur deux; c'est-à-dire de jouer la première ligne, la troisième, la cinquième, etc.; mais en les enchaînant bien entendu sans discontinuer, comme si elles se suivaient.

La seconde suggestion consista à lui faire jouer avec la main gauche la partie de la main droite, et avec la main droite la ligne écrite pour la main gauche. Sur un simple signe que je lui faisais, il intervertissait l'ordre des deux mains, sans s'arrêter et à n'importe quel endroit du morceau.

Je lui suggérai alors de jouer dans un morceau toutes les mesures impaires, c'est-à-dire la première, la troisième, la cinquième, etc... sans discontinuer.

Cette expérience ressemblait à la première, mais était encore plus difficile, car les phrases, les traits, étaient bien plus coupés par les mesures que par les lignes.

Enfin, je terminai par une expérience beaucoup plus difficile encore, en lui suggérant de jouer un morceau complètement à rebours, c'est-à-dire en commençant par la dernière note de la dernière mesure et en remontant ainsi le morceau en sens inverse.

Ces différents exercices enlevaient absolument tout caractère musical aux morceaux qui étaient ainsi exécutés. L'oreille ne pouvait en aucune façon venir en aide aux yeux pour la lecture, les notes formaient des successions incohérentes qui ne se rencontrent jamais et, par conséquent, des traits dont les doigts ne pouvaient avoir aucune habitude.

Il faut encore remarquer que les morceaux étaient pris au hasard, parmi un grand nombre d'une assez grande difficulté.

Enfin, quelle qu'ait été la difficulté soulevée par la suggestion, le sujet exécutait le morceau sans hésitation, sans s'interrompre et dans le mouvement donné.

Les pianistes, quelle que soit leur force, peuvent essayer d'exécuter ces différents tours de force; il leur sera absolument impossible d'imiter, surtout les deux derniers, sans une étude préalable plus ou moins longue.

Ces différentes expériences montrent donc tout ce qu'on peut attendre de l'influence de la suggestion sur les actes et les mouvements les plus compliqués.

Enfin, la suggestion peut exercer son influence sur l'intelligence et sur les idées.

Par l'action de la suggestion sur l'intelligence, on rend le sujet capable de comprendre des choses qu'il ne comprenait pas à l'état de veille ; on peut lui faire exécuter des travaux intellectuels qui n'étaient pas à sa portée à l'état normal.

La suggestion peut agir de deux façons sur l'intelligence. Elle peut d'abord, en supprimant toute distraction, tout effort inutile, concentrer toutes les facultés sur le seul point qui fait actuellement l'objet du travail ou des recherches du sujet. Mais, de plus, elle peut évoquer dans la subconscience et rendre utilisables, une foule de souvenirs et de connaissances, qui n'étaient pas momentanément à la disposition du sujet, et dont il pouvait avoir besoin.

Tout le monde a plus ou moins entendu parler de phénomènes de ce genre, produits dans le somnambulisme spontané ; mais, outre qu'il est toujours assez difficile de vérifier l'authenticité de ces faits, ils sont peu nombreux, et c'est plutôt par des récits, plus ou moins éloignés, que par l'observation personnelle qu'on les connaît.

L'exemple d'une expérience démontrera donc mieux encore le pouvoir merveilleux de la suggestion sur l'intelligence.

Un jeune homme qui préparait des examens venait souvent se faire suggestionner.

Un jour, il me dit qu'on lui avait donné la veille une équation difficile et qu'il y avait travaillé plusieurs heures, il n'arrivait pas à la résoudre. L'ayant mis en somnambulisme, je lui donnai un crayon et du papier, et je lui dis d'écrire son problème et d'essayer de le faire comme il l'avait fait la veille.

Il écrivit immédiatement, puis au bout de quelque temps il s'arrêta ne pouvant aller plus loin. Une faute commise dans le cours du problème l'empêchait d'arriver à la solution.

Éveillé il reconnut le problème qu'il avait travaillé la veille, mais il lui fut encore impossible de trouver la faute qu'il avait commise.

Endormi de nouveau, je lui fis la suggestion de voir distinctement en quoi il s'était trompé et d'en marquer l'endroit avec un crayon.

Il repassa rapidement ce qu'il venait d'écrire, et, sans hésitation, il marqua d'une croix au crayon un passage, qu'il avait écrit et relu un instant auparavant sans s'apercevoir d'une faute commise. Il faut noter que j'avais fait exprès de ne pas suivre des yeux les lignes qu'il écrivait, afin de ne pas être exposé à lui faire de suggestion mentale.

Je lui enlevai immédiatement ce qu'il avait écrit, sans le regarder moi-même; et, lui donnant une nouvelle feuille de papier blanc, je lui suggérai d'écrire son équation sans faute et de la résoudre. Il se mit à écrire rapidement, sans témoigner la moindre hésitation à l'endroit où il avait fait la faute précédemment, et arriva à la solution de l'équation.

Voilà donc un sujet qui, sur une simple suggestion qui lui est faite, arrive immédiatement à reconnaître l'erreur qu'il a commise dans un problème difficile, et à la corriger, alors que, à l'état de veille, il avait travaillé longtemps ce problème et cherché la faute qu'il avait faite sans la trouver.

L'influence de la suggestion n'est pas moins considérable sur les idées que sur l'intelligence, et elle est peut-être encore plus féconde en résultats pratiques.

Il résulte de la définition que nous avons donnée de la suggestion des corollaires qu'il est très important de noter :

1° Le sujet peut ne pas percevoir l'idée qui donne naissance à l'impulsion qui lui est transmise ; il reçoit dans ce cas l'impulsion et la réalise, sans comprendre la pensée du suggestionneur. C'est ce qui se présente dans beaucoup de suggestions mentales.

2° Le suggestionneur peut transmettre sans le vouloir l'idée qu'il perçoit; c'est le cas des suggestions conscientes mais involontaires.

La contagion de la peur, par exemple, se fait très souvent par une suggestion de ce genre.

Prenons une peur en particulier, la peur de l'orage. Combien de personnes ne voyons-nous pas, qui, ayant la peur de l'orage, suggestionnent leurs enfants et développent en eux la même phobie. Et pourtant, ces personnes reconnaissent elles-mêmes que cette peur est irraisonnée, elles sentent combien cette impression est pénible, et voudraient voir leurs enfants affranchis de cette disposition. Mais, au moindre coup de tonnerre, elles se troublent; l'embarras de leur parole, l'agitation de tous leurs mouvements, trahit leur frayeur; elles ne parlent que de précautions à prendre. Quelquefois, malgré tout cela, elles cherchent à détourner l'attention des enfants et des personnes qui les entourent; mais c'est d'une manière si peu naturelle, avec une voix si troublée, qu'elles ne peuvent donner le change. Les enfants, qui sont fréquemment témoins de scènes de ce genre, sont fatalement suggestionnés et se trouvent bientôt disposés à la même phobie.

3° Le suggestionneur peut être inconscient de l'idée qu'il transmet, et conscient des actes qui donnent l'impulsion au sujet. Dans ce cas, le suggestionneur est lui-même sous l'influence d'une auto-suggestion.

Les suggestions par l'exemple rentrent dans cette catégorie. Un homme est enthousiaste pour une idée artistique, religieuse, politique ou autre. Il est rempli de son idée et tous ses actes s'en ressentent. Il ne parle qu'avec admiration des hommes qui soutiennent cette idée, des choses qui s'y rapportent ou qui y sont favorables. Quelquefois il ne comprend pas très bien lui-même l'idée qui l'influence, ou du moins il ne se rend pas compte des conséquences qu'elle peut avoir. Mais son exemple agit sur tout son entourage, ses paroles entraînent les personnes sur lesquelles s'exerce son influence ou son autorité; ainsi, peu à peu, les personnes plus jeunes ou moins capables de raisonner sont entraînées par le même courant et adoptent les mêmes idées, qu'elles poussent quelquefois à des conséquences extrêmes que n'avait pas prévues celui qui a été l'auteur de la suggestion.

4° Le suggestionneur peut, non seulement être inconscient de l'idée qu'il transmet, mais de plus donner l'impulsion involontairement et même contre son gré. C'est ce qui arrive dans les suggestions à la fois inconscientes et involontaires.

Le trac se développe fréquemment dans ces conditions. Un jeune artiste doit débuter devant le public ; ses parents, ses amis, qui s'intéressent à lui, lui prodiguent leurs encouragements. Mais il y en a de maladroits ; ils lui disent : n'aie pas peur, ne tremble pas devant le public.

Le jeune homme, qui peut-être n'y avait jamais songé commence à y penser.

Pour lui montrer l'utilité de ce conseil, on lui raconte des anecdotes : Un tel a manqué ses débuts parce qu'il avait le trac... ; cela arrive aux plus grands artistes; il y en a qui ont toujours le trac... etc..., etc...

Le débutant commence alors à sentir la peur le gagner ; il se compare à ceux qu'on vient de lui citer, il trouve qu'il a autant de motifs qu'eux de craindre le public. Dès lors, il est suggestionné, et il aura le trac par les efforts mêmes qui auront été faits pour l'en préserver.

5° L'impulsion peut naître sous l'influence d'une association d'idées formée dans le cerveau du sujet. Dans ce cas, le suggestionneur et le sujet ne font qu'un, c'est ce qu'on appelle une auto-suggestion.

C'est surtout chez les hystériques ou chez les personnes d'un nervosisme poussé à un très haut degré que ce phénomène s'observe. Voici du reste d'une façon générale comment il se produit :

Un sujet sort par une belle journée de printemps et jouit avec délices des plaisirs de la promenade. Rentré chez lui, il se remémore avec bonheur tous les agréments de la promenade printanière : la beauté de la nature, le bonheur de respirer l'air pur, etc...

Par opposition l'idée contraire surgit, et il songe combien est triste le sort des personnes qui ne peuvent sortir de chez elles, qui sont clouées dans leur fauteuil par la maladie, comme cela arrive aux personnes qui sont paralysées des jambes.

Pendant qu'il s'apitoie sur le sort des personnes paralysées, qui ne peuvent ni se promener, ni sortir, ni bouger, une nouvelle idée se fait jour dans son esprit : lui aussi il pourrait être atteint de paralysie, il n'est pas plus qu'un autre à l'abri de cette maladie.

Dès lors, son imagination brode constamment sur ce thème : comme il serait malheureux s'il était paralysé, comme il souffrirait de ne pouvoir suivre les autres dans leurs promenades, comme il s'ennuierait à rester sans cesse dans sa chambre. Il ne pense plus à d'autres maladies, celle-là est devenue sa seule préoccupation; il a peur d'être paralysé.

Enfin, un beau matin, il se sent un peu plus fatigué que de coutume; les jambes lui paraissent un peu lourdes ; ou bien c'est une crampe, une courbature fortuite qui se fait sentir. Plus de doute, c'est la paralysie qui se déclare. Il est saisi de terreur et d'angoisse ; la paralysie psychique est créée. Il essaie de se lever, ses jambes ne lui obéissent plus, il retombe lourdement.

Et voilà notre névropathe bel et bien paralysé, et il restera ainsi jusqu'à ce qu'une suggestion thérapeutique ait repris tout ce processus psychique, et lui ait rendu l'usage de ses membres.

6° L'idée qui provoque l'impulsion peut naître directement chez le sujet, sous l'influence d'impressions faibles mais continues ; ou d'une impression sensorielle très vive, soit unique, soit répétée. C'est une auto-suggestion due à l'ambiance.

C'est dans ce cadre qu'il faut ranger les suggestions familiales, qui ont une si grande influence sur les goûts, les dispositions et l'avenir des enfants.

Dans une famille d'artistes, tout tendra à développer les facultés artistiques qui sont en germe chez un enfant.

Il est certain que l'on voit des natures exceptionnellement douées, dont le génie arrive à se développer malgré tout dans un milieu qui lui est contraire. Mais, à côté de ces exceptions, combien n'y en a-t-il pas dont les facultés naturelles ne se développent pas, ou même arrivent à s'atrophier, parce que le milieu ne leur est pas favorable.

Un point très important qu'il ne faut pas oublier, c'est que le milieu peut agir pour donner une suggestion dans un sens diamétralement opposé à l'idée générale qui le domine.

C'est ce qui arrive dans des familles où se montre une antipathie exagérée pour certaines idées ou pour certaines personnes.

L'exagération et la passion conduisent directement à l'injustice. Une grande hostilité amène des appréciations injustes, des jugements faux, qui heurtent l'intelligence des enfants et produisent une réaction inévitable. Puis, il faut compter avec l'esprit de contradiction qui existe chez un grand nombre, qui leur fait découvrir rapidement le côté faible de toute argumentation et prendre le contre-pied de tout ce qui est sujet à controverse.

De là, ces suggestions à rebours, qui agissent d'autant plus sûrement qu'elles sont lentes et continues, et qui aboutissent à développer chez certains jeunes gens des idées et des impulsions diamétralement opposées au milieu dans lequel ils sont placés.

C'est encore à la suggestion due à l'ambiance qu'il faut rapporter l'influence qu'exerce l'esprit d'une foule sur les individus qui y sont mêlés. Un des meilleurs endroits où l'on puisse observer ce phénomène, c'est au théâtre. Les gens les plus froids se laissent entraîner par l'enthousiasme général et applaudissent, et si l'on veut observer pendant un certain temps comment les choses se passent, on se rend très bien compte, surtout dans certaines circonstances, comment les applaudissements gagnent peu à peu et finissent par se généraliser à toute une salle.

La mode d'une couleur, d'une forme pour les vêtements, d'un style pour les ornements; la vogue d'une maison, d'une plage, d'une villégiature, d'un roman ou d'un journal, sont encore des suggestions qui agissent sur chaque individu par les conversations, les visites, les lectures, etc... et qui arrivent à propager tellement bien ceux qui en sont l'objet, que ce qu'on dédaignait autrefois attire bientôt l'admiration de tous, et ce qui était inconnu un jour acquiert le lendemain une réputation universelle.

TABLEAU SYNOPTIQUE DU CHAPITRE V

Suggestion en général

La suggestion est une impulsion qui agit sur l'organisme d'un sujet, de façon à réaliser l'idée transmise par le suggestionneur.

- **État de suggestionnabilité nécessaire**
  - Somnambulisme ou combinaison du somnambulisme avec un autre état hypnotique.
  - Médianisme actif.
  - Médianisme passif. Suggestionnabilité spéciale.
- **Effets de la suggestion**
  - Sensations
    - *Bonnes.*
    - *Mauvaises.*
  - Sensibilité
    - *Anesthésie.*
    - *Hyperesthésie.*
  - Force
    - *Paralysies.*
    - *Contractures.*
  - Sens
    - *Augmenter.*
    - *Diminuer.*
    - *Supprimer.*
    - *Corriger.*
    - *Hallucinations.*
    - *Combinaison des différents sens.*
  - Mouvements
    - *Actes.*
    - *Modifications organiques correspondantes.*
  - Fonctions organiques
    - *Respiration.*
    - *Circulation.*
    - *Nutrition.*
    - *Sécrétions.*
  - Idées
    - *Intelligence.*
    - *Raisonnement.*
    - *Mémoire.*
    - *Imagination.*

CHAPITRE VI

LA SUGGESTION HYPNOTIQUE

Si on la considère au point de vue de son origine, il faut distinguer trois modes de la suggestion :

1° L'auto-suggestion,

2° La suggestion hypnotique,

3° La suggestion mentale.

Auto-suggestion.

L'auto-suggestion est une suggestion dans laquelle l'agent qui donne la suggestion et le sujet qui la reçoit, ne sont qu'une seule et même personne.

L'auto-suggestion n'est pas autre chose qu'une suggestion hypnotique, elle ne diffère de la suggestion ordinaire que par son point de départ. Nous étudierons ces deux modes de suggestion dans le même chapitre, laissant pour un chapitre suivant la suggestion mentale.

Nous avons donc à examiner ici : 1° Les différentes formes de la suggestion hypnotique ; 2° comment s'opère la suggestion.

Dans l'auto-suggestion, l'impulsion peut naître directement dans le cerveau du sujet, sous l'influence d'une association d'idées. D'autre part, l'idée qui provoque l'impulsion peut naître aussi sous l'influence d'une impression sensorielle, produite sur le sujet par quelque chose de son entourage.

Mais, on peut se demander comment cette impression sensorielle, qui est banale et peut être éprouvée par un grand nombre de personnes, ne produit pas le même effet sur tous ceux qui la reçoivent.

C'est, premièrement, parce que le sujet se trouve, au moment où il reçoit l'impulsion, placé dans un état spécial qui est un état hypnotique, le rendant apte à être suggestionné. Deuxièmement, parce que le sujet lui-même transforme en suggestion une impression banale. C'est donc bien une véritable auto-suggestion.

L'état hypnotique est favorisé par un terrain favorable, c'est-à-dire que le sujet est prédisposé à recevoir toute suggestion.

Souvent il s'agit de sujets hystériques, ou bien de sujets d'un état névropathique très accusé ; soit par suite de l'hérédité nerveuse, soit par suite de circonstances accidentelles qui ont développé une sensibilité et une nervosité spéciales.

Dans ces conditions, l'état hypnotique est produit, soit par l'influence extérieure, involontaire et inconsciente d'une personne, soit par l'influence d'un objet, ou par l'impression d'un organe des sens. Le regard, un objet quelconque qui attire et fixe l'attention, surtout objet brillant, lumière ou flamme, perception visuelle du mouvement. L'ouïe, un bruit éclatant, brusque et inattendu, une détonation, un coup de tam-tam, un son faible et continu, la vibration d'un diapason ou d'un objet sonore, un bruit lent et monotone, des paroles lentes comme une incantation, une psalmodie. L'odorat aussi peut être impressionné par certaines odeurs qui favorisent l'hypnose, comme l'encens, certaines résines, certaines essences de fleurs.

Nous avons dit que plusieurs circonstances accidentelles peuvent développer d'une façon exagérée la sensibilité des sujets, et provoquer ainsi l'état nerveux qui facilite l'auto-suggestion.

Il ne faut pas oublier qu'en dehors de l'hystérie reconnue, qui se manifeste à l'extérieur par des troubles de la sensibilité ou de la motricité, ou par des troubles organiques, il existe très souvent une hystérie latente, dont on ignore l'existence quand on n'observe le sujet que superficiellement. Les malades et même les personnes qui les entourent, ignorent leur affection et ne peuvent même pas le plus souvent la connaître.

Ces malades, comme les sujets qui sont simplement d'un tempérament nerveux très irritable, ou d'une sensibilité exagérée, sont toujours plus ou moins exposés, s'ils se trouvent dans certaines conditions particulières, à voir se développer en eux des auto-suggestions.

Une longue maladie, l'isolement et l'ennui comme il s'en produit dans une détention prolongée, une diète trop sévère ou un régime débilitant, une intoxication même légère qui agit sur le système nerveux, peuvent servir de cause déterminante aux autosuggestions.

D'autres fois, les causes d'affaiblissement des forces physiques se trouvent confondues avec les causes de surexcitation du système nerveux. Par exemple, dans les longues navigations ou les voyages sous des climats extrêmes ; quand les voyageurs sont épuisés par la fatigue, par une nourriture insuffisante, par un froid ou par une chaleur excessifs ; et quand en même temps leur cerveau est sans cesse tenu en éveil par la pensée des dangers à éviter, tourmenté par le regret de ce qui leur manque, par le désir d'arriver à leur but.

Parfois, c'est un régime insuffisamment réparateur qui se trouve en désaccord avec un travail excessif, et qui produit le surmenage que l'on observe dans certaines guerres, surtout dans les sièges. Dans d'autres cas, ce sont des individus qui se sont imposé des privations excessives avec une constitution trop faible originairement pour les supporter ; qui se sont éloignés de la société humaine et plongés matériellement et moralement dans la solitude qu'ils se sont faite.

Dans tous ces cas anormaux, les auto-suggestions se développent avec la plus grande facilité.

Si nous cherchons à remonter à l'origine des autosuggestions, il nous est facile de constater qu'elles dérivent toujours de deux sentiments opposés : le désir ou la crainte.

Au sentiment de désir, nous rattacherons les impressions de besoin, d'espérance, de joie, d'amour et même de haine. Au sentiment de crainte, nous rattacherons l'appréhension, le chagrin, la peur, la douleur, la déception, et aussi l'amour, qui peut agir dans les deux sens opposés.

Il faut remarquer que ces impressions sont au second plan dans le cas actuel que nous envisageons ; non pas qu'elles soient secondaires, loin de là ; mais dans le mécanisme de la suggestion, le rôle principal est joué par le désir et par la crainte.

Ces deux sentiments, comme du reste les autres impressions qui en découlent, peuvent se trouver combinés pour agir dans le même sens au point de vue de l'autosuggestion.

Nous n'avons pas à insister davantage sur ce point, car, sous le rapport de la manière dont elle s'opère et des effets produits, l'auto-suggestion est absolument assimilable à la suggestion.

Suggestion hypnotique.

La suggestion hypnotique, que l'on appelle habituellement tout simplement suggestion, est celle qui est faite par un individu que l'on appelle le suggestionneur, et qui est reçue par un autre individu que l'on appelle suggestionné ou sujet. La transmission de cette suggestion, du suggestionneur au sujet, se fait par l'intermédiaire des organes des sens.

Ce mode de suggestion est le plus ordinaire et le plus important; nous devons en diviser l'étude en trois parties :

1° La suggestion dans un état hypnotique léger, improprement appelée, par certains auteurs, suggestion à l'état de veille ;

2° La suggestion faite à l'état de sommeil hypnotique, pour être exécutée pendant ce même état de sommeil;

3° La suggestion post-hypnotique ; c'est-à-dire, celle qui est faite dans un état de sommeil hypnotique, mais qui ne doit recevoir son exécution qu'un certain temps après que le sujet aura été éveillé et replacé en état normal.

Suggestion dans un état d'hypnose léger.

C'est à tort, avons-nous dit, qu'on l'a appelée quelquefois suggestion à l'état de veille.

La suggestion à l'état de veille n'existe pas; le mot même est un véritable contresens, pour quiconque a pris la peine d'étudier les états hypnotiques et se rend compte de ce qu'est la suggestion.

Pour qu'un sujet reçoive une suggestion, il faut qu'il soit dans un état de suggestionnabilité. Or, la suggestionnabilité est un phénomène qui ne se présente pas à l'état de veille normale. On peut persuader un sujet à l'état de veille, on ne peut pas le suggestionner, et la différence est grande entre la persuasion et la suggestion.

Pour que la suggestionnabilité se développe, il faut nécessairement que le sujet passe de l'état de veille dans un état d'hypnose. Cet état d'hypnose peut être très léger, le passage peut être imperceptible, même pour les personnes qui n'ont pas une grande expérience des états hypnotiques, il n'en est pas moins réel ; c'est ce qui se présente pour les états les plus superficiels du premier degré du somnambulisme.

Les suggestions, faites dans ces états hypnotiques superficiels, sont toujours des suggestions simples. Si la chose suggérée était un peu trop compliquée, le sujet aurait le temps de sortir de son état d'hypnose et la suggestion ne se réaliserait pas. On observe cela quelquefois, et c'est une preuve précisément du véritable état hypnotique dans lequel se trouve le sujet. Il en serait de même si le sujet apportait la moindre résistance ou une opposition quelconque à la suggestion qui lui est faite. Il faut donc que la suggestion lui soit ou indifférente ou agréable, et en même temps facile à réaliser.

Les suggestions thérapeutiques se réalisent parfois très bien dans ces états légers de somnambulisme; c'est, quand un sujet intelligent désire vivement sa guérison, et n'apporte à la suggestion aucune résistance ni volontaire ni involontaire. Il y a alors un minimum d'effort qui est demandé à la suggestion, et elle se réalise parfaitement.

La suggestion faite à l'état de sommeil pour être exécutée dans ce même état de sommeil.

Cette suggestion est facilitée par ce fait qu'il ne s'écoule pas un temps bien appréciable entre le moment où le sujet reçoit la suggestion et le moment où elle se réalise.

Cette suggestion est profonde, elle peut être compliquée. Généralement, quand on parle de suggestion faite et réalisée à l'état de sommeil, il s'agit de suggestions faites dans le second degré du somnambulisme ; mais il est évident que l'on peut aussi bien le faire dans l'état somnambulique du troisième degré.

Puisque ces suggestions peuvent être faites dans différents états, la suggestion est plus ou moins profonde, et sa réalisation plus ou moins certaine, suivant le degré de somnambulisme dans lequel se trouve le sujet.

Dans les états somnambuliques du premier degré, les suggestions ne s'imposent pas nécessairement à la volonté du sujet, il en reste juge et capable d'y résister s'il le veut.

Les suggestions, faites dans cet état, seront donc reçues par le sujet ; elles seront accomplies généralement, pourvu que sa personnalité ne s'y oppose pas, et qu'elles ne heurtent pas sa conscience.

Le suggestionné joue un certain rôle dans l'expérience, et il s'y prête avec complaisance, il consent donc en général à exécuter les suggestions qui lui sont faites. Il fait même un effort pour effacer de ses souvenirs les choses qu'on lui a prescrit d'oublier, et il conserve volontairement celles dont il a besoin pour l'acte ou la série d'actes qu'on attend de lui.

L'impulsion donnée par la suggestion, la passivité acceptée, peut même l'emporter sur la crainte du ridicule et sur certaines répugnances.

Dans le second degré du somnambulisme, les suggestions sont reçues par le sujet, elles sont accomplies plus généralement et plus ponctuellement que dans le premier degré. L'exécution des suggestions se fait automatiquement, c'est-à-dire que le sujet n'est pas obligé d'y apporter le concours de sa volonté propre, mais cette réalisation n'est pas absolument fatale. La suggestion se réalise, si le sujet n'y met pas obstacle; mais la volonté, qui n'est pas indispensable à l'action, peut encore la modifier ou l'arrêter.

Il ne faut donc pas tomber dans l'erreur, si répandue dans le monde, où l'on se figure trop souvent qu'un sujet hypnotisé perd sa volonté, que le suggestionneur peut faire de lui tout ce qu'il veut. Tout cela n'est qu'une fable, qui ne peut être soutenue que par des ignorants, ou par des gens qui, par parti pris ou par intérêt, s'élèvent contre l'hypnotisme.

Ce qui est vrai, c'est que le sujet conserve ses dispositions antérieures, et que l'on obtiendra de lui tout ce qui est en concordance avec sa personnalité. Ainsi l'homme grossier et vulgaire restera tel, tandis que l'homme délicat et instruit pourra bien se prêter à jouer un personnage qui lui est inférieur; mais il le représentera tel qu'il le comprend, et en y transportant ses tendances et ses instincts personnels.

Presque toujours par exemple, le sujet accomplira sans résistance tout acte indifférent, tout acte qui n'est pas en opposition avec ses idées et ses habitudes ordinaires ; mais, s'il s'agit d'un acte de nature à engager sa responsabilité, d'un acte qui révolte sa conscience, il y résistera. Et le sujet se rend parfaitement compte de tout ce qui a pour but d'arriver à un résultat qu'il désire, comme la guérison d'une maladie, par exemple, ou la disparition d'une habitude dont il veut se débarrasser ; ou encore, ce qui lui est indifférent, comme de se soumettre à une expérience, uniquement pour faire plaisir à une personne qui le lui a demandé.

L'on peut facilement démontrer ce fait par une expérience bien simple. Il faut pour cela prendre un sujet ordinaire, et, après l'avoir mis en état d'hypnose, on lui suggère d'accomplir, quelques instants après son réveil, un acte banal et absolument indifférent. Supposons, par exemple, qu'il lui ait été suggéré d'écrire quelques mots sur une feuille de papier placée sur une table. Si on le laisse dans ces conditions, cet acte n'éveillant en rien chez lui l'action de la conscience et de sa personnalité, il obéira à la suggestion. A l'état normal, s'il s'agissait d'un acte plus important, le rôle de la conscience consisterait à juger l'acte et ses conséquences, et la conclusion serait : cet acte est bon et il faut l'accomplir; ou bien : cet acte est mauvais et il ne faut pas le commettre.

Reprenons maintenant l'expérience; le sujet auquel la suggestion a été faite vient d'être réveillé; c'est le moment où il va obéir à la suggestion ; mais, à ce moment, une personne, autre que celle qui a fait la suggestion, dit au sujet : malgré l'impulsion qui vous porte à écrire sur ce papier, gardez-vous de le faire ; faites tous vos efforts pour résister à cette envie.

Dans ces conditions, le sujet n'obéira pas à la suggestion. Remarquez que l'on prend, pour prévenir le sujet et l'engager à résister, une personne autre que celle qui a fait la suggestion, afin que l'on ne puisse en aucune façon prétendre qu'il s'agit d'une seconde suggestion contraire. Et que fait cette personne, sinon éveiller l'attention du sujet, lui conseiller une décision qu'il peut prendre dans un sens ou dans l'autre ; c'est précisément là le rôle que jouerait la conscience, dans un acte qui engagerait la responsabilité.

Quoi qu'il en soit, que la suggestion ait été exécutée d'une manière plus ou moins complète, ou plus ou moins consciente, la mémoire des faits accomplis persiste ou peut être rappelée.

Quelquefois, le sujet semble sortir d'un rêve ; d'abord il ne se souvient de rien, puis, on voit brusquement surgir dans sa mémoire quelques détails plus importants, concernant la suggestion et ce qu'il vient de faire ; mais ces détails il ne les relie pas d'abord entre eux, il cherche visiblement à les coordonner. C'est absolument ce qui se passe pour les choses que l'on a vues distraitement et sans y attacher d'importance ; parfois une image, un objet se présente à nos souvenirs, et nous cherchons pendant un certain temps où nous avons vu cet objet ; puis, la lumière se fait brusquement dans notre esprit, nous retrouvons successivement l'entourage de l'objet, les circonstances où nous nous trouvions, et nous finissons par replacer clairement et exactement dans le cadre de notre vie cet instant, qui avait pour ainsi dire glissé dans notre subconscience, et que par un effort de volonté et de mémoire, aidé quelquefois par un retour des mêmes excitations sensorielles, nous rappelons dans le champ de la conscience.

Il y a donc ici exécution automatique des actes suggérés, dans un état de subconscience plus ou moins prononcé ; mais avec persistance, ou tout au moins rappel possible, du souvenir des actes accomplis.

Cet automatisme permet, dans ces cas, de faire des suggestions très complexes et très difficiles.

Cela est de la plus grande importance dans la pratique; en effet, nous pouvons utiliser et mettre en jeu toutes les ressources et toutes les dispositions qui existent, à l'état plus ou moins latent, dans la nature et dans la personnalité du sujet ; nous pouvons développer les facultés et les tendances qui existent en lui; nous pouvons donc arriver à lui faire réaliser sans effort des choses dont il serait incapable à l'état normal.

Quand nous arrivons au troisième degré du somnambulisme, le sujet se trouve absolument comme dans un rêve. Il passe dans un état second où il change complètement de personnalité, comme cela se voit dans les rêves ordinaires du sommeil profond, et surtout dans les rêves somnambuliques. Il reçoit donc toutes les suggestions et il les accomplit avec une exactitude rigoureuse. Il ne cherche pas plus à s'y soustraire que l'on ne cherche dans un rêve à lutter contre le personnage que l'on croit être; le sujet, ayant perdu sa personnalité, a perdu aussi toute conscience de ce qu'il fait et de ce qui se passe autour de lui, il en résulte qu'il ne peut avoir de responsabilité.

Mais, qu'on ne s'y trompe pas, même dans cet état de rêve, le sujet ne peut s'assimiler à un personnage fictif que dans la mesure et de la façon qu'il le comprend ; c'est-à-dire, comme sa nature personnelle et ses dispositions antérieures lui permettent de traduire les idées, les sentiments et les actes qu'il suppose.

Il ne faut pas oublier que le sujet qui exécute une suggestion dans l'état de sommeil où elle vient de lui être faite, peut, jusqu'à un certain point, avoir l'air éveillé. Nous avons vu en effet que, dans l'état de somnambulisme, le sujet peut avoir les yeux ouverts et présenter toutes les apparences de l'état de veille.

Il ne faut donc pas oublier que, tout en agissant et exécutant la suggestion, il n'a pas changé d'état, et, une fois la suggestion accomplie, il est nécessaire de l'éveiller pour le rendre à son état normal.

Suggestion post-hypnotique.

La suggestion post-hypnotique est une suggestion qui est faite, comme toutes les autres, dans un état d'hypnose, plus ou moins profond, mais qui doit être accomplie plus tard, à une échéance fixée par le suggestionneur et qui peut être plus ou moins éloignée.

La suggestion post-hypnotique est, en somme, caractérisée par ce fait, qu'entre l'instant où la suggestion est reçue et le moment où elle est réalisée, le sujet est replacé dans son état normal pendant un temps plus ou moins long.

L'intervalle, qui peut séparer le moment où la suggestion est donnée et le moment auquel a lieu son exécution, peut être très variable.

Il faut d'abord distinguer deux cas: celui où le suggestionneur n'indique pas la date de l'exécution de la suggestion, et celui où, au contraire, il précise exactement le moment où elle se réalisera.

Si le suggestionneur n'a rien précisé, le sujet exécute la suggestion très peu de temps après son réveil ; ou bien, il obéit à une impulsion nouvelle venue soit de lui-même, soit de l'extérieur, pour choisir le moment de la réalisation de la suggestion.

Si le suggestionneur a précisé le moment où la suggestion doit être exécutée, c'est au moment fixé que la suggestion se réalise. L'exactitude peut être très grande. On remarquera qu'elle est d'autant plus précise que le sujet aura été suggestionné dans un degré de somnambulisme plus profond. Quand le sujet a reçu la suggestion dans l'état somnambulique du troisième degré, il exécute la suggestion à l'instant précis qui a été fixé, avec une exactitude rigoureusement mathématique.

Dans les cas de suggestion faite dans un état d'hypnose moins profond, on constate toujours que le sujet éprouve, au moment fixé, le désir ou le besoin d'exécuter la suggestion, et le plus souvent il l'exécute. Mais, si une cause quelconque le porte ou l'oblige à en retarder l'exécution, il prend un prétexte quelconque, pour s'expliquer en quelque sorte ce retard à lui-même.

L'échéance de la suggestion peut être parfois très éloignée. On fait très fréquemment des suggestions à quelques jours ou à quelques semaines de distance; mais on en a fait aussi avec succès, qui devaient se réaliser, plusieurs mois et même plus d'un an, après que la suggestion avait été donnée.

Il est très important de se rendre compte de l'état dans lequel se trouve le sujet, au moment où il réalise une suggestion post-hypnotique.

Cet état, quoi qu'en aient dit certains auteurs, n'est pas l'état de veille normale.

Après que le sujet a reçu la suggestion, il est réveillé et replacé à l'état normal par le suggestionneur. Il reste ainsi à l'état de veille, tant qu'il ne doit pas réaliser la suggestion.

La suggestion est déposée, pendant le sommeil hypnotique, dans la mémoire du sujet; cette suggestion reste dans sa subconscience; c'est un souvenir qui, dans l'intervalle qui sépare le réveil du moment de l'exécution, reste à l'état latent. En même temps que l'action suggérée, l'idée du moment où elle doit être accomplie a été gravée dans la mémoire, et ces souvenirs ne sont pas effacés, ils sont seulement inconscients. Pendant ce temps, une activité cérébrale subconsciente est, pour ainsi dire, dans l'attente, prête à entrer en jeu au moment où expirera cette échéance.

Au moment prescrit pour l'accomplissement de la suggestion, par le seul fait que cet instant est arrivé, le sujet se trouve placé inconsciemment dans cet état d'hypnose dont nous venons de parler. Ce n'est pas le souvenir de la suggestion, ni l'idée de l'acte suggéré qui passe dans la conscience du sujet, c'est la suggestion elle-même qui se reproduit automatiquement et inconsciemment pour le sujet ; de sorte qu'il la réalise comme il le ferait pour une véritable auto-suggestion.

Cet état, dans lequel le sujet se trouve placé, est un véritable état d'hypnose complet, c'est un état somnambulique. Mais, il est nécessaire de remarquer, qu'il y a une relation intime entre l'état où le sujet se replace ainsi automatiquement, et l'état où il a été placé lorsque la suggestion lui a été faite. Ces états de somnambulisme sont toujours, sinon exactement du même degré, au moins de degrés voisins l'un de l'autre; de sorte que, si la suggestion a été faite, par exemple, dans un état de somnambulisme léger, premier degré, la réalisation de la suggestion se fera aussi dans un état de somnambulisme du premier degré; si la suggestion a été faite dans un état de somnambulisme plus profond, deuxième ou troisième degré, le sujet, pour la réaliser, sera replacé également dans un état profond du deuxième ou troisième degré.

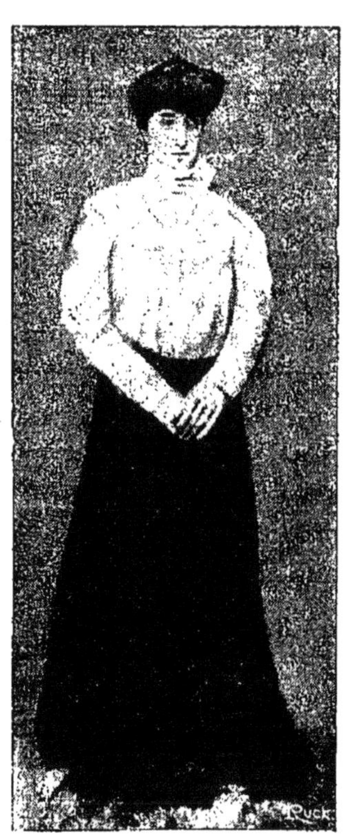

FIG. 12. — Sujet en état de somnambulisme, présentant l'apparence de l'état de veille.

On sait que, dans les états de somnambulisme, le sujet peut avoir les yeux ouverts, parler comme il le fait normalement, exécuter des mouvements et des actes comme s'il était à l'état de veille, c'est ce qui se produit ici; aussi, le sujet semble être dans un état absolument normal, excepté sur un seul point, celui où porte la suggestion.

Pour quiconque ne connaît pas à fond l'hypnotisme et n'est pas prévenu, le sujet dans cet état paraît tout à fait éveillé, et même un hypnotiseur expérimenté peut être obligé de soumettre le sujet à quelques épreuves pour bien reconnaître son état. Il n'est donc pas étonnant que, lorsqu'on voit un sujet, qui, pendant un certain temps, était bien réellement éveillé, exécuter une suggestion, la plupart des personnes qui l'observent se figurent qu'il est toujours en état de veille. Un signe imperceptible, un indice léger pourrait parfois, pour un œil exercé, témoigner l'instant du passage de l'état de veille à l'état somnambulique; mais, ce signe ne se montre pas toujours à un moment où le sujet se trouve devant un témoin capable de le remarquer ; cet indice peut être pris pour un mouvement spontané, le résultat d'une impression ou un acte volontaire de la part du sujet, de sorte qu'en réalité il passe presque toujours inaperçu.

Aussitôt la suggestion complètement exécutée, le sujet revient de nouveau et spontanément à son état normal. La transition pourrait également être remarquée par une observation attentive. C'est un instant, parfois très court, où le sujet semble isolé du monde extérieur et comme sortir d'un rêve.

TABLEAU SYNOPTIQUE DU CHAPITRE VI

La suggestion hypnotique

Divers modes de suggestion : Auto-suggestion. — Suggestion hypnotique. — Suggestion mentale.

- SUGGESTION HYPNOTIQUE
  - Directe.
  - Indirecte.
  - A distance.

Suggestion hypnotique

- SUGGESTION DITE A L'ÉTAT DE VEILLE : ÉTAT DE SOMNAMBULISME SUPERFICIEL
  - Peu profonde en général.
  - Simple.
  - Thérapeutique.
- SUGGESTION A L'ÉTAT DE SOMMEIL (SOMNAMBULISME)
  - Peut être compliquée.
  - Est profonde.
  - Plus ou moins forte suivant le degré de somnambulisme.
- SUGGESTION POST-HYPNOTIQUE
  - Échéance plus ou moins éloignée.
  - Exécution plus ou moins rigoureuse suivant
    - *Le degré de suggestionnabilité personnelle.*
    - *Le degré du sommeil au moment de la suggestion.*
  - S'accomplit dans un état hypnotique
    - *Apparence de veille.*
    - *État analogue à celui où la suggestion a été reçue.*
- RAPPORT DE LA SUGGESTION AVEC L'ÉTAT SOMNAMBULIQUE
  - 1er Degré
    - Suggestions reçues.
    - Accomplies
      - *Généralement.*
      - *Non nécessairement.*
      - *Rôle accepté.*
    - Souvenir de la suggestion et de l'acte.
  - 2e Degré
    - Suggestions reçues.
    - Accomplies
      - *Généralement ponctuellement.*
      - *Automatiquement.*
      - *Non nécessairement.*
    - Souvenir
      - *Non de la suggestion.*
      - *Des faits accomplis.*
      - *Persiste ou peut être réveillé.*
  - 3e Degré
    - Suggestions reçues
      - *Toutes.*
      - *Complètement.*
    - Accomplies
      - *Toujours.*
      - *Rigoureusement.*
      - *Nécessairement.*
      - *Ou dérivées.*
    - Amnésie totale.

CHAPITRE VII

COMMENT S'OPÈRE LA SUGGESTION

Sous ce titre nous avons à examiner trois choses :

1° Comment la suggestion est donnée par le suggestionneur;

2° Comment la suggestion est reçue, ou comment elle se manifeste chez le sujet;

3° Comment elle s'accomplit ou est exécutée par le sujet.

Comment la suggestion est donnée par le suggestionneur.

La suggestion peut être directe ou indirecte.

La suggestion verbale directe est celle par laquelle le suggestionneur énonce simplement et complètement la chose qui doit être réalisée, en s'adressant directement au sujet. C'est ce qui a lieu quand on donne au sujet l'ordre d'accomplir un acte déterminé, ou quand on lui affirme que telle chose se passera en lui ou autour de lui, ou qu'il ressentira tel effet qu'on lui explique et qu'il comprend.

C'est évidemment la manière la plus simple de faire la suggestion. C'est la méthode qui vient tout d'abord à la pensée et la plus facile à appliquer; c'est celle qui sera le plus souvent choisie, dans les cas où l'on pourra s'en servir.

Le suggestionneur peut encore s'adresser directement au sujet autrement que par la parole. La suggestion directe peut se faire, en effet, par signe ou par geste aussi bien que par la voix. Il faut pour cela, et il suffit que le sujet reçoive l'idée et qu'il la comprenne; car il ne faut pas oublier que le sujet ne réalise une suggestion qu'autant qu'il l'a comprise, et de la façon dont il l'a comprise.

C'est pourquoi, même dans la suggestion verbale, il faut s'appliquer à énoncer l'idée suggérée d'une façon excessivement nette et précise. On a vu, en effet, des suggestionneurs s'étonner de ce que leurs sujets réalisaient mal leurs suggestions, ou les exécutaient autrement qu'ils ne les avaient conçues eux-mêmes. Cela tient évidemment, à ce qu'ils s'étaient exprimés d'une façon qui avait été mal interprétée par le sujet.

La suggestion par geste nous permet de suggestionner des personnes qui ne comprennent pas notre langue,ou même des sourds, ainsi que je le montrerai par un exemple remarquable dans un chapitre suivant.

Un simple signe, très léger et même imperceptible pour les autres personnes, suffit pour donner une suggestion à un sujet bien entraîné et qui connaît bien la valeur du signe convenu. Il ne faut pas oublier que le sujet hypnotisé est très attentif à tout ce qui vient de l'hypnotiseur; il peut entendre les mots prononcés à voix basse, que ne saisissent pas les personnes présentes; il peut percevoir un geste ou un signe que ne verront pas les autres assistants. Quelle que soit la manière dont l'idée soit transmise au sujet par le suggestionneur, toutes les fois qu'il n'existe entre eux aucun intermédiaire c'est la suggestion directe.

La suggestion qui se fait par téléphone est encore une suggestion directe; car, quoique le suggestionneur et le sujet ne soient plus immédiatement en présence l'un de l'autre, ce n'est pas moins le suggestionneur qui s'adresse directement au sujet pour lui faire la suggestion. La suggestion peut se faire par correspondance, que ce soit par lettre, télégramme ou toute autre missive.

Dans ce cas, quoiqu'il y ait un objet, représenté ici par le papier qui porte les ordres écrits, qui sert d'intermédiaire entre le suggestionneur et le sujet, la suggestion peut être directe ou indirecte. Cela dépend uniquement des termes dont le suggestionneur se sert dans sa missive pour s'adresser au sujet.

Le plus souvent, il lui fera une suggestion directe qu'il formulera dans des termes analogues à ceux-ci : « Quand vous aurez lu cette lettre vous vous endormirez, puis vous ferez telle ou telle chose (ici description exacte de la chose suggérée), vous vous engourdissez, vous avez envie de dormir, vos yeux se ferment, dormez, dormez. »

Il est évident que, dans ce cas, l'ordre est direct, quoique transmis par écrit.

Ces suggestions réussissent admirablement bien, quand on a à faire à un sujet que l'on a déjà hypnotisé et qui a subi un certain entraînement. Il n'est même pas nécessaire de l'avoir prévenu à l'avance qu'il recevra une suggestion écrite.

Nous avons maintes fois fait des suggestions expérimentales de ce genre avec un succès complet, et, dans la pratique journalière, nous utilisons souvent ce procédé pour renouveler les suggestions thérapeutiques chez les malades en traitement, lorsqu'un obstacle quelconque empêche ceux-ci de revenir nous trouver.

La suggestion par correspondance peut aussi se faire d'une manière indirecte ; cela peut être utile quand le suggestionneur sait que le sujet pourrait apporter une résistance involontaire à la suggestion directe. C'est une ressource précieuse de la thérapeutique hypnotique, qui est utilisée avec succès pour certains malades.

La suggestion indirecte consiste à faire passer dans le cerveau du sujet l'idée qui doit se réaliser, sans lui donner la forme d'un ordre direct.

La suggestion indirecte est quelquefois très utile à employer, chez certains sujets qui présentent une résistance particulière à la suggestion.

Cette résistance du reste peut être volontaire ou involontaire.

Certains sujets, par exemple, consentent à se prêter aux manœuvres hypnotiques et à la suggestion, pour faire plaisir à une personne qui les en sollicite, ou à leur famille qui désire les voir guérir.

Ce consentement tout extérieur, laisse parfois subsister le désir que la suggestion ne se réalise pas. La chose suggérée elle-même peut quelquefois leur paraître pénible, et ils la craignent et ne désirent pas qu'elle s'exécute.

Tel était, par exemple, le cas de cet enfant indolent et paresseux, dont on ne pouvait rien faire, à qui on suggérait de bien s'appliquer et de travailler. Malgré cela, tout alla bien pendant quelque temps et l'enfant faisait merveille. Mais, au bout de quelques mois, les habitudes de paresse reprirent le dessus ; les parents voulurent essayer du même moyen, mais on se heurta à un obstacle inattendu: l'enfant ne voulut absolument pas se laisser endormir. Il avait travaillé parce qu'il y avait été forcé par la suggestion qui lui avait été faite, mais il avait travaillé à contre-cœur et ne voulait plus s'exposer à recommencer.

Il fallait ici nécessairement employer la suggestion indirecte, et, dans tous les cas de ce genre, elle donne des résultats excellents.

Pour faire une suggestion indirecte, l'opérateur, après avoir endormi son sujet, s'adresse à une autre personne, et, d'une voix haute et assurée, il lui dit : telle chose va se produire ; et, en même temps il explique dans tous ses détails la suggestion qu'il veut voir réaliser, en parlant toujours du sujet à la troisième personne.

La suggestion indirecte, par écrit, se fera d'après le même principe c'est-à-dire en décrivant la chose suggérée, en parlant du sujet et non en s'adressant à lui.

Il y a encore d'autres genres de suggestions indirectes que nous devons mentionner : ce sont : la suggestion « suite d'idées », et la suggestion « suite d'images ». Contrairement à la précédente, ces suggestions, quoique indirectes, peuvent se faire lorsque le suggestionneur est seul avec son sujet.

En effet, ici le suggestionneur s'adresse au sujet, mais il ne lui décrit pas la chose qu'il veut lui suggérer ; par un artifice, il en fait naître l'idée dans son esprit, par une suite d'associations d'idées. Il démontrera, par exemple, au sujet l'intérêt qu'il a à ce que telle ou telle chose se réalise ; puis, après lui avoir démontré les avantages de ce qu'il veut lui faire faire, il peut lui suggérer directement l'idée de le désirer.

Quelquefois, c'est en évoquant devant le sujet l'idée d'une autre personne qu'il connaît, qu'on lui donne le désir de lui ressembler, sous tel ou tel rapport, qui est précisément le point sur lequel doit porter la suggestion.

Ou bien, on montre au sujet à quoi il peut arriver, soit sous le rapport de sa situation, de la réussite dans ses affaires, de la fortune, de la renommée, etc... L'art du suggestionneur consiste ici à trouver le point qui touche le plus vivement le sujet, et à lui bien faire voir la relation qui existe entre le but qu'il veut atteindre et la suggestion qu'il doit réaliser, de façon qu'il ne puisse plus douter que l'un sera la conséquence de l'autre.

La suggestion indirecte, au lieu d'être une suite d'idées, pourra aussi être une « suite d'images ».

Il y a des sujets que la représentation visuelle frappe beaucoup plus que l'idée abstraite; soit que ces sujets, par mobilité d'esprit ou défaut d'attention, aient une certaine peine à suivre un raisonnement et à lier les idées entre elles ; soit que l'aptitude visuelle soit très développée chez eux et permette l'évocation d'images avec une intensité très vive.

Dans ces cas, il peut être avantageux d'employer ce dernier mode de suggestion indirecte.

On peut d'abord, pendant le sommeil hypnotique même, évoquer l'image mentale du but que les sujets désirent atteindre et auquel ils arriveront par la réalisation de la suggestion. On peut aussi, en suivant un procédé analogue à celui décrit précédemment, leur faire voir l'image d'une autre personne se trouvant dans les mêmes conditions, qui arrive au résultat désiré en réalisant le fait qui est l'objet de la suggestion.

On peut aussi, pendant ce même état hypnotique, provoquer de véritables hallucinations visuelles; c'est un véritable rêve que l'on fait faire au sujet, et dont le suggestionneur règle à volonté tous les détails.

L'image est beaucoup plus vive et l'effet produit plus profond; il y a quelquefois utilité à employer ce procédé, quoiqu'il soit un peu plus compliqué et demande un temps plus long.

Il y a enfin un procédé, qui se rattache à ce genre de suggestion, que j'emploie très souvent et qui rend de grands services, en renforçant et en complétant la suggestion thérapeutique.

Il consiste à suggérer au sujet des rêves qu'il fera pendant son sommeil naturel de la nuit. Ce rêve suggéré peut consister uniquement à reproduire exactement les suggestions utiles qui ont été faites ; ou bien il peut consister en une scène quelconque à laquelle participe le sujet, et qui, par elle-même, provoque l'autosuggestion que l'on veut réaliser.

C'est encore essentiellement un procédé de suggestion indirecte, par évocation d'images.

Comment la suggestion est reçue, ou comment elle se manifeste chez le sujet.

La suggestion peut se manifester chez le sujet par des sensations. Nous avons vu, en effet, que la suggestion peut mettre en activité tous les organes des sens, ou les paralyser ; produire une sensation factice, ou empêcher la perception d'une sensation, quoique l'organe reçoive l'impression extérieure qui s'adresse à lui.

Mais la suggestion peut aussi s'adresser aux idées.

Ici, le domaine de la suggestion est encore bien plus étendu et bien plus intéressant.

Au point de vue de leur nature, les suggestions peuvent faire naître chez le sujet les idées les plus abstraites comme les idées les plus positives: on peut lui donner des idées générales ou des idées particulières ; des idées simples ou complexes. On peut rappeler au souvenir du sujet des idées qu'il a eues autrefois, mais qu'il a depuis longtemps oubliées ; la suggestion peut appeler, dans le champ de sa conscience, des idées qui existaient dans sa subconscience, mais dont il n'avait jamais eu la perception consciente. Par la voie d'association, il peut passer d'une idée à une autre et, par l'influence que les idées associées exercent les unes sur les autres, il peut les percevoir sous un jour tout à fait nouveau pour lui ; enfin, la suggestion peut faire naître en lui des idées qu'il n'avait jamais eues et qu'il semblait, à l'état normal, complètement incapable de concevoir.

Une des influences les plus importantes de la suggestion sur les idées, consiste à guérir les idées morbides ; faire disparaître les idées fausses; rendre normales les idées fixes et obsédantes; corriger les idées exagérées, quelle que soit leur nature, et les remplacer par des idées justes et saines.

La suggestion peut enfin se manifester chez le sujet par des faits de tous les ordres.

Nous verrons, dans la suggestion thérapeutique, comment elle peut agir sur tous les organes, sur tous les tissus du corps humain. Nous signalerons surtout ici les actes qui peuvent être le résultat de la suggestion.

D'abord, la suggestion peut modifier les actes accomplis habituellement par le sujet, les corriger quand ils sont défectueux, les perfectionner. On peut agir par transformation, transformer un acte inutile en un autre acte utile ; empêcher le sujet d'accomplir un acte nuisible, ou qui lui est simplement défavorable. C'est ainsi que l'on peut le corriger des habitudes mauvaises de tout genre ; on peut enfin lui faire accomplir des actes qu'il ne saurait réaliser sans le secours de la suggestion ; lui faire acquérir des habitudes bonnes et utiles ; lui donner la facilité d'accomplir les actes les plus difficiles et les plus compliqués, actes automatiques ou actes volontaires.

C'est dans cette voie que l'on utilise fréquemment la suggestion, pour l'éducation et le perfectionnement de personnes qui veulent arriver, dans un ordre de choses déterminé, à des résultats plus assurés et plus parfaits.

Exécution de la suggestion, ou comment s'accomplit la suggestion.

Nous devons prendre pour type la suggestion post-hypnotique ; c'est celle qui, étant le plus compliquée, réunit tous les détails qui peuvent se trouver dans les autres formes.

Rappelons que, dans la suggestion post-hypnotique, la suggestion est donnée et reçue pendant le sommeil hypnotique, pour être réalisée seulement un certain temps après le réveil.

Nous avons donc, dans la manière dont cette suggestion s'opère chez le sujet, trois temps à examiner.

1° La réception de la suggestion pendant le sommeil ;

2° Ce que devient la suggestion pendant le temps de veille qui s'écoule entre la réception et l'exécution ;

3° Comment elle s'exécute quand le moment prévu pour la réalisation est arrivé.

Le sujet reçoit la suggestion dans l'état d'hypnose ; il faut pour cela qu'il soit suggestionnable, nous n'avons qu'à nous reporter à ce que nous avons dit au sujet de la suggestibilité dans les états hypnotiques. Quant à l'intensité de la suggestion, elle varie suivant la combinaison des états hypnotiques, et surtout d'après le degré de l'état somnambulique.

Nous avons traité cette question dans un autre chapitre, nous n'avons pas à y revenir.

Dans la suggestion post-hypnotique, le sujet est tiré de son état d'hypnose par le suggestionneur, avant que la suggestion se réalise. Que devient la suggestion pendant le temps de veille qui s'écoule entre la réception et l'exécution ?

Nous savons que la durée de ce temps peut être fort variable ; mais cette durée, quelle qu'elle soit, n'a aucune influence sur la suggestion ; celle-ci se comporte exactement de la même façon si l'instant de la réalisation a été fixé à quelques heures, à plusieurs mois ou à une année.

Nous comprendrons cela quand nous saurons que le souvenir de la suggestion n'existe pas chez le sujet ; que, par conséquent, la mémoire n'entre en jeu en aucune façon lorsque la suggestion se réalise, et que les détails sont les mêmes pour lui après un an qu'au bout d'une heure.

L'exactitude avec laquelle la suggestion se réalise dépend uniquement de l'état d'hypnose dans lequel elle a été faite ; l'exactitude sera d'autant plus rigoureuse et d'autant plus complète, que le sujet l'aura reçu dans un degré de somnambulisme plus profond.

La suggestion est donc déposée dans le cerveau du sujet, mais, aussitôt qu'il est passé de l'état d'hypnose à l'état de veille, il en a perdu tout souvenir.

La suggestion existe cependant chez lui, mais à l'état latent, et de plus elle est complètement inconsciente.

L'état de veille du sujet a été admis jusqu'ici comme étant un état de veille bien réel. Cependant, la question de savoir si ce n'est pas là un état second d'une nature spéciale est actuellement à l'étude et n'a pas été complètement résolue.

Quoi qu'il en soit, en apparence, c'est un état de veille normal. Le sujet agit comme il le fait à l'état normal, il se livre à ses occupations habituelles, il peut accomplir les travaux les plus compliqués, comme exécuter les choses plus simples qui ne demandent aucune attention. Il est maître de lui-même, ne paraît ni plus distrait ni plus préoccupé que d'habitude ; il ne témoigne aucun énervement et aucune inquiétude. Si la suggestion a été reçue dans un état profond d'hypnose, il est facile de constater qu'il n'a aucun souvenir de la suggestion qui lui a été faite, et qu'il ne prévoit pas la réalisation de cette suggestion ; qu'elle ne rentre pas dans l'ordre des choses qu'il avait prévues et qu'il avait l'intention d'accomplir.

Tout se passe pour lui de la façon la plus normale, et il agit tout naturellement, comme si aucune suggestion ne lui avait été faite, de sorte que les observateurs les plus attentifs ne peuvent s'apercevoir qu'il existe dans son esprit une suggestion latente, qui s'accomplira au moment prescrit.

Nous voici maintenant arrivés au moment où la suggestion doit s'accomplir : nous avons à examiner comment elle est exécutée par le sujet.

Et d'abord, comment la suggestion se réalise-t-elle au moment prescrit. Ce n'est pas parce que le sujet sait que le moment est arrivé que la suggestion se réalise, car le sujet est inconscient de la suggestion, il n'attend pas son exécution, il n'a même pas conscience du moment ou de l'heure où elle doit s'accomplir.

Il ne peut y avoir ici le moindre doute, ce n'est pas à l'état normal que la suggestion se réalisera. Le sujet paraît en état de veille, mais, en réalité, au moment où la suggestion doit s'accomplir, il retombe en état d'hypnose.

Cet état d'hypnose n'est dû à aucune influence extérieure, il est complètement automatique, et dû à ce seul fait que l'échéance fixée pour la suggestion est arrivée. C'est donc un état d'hypnose, qui est pour ainsi dire le prolongement de l'état hypnotique dans lequel la suggestion a été faite. Il y a eu une suspension momentanée de l'état hypnotique, pendant l'intervalle qui séparait la suggestion du moment fixé pour sa réalisation ; mais, ce moment arrivé, l'état d'hypnose se reproduit spontanément, la suggestion elle-même reprend son cours, elle redevient pour le sujet aussi précise, aussi exacte qu'elle l'était au moment où elle venait d'être reçue, et elle se réalise exactement comme si elle venait d'être faite,

Nous voyons donc que le sujet est véritablement en état d'hypnose au moment où il réalise la suggestion ; nous pouvons ajouter, que cet état d'hypnose est analogue à celui dans lequel la suggestion a été reçue par lui. Nous savons, en effet, que la suggestion est reçue d'une façon variable par le sujet, au point de vue de sa personnalité, de sa mémoire, de sa résistance, selon les différents degrés de l'état somnambulique dans lesquels il peut se trouver. Les mêmes conditions se reproduisent pour la réalisation de la suggestion ; or, quel que soit le temps qui s'écoule entre le moment où le sujet reçoit la suggestion et le moment où il l'exécute, ces conditions doivent se retrouver exactement les mêmes, puisqu'il n'y a plus d'influence extérieure qui agisse sur le sujet, il n'y a qu'une reproduction automatique d'un état antérieur. Non seulement la suggestion ne se réaliserait pas s'il n'y avait pas reproduction du même état hypnotique ; mais, l'automatisme même qui en règle le retour, garantit la parfaite identité de cet état.

Aussitôt la suggestion complètement réalisée, le sujet revient à son état normal. Ces transitions sont extérieurement imperceptibles, pour tout observateur qui n'est pas très attentif et très exercé ; de sorte qu'elles peuvent passer complètement inaperçues pour tout l'entourage du sujet, et c'est même le cas le plus fréquent.

La suggestion est absolument indépendante de la persuasion et de l'imagination. Elle n'est ni l'une ni l'autre ; on peut être persuadé sans être suggestionné. La persuasion ne suffira pas pour produire les effets de la suggestion, et réciproquement, la suggestion agira infailliblement, sans qu'il y ait persuasion dans l'esprit du sujet, ou même s'il est persuadé du contraire.

Cela est démontré par de nombreux faits ; nous citerons une expérience classique, rapportée par M. Beaunis, qui le prouve d'une manière frappante.

M E... avait été endormie par M. Liébault dans la matinée. En sortant avec elle de chez M. Liébault, M. Beaunis lui dit en causant de choses et d'autres : « A propos, vous savez que le Dr Liébault, pendant votre sommeil, vous a suggéré que vous dormiriez cinq minutes à trois heures de l'après-midi. » Le lendemain matin, on s'informe auprès d'une amie qui a passé la journée avec Mlle E..., si elle a dormi la veille. Non seulement elle n'a pas dormi, mais elle a même dit à trois heures et demie : « C'est étonnant, je n'ai pas eu envie de dormir. » Elle avait cependant, d'après ce qui lui avait été dit, l'idée qu'elle devait s'endormir à trois heures ; la réflexion qu'elle avait faite prouve qu'elle n'en avait pas perdu le souvenir ; mais cette idée seule n'avait pas suffi pour provoquer le sommeil, parce qu'elle ne lui avait pas été suggérée. Si, au lieu de dire : « M. Liébault vous a suggéré de dormir », ce qui n'était pas vrai, M. Beaunis lui avait fait la suggestion : « Vous dormirez cinq minutes à trois heures », elle se serait endormie infailliblement.

Cette expérience est habituellement citée pour prouver que la persuasion n'est pas la même chose que la suggestion ; mais les faits de ce genre sont excessivement nombreux dans la pratique de l'hypnotisme thérapeutique.

Que de fois les malades nous arrivent, ayant essayé en vain tous les traitements pour obtenir leur guérison, et, découragés par ces insuccès, ils sont persuadés qu'il est impossible de les guérir. Ils viennent uniquement pour faire plaisir à leur famille qui les a sollicités de tenter ce dernier moyen ; mais ils sont persuadés d'avance qu'il va échouer comme les autres. Ils ne nous cachent pas leur découragement et ils nous disent en arrivant : « Vous ne pouvez rien sur moi, car je n'ai aucune confiance, je sais que je ne puis pas guérir. »

Et cependant nous guérissons ces malades, ce n'est donc

pas la confiance qui les guérit, ce n'est pas parce qu'ils sont persuadés qu'ils vont guérir ; c'est bien une action spéciale de la suggestion, indépendante de tous ces facteurs, qui agit à la faveur de l'état hypnotique.

Ce n'est pas non plus l'imagination du sujet qui agit sur lui, ni le souvenir qui se réveille ; c'est la suggestion elle-même qui reparaît, qui se refait dans le cerveau ; le sujet, par une sorte d'auto-hypnotisation, se replace dans l'état d'hypnose analogue à celui où il se trouvait quand il a reçu la suggestion, et il se suggère ainsi l'acte à accomplir.

Cette auto-suggestion reproduit celle qui a été faite pendant l'état d'hypnose primitif, avec une précision étonnante, et tout à fait indépendamment de l'exercice de la mémoire. Nous en avons encore une preuve dans un autre fait cité par M. Beaunis. M. Beaunis au moment de s'absenter de Nancy, avait donné à une personne qu'il avait coutume d'hypnotiser souvent, des jetons en lui disant : « Quand vous voudrez vous endormir, vous n'aurez qu'à mettre un de ces jetons dans un verre d'eau sucrée pour vous endormir immédiatement ». Comme il lui avait indiqué en même temps un moyen plus simple pour s'endormir, elle laissa de côté les jetons.

Un jour pourtant, elle eut la curiosité d'en essayer; mais, comme elle avait fort peu de mémoire à l'état ordinaire, elle ne se rappelait plus du tout quel liquide elle devait employer. Elle essaya avec l'eau ordinaire, rien ; avec le vin, rien encore ; avec l'eau rougie, même résultat négatif ; avec l'eau sucrée, le sommeil se produisit immédiatement, comme cela lui avait été suggéré.

Il est bien certain que l'imagination n'a pu jouer là aucun rôle, puisqu'elle n'avait aucun souvenir du liquide qui devait l'endormir, et que tout s'est passé pour ainsi dire à son insu.

Jusqu'à quel point la suggestion est-elle fatale et quelle est la possibilité de résistance pour un sujet qui voudrait s'y soustraire ? C'est encore une question qui concerne l'exécution de la suggestion et qu'il importe de résoudre.

Nous avons déjà vu que la suggestion est plus ou moins intense, et que le sujet peut y résister plus ou moins facilement, suivant le degré de l'état somnambulique dans lequel elle a été faite. Nous n'avons pas à revenir sur ce point. Mais, supposons un sujet en présence d'une suggestion très énergique à laquelle il veut se soustraire, quoique manquant de la force suffisante pour la dominer. Que peut-il arriver dans ce cas ?

Si le sujet se trouve ainsi, entre un acte qu'il ne veut pas accomplir et une suggestion dont il ne peut se débarrasser, il transforme la suggestion en une autre manifestation hypnotique, il s'endort ; au moment où il devrait accomplir la suggestion, il tombe dans le sommeil hypnotique, et reste immobile et inerte sans accomplir la suggestion. Cet état d'hypnose se dissipe spontanément, au bout d'un temps variable, comme l'état hypnotique se serait dissipé après l'exécution de la suggestion.

Je dirai enfin que, presque toujours, le sujet qui exécute une suggestion cherche un prétexte quelconque à l'acte qu'il va accomplir ; surtout si la suggestion sort un peu de l'ordre normal des actes qui lui sont habituels. Il semble que, se rendant compte que ce qu'il va faire n'est pas absolument normal de sa part, il veuille expliquer, aux yeux du monde et même à ses propres yeux, les motifs de sa conduite.

Pour en donner un exemple, j'avais un jour suggéré à un de mes élèves de prendre une chaise que je lui avais désignée et de la placer sur la table. Cette action évidemment n'avait aucun sens, et devait paraître bizarre de la part de celui qui allait l'accomplir.

Le sujet, que nous observions sans en avoir l'air, semblait hésiter au moment d'accomplir la suggestion ; il regardait alternativement la chaise et table, paraissait visiblement gêné. Il finit pourtant par prendre son parti de la manière suivante ; interpellant un de ses camarades il lui dit : « Voyons, toi qui es fort, saurais-tu prendre une chaise à bras tendu et l'élever à la hauteur de la table ; tiens ce n'est pas plus difficile que cela. » Et en même temps, il prenait la chaise et la posait sur la table.

Le prétexte est quelquefois excessivement futile, mais il semble satisfaire le sujet, en lui permettant de réaliser la suggestion sans qu'elle ait rien d'absurde à ses yeux, et comme s'il accomplissait un acte volontaire.

TABLEAU SYNOPTIQUE DU CHAPITRE VII

Comment s'opère la suggestion

ÉTAT DE SUGGESTIONNABILITÉ NÉCESSAIRE	Etat somnambulique. Etat médianique passif ou induit. Etat médianique actif ou inducteur.	
SUGGESTION POST-HYPNOTIQUE	Déposée dans l'esprit. Latente. Inconsciente. S'éveille au moment voulu.	
COMMENT LA SUGGESTION EST DONNÉE	Suggestion directe	*Parole.* *Geste.* *Ecrit.*
	Suggestion indirecte	*Par intermédiaire.* *Suite d'idées.* *Suite d'images.*
MANIFESTATION DE LA SUGGESTION	Positive ou négative	*Hallucination.* *Sensation.* *Fonction organique.* *Idée.* *Emotion.* *Sentiment.* *Acte.*
EXÉCUTION DE LA SUGGESTION	Etat de veille non normal. Etat hypnotique correspondant à celui de la suggestion.	
	Suggestion n'est pas	*Persuasion.* *Imagination.* *Souvenir.*
	Possibilité de résistance. Déviation de la suggestion. Prétexte pour l'exécution.	

CHAPITRE VIII

LES ÉTATS MÉDIANIQUES DE L'HYPNOSE

On a coutume de décrire, dans le sommeil hypnotique, trois états différents les uns des autres, chacun de ces états s'accusant par une symptomatologie qui lui appartient en ropre. Ces divers états sont encore considérés à tort comme les différentes phases successives du sommeil hypnotique. Ils se définissent d'après leurs caractères génériques qui ont été magistralement décrits par Charcot.

Ces états sont l'état léthargique, l'état cataleptique, l'état somnambulique.

Rappelons rapidement les traits caractéristiques de ces différents états, qui nous permettront de les différencier de ceux que nous allons décrire.

Dans l'état léthargique, les yeux sont clos ou demi-clos ; les globes oculaires convulsés généralement en haut et en dedans, les paupières animées d'un frémissement incessant. Le corps s'est affaissé, les membres, dans la résolution complète, sont flasques et pendants, et soulevés ils retombent lourdement lorsqu'on les abandonne à eux-mêmes. Les mouvements respiratoires se montrent profonds, d'ailleurs assez réguliers.

Les réflexes tendineux se montrent remarquablement exaltés et, dans tous les cas, mais à des degrés divers, on voit se développer immédiatement le phénomène si remarquable désigné par M. Charcot sous le nom d'hyperexcitabilité neuro-musculaire. Ce phénomène consiste sommairement dans l'aptitude qu'acquièrent les muscles de la vie animale à entrer en contracture sous l'influence d'une simple excitation mécanique.

L'excitation peut être portée d'ailleurs sur le tendon, sur le muscle lui-même, ou encore sur le nerf dont il est tributaire ; le résultat est identique. Il suffit d'exciter le muscle au travers de la peau, soit en pressant, en percutant ou en frottant, même légèrement, pour provoquer une contraction. Si l'excitation est un peu forte et prolongée, la contraction se transforme facilement en contracture permanente.

Dans l'état léthargique l'anesthésie est variable, plus ou moins complète, les sens paraissent conserver un certain degré d'activité, mais les suggestions restent sans effet.

Si l'on ouvre les paupières du sujet en état de léthargie, de façon qu'une vive lumière vienne frapper ses yeux, il passe dans un autre état qui est l'état cataleptique.

Le caractère propre de l'état cataleptique c'est l'immobilité. Le sujet reste comme pétrifié dans l'attitude dans laquelle il se trouvait, quelle que soit cette attitude. Même si l'attitude est forcée, difficile à conserver, il la garde indéfiniment, sans fatigue, et se maintient en parfait équilibre tant que dure la catalepsie.

Les yeux sont ouverts, le regard fixe, la physionomie impassible, toute communication entre le sujet et le monde extérieur est rompue, il ne donne aucun signe d'intelligence et ne répond à aucune excitation venue du dehors.

Les réflexes sont abolis, l'hyperexcitabilité neuro-musculaire fait complètement défaut.

L'anesthésie est complète, le tégument externe reste insensible aux excitations les plus vives.

Le troisième état hypnotique classique est l'état somnambulique, qui présente aussi des caractères propres qui le séparent nettement des états léthargique et cataleptique.

Le sujet placé dans l'état somnambulique a les yeux clos ou demi-clos, il peut les ouvrir au bout de peu de temps sans sortir de cet état. Les paupières se montrent souvent, mais non toujours, agitées de légers frémissements. Abandonné à lui-même, il paraît endormi ou plutôt engourdi ; son attitude n'est point aussi affaissée, et la résolution des membres n'est jamais aussi accentuée que dans l'état léthargique. L'hyperexcitabilité neuro-musculaire n'existe pas ; mais, par contre, on peut à l'aide de légers attouchements, promenés à plusieurs reprises sur la surface d'un membre, ou d'un souffle léger dirigé sur la peau, développer dans ce membre un état de rigidité qui diffère de la contracture due à l'excitabilité neuro-musculaire, en ce qu'elle ne cède pas à l'excitation des muscles antagonistes, tandis qu'elle cède, très facilement, sous l'influence des mêmes excitations cutanées faibles qui l'ont fait naître.

Remarquons d'abord que ce serait une erreur de croire que ces trois états forment une gradation régulière, et constituent des phases progressives du sommeil hypnotique.

L'état léthargique est le premier qui s'obtient d'ordinaire, quel que soit le procédé employé pour provoquer l'hypnotisme. Puis, le sujet étant en léthargie, on peut le faire passer en catalepsie, en lui ouvrant les paupières et en dirigeant sur ses yeux un rayon de lumière vive.

Cet état cataleptique représente un sommeil excessivement profond et peut être considéré comme un état hypnotique très avancé; nous en avons la preuve dans cette insensibilité absolue, dans cette passivité complète qui fait que ce sujet, frappé d'immobilité absolue, est privé de toute communication avec le monde extérieur; cet isolement est si complet que celui même qui l'a plongé dans cet état ne peut plus rien sur lui, à moins de retourner en arrière et de ramener le sujet en état léthargique.

Le sujet en état de léthargie peut encore passer dans l'état somnambulique, mais une fois en cet état il ne passera plus en catalepsie sans retourner auparavant dans l'état primitif de léthargie.

Au cours d'un grand nombre d'hypnotisations, j'observai des phénomènes qui ne pouvaient se rapporter à aucun des trois états hypnotiques dont nous venons de parler. Pouvaient-ils davantage se rapporter aux états mixtes, intermédiaires aux trois états classiques, et qui ont été longtemps mal définis et entourés d'une grande obscurité.

Ces états mixtes sont maintenant beaucoup mieux connus; nous savons qu'ils se rapportent : les uns à la combinaison de l'état léthargique avec l'état cataleptique ; les autres au mélange de l'état léthargique avec l'état somnambulique. Presque jamais on n'observe la combinaison de l'état cataleptique avec l'état somnambulique, ce qui prouve une fois de plus, comme nous le disions tout à l'heure, que la catalepsie est une sorte d'impasse, d'où l'on ne peut sortir que par le moyen de l'état léthargique, et qui n'a aucune relation directe avec le somnambulisme. J'ajoute que ces états mixtes sont multiples dans chacune des deux catégories; dans la première, suivant le plus ou moins de prédominance de l'état léthargique ou de l'état cataleptique; dans la seconde, suivant la prédominance de la léthargie ou du somnambulisme. Dans tous les cas; tous ces états mixtes présentent une symptomatologie spéciale, dans laquelle on retrouve des caractères plus ou moins accusés des différents états qui entrent dans leur combinaison.

L'étude attentive de l'état des sujets que j'avais en observation, me permit de constater d'une façon certaine que cet état n'était ni l'un des trois états classiques, ni aucun des états mixtes que peuvent former leur combinaison. Cette constatation faite, je m'appliquai à reproduire expérimentalement et à bien étudier ces états hypnotiques, et je suis arrivé ainsi à découvrir et à isoler deux états hypnotiques nouveaux que j'ai désignés sous le nom d'états médianiques : l'un, l'état médianique passif ou induit ; l'autre, l'état médianique actif ou inducteur.

Pour produire l'état médianique passif ou induit voici les procédés que j'emploie habituellement : Je fais placer le sujet debout devant moi et je lui fais bander les yeux avec un mouchoir, ou je lui recommande de fermer les paupières sans effort et de les maintenir fermées, je lui recommande aussi de s'isoler le plus possible de tout ce qui l'entoure, de ne penser à rien et de n'avoir aucune préoccupation. Je pose ensuite les deux mains sur la tête du sujet pendant quelques instants, puis je les passe lentement de chaque côté de la tête et ensuite tout le long des membres, en ayant soin de les tenir écartées d'au moins dix à quinze centimètres du sujet et par conséquent de ne jamais le toucher.

Au bout de quelques minutes, on observe d'abord comme une détente complète de la physionomie du sujet qui devient absolument impassible; bientôt on peut remarquer un léger frémissement des paupières, mais beaucoup moins prononcé et je dirai moins convulsif que celui qui caractérise la léthargie. Dans l'attitude générale du sujet, on observe bientôt de légères oscillations de tout son corps; il se tenait debout dans un état de rectitude volontaire, il semble maintenant qu'il ait été placé là en équilibre, mais comme dans un équilibre instable, les oscillations sont faibles et se font successivement dans tous les sens, comme celles d'un roseau flexible balancé par une brise légère.

Pendant ce temps les réflexes ne sont ni abolis ni modifiés; l'hyperexcitabilité neuro-musculaire n'existe pas ; il n'y a aucune trace d'anesthésie, la sensibilité cutanée est normale au toucher comme à la douleur ou aux modifications de température. Les fonctions des organes des sens ne sont pas abolies, mais leur sensibilité, très développée pour tout ce qui vient de l'hypnotiseur, est au contraire amoindrie pour les impressions reçues du dehors.

Les mouvements du cœur ne sont pas modifiés, la respiration est lente et profonde.

Les membres ne sont pas en état de résolution comme dans l'état de léthargie, ils retombent pourtant mollement et doucement le long du corps. Si l'on cherche à les déplacer, on n'observe aucune raideur et l'on n'éprouve aucune résistance, ils paraissent au contraire avoir acquis une grande légèreté et l'on n'éprouve aucune résistance de la part des muscles ni des articulations. Si l'on a déplacé un membre en le soulevant avec la main, abandonné à lui-même, le membre ne garde pas la position qu'on lui a donnée, il ne retombe pas non plus brusquement, mais il revient doucement à sa position normale. Il ne reste pas non plus quelques instants en position, comme dans le somnambulisme, pour retomber après quelques oscillations et quelques frémissements musculaires qui indiquent la fatigue; si la main qui le soutenait se retire, il revient à sa position d'équilibre parce qu'il n'y a plus de cause qui le retienne, mais nous verrons tout à l'heure qu'il ne se comportera pas de même si c'est une autre cause qui a modifié sa position et si cette cause persiste.

Dans cet état, le sujet n'est pas suggestionnable par la parole ni par l'intermédiaire du sens musculaire.

Si les phénomènes somatiques sont négatifs et paraissent de peu d'intérêt, par contre, nous observons dans cet état toute une catégorie de phénomènes nouveaux et des plus intéressants. Ces phénomènes consistent surtout dans des impulsions d'un caractère tout spécial, qui sont ressenties de la façon la plus nette par le sujet qui y obéit. Ces impulsions sont données à volonté par l'hypnotiseur, et dirigées à son gré dans tel ou tel sens particulier.

Les plus simples s'obtiennent en passant lentement et à plusieurs reprises les doigts de la main le long d'un membre et à une certaine distance de ce membre. On obtient ainsi le mouvement, l'élévation, la flexion du membre, qui obéit d'une manière absolue aux mouvements de la main directrice, et l'on peut ainsi, en décomposant les mouvements, provoquer des actes assez compliqués.

C'est dans cet état médianique passif que l'on observe les phénomènes de transmission de la pensée et de suggestion mentale. Le plus élémentaire de ces phénomènes est celui que l'on a souvent répété, et qui consiste à conduire par la main le sujet qui exécute un acte déterminé à l'avance. Pour exécuter cette expérience je faisais poser la main du sujet à plat sur la mienne également ouverte ; il n'y avait de cette façon aucune compression, même inconsciente, qui puisse guider le sujet dans l'acte à accomplir. Mais il reste encore dans ces conditions des mouvements du bras qui peuvent être transmis par le contact, et les mouvements fibrillaires des doigts qui peuvent se communiquer de la main à la main. Il est en effet très difficile, en faisant un effort pour ne pas arrêter le sujet dans sa marche, de ne pas le précéder dans les mouvements et le guider ainsi dans l'acte qu'il doit accomplir

J'ai rapidement éliminé l'objection que soulève cette hypothèse en procédant de la manière suivante : Je me place derrière le sujet, et je tiens les mains élevées latéralement de chaque côté de sa tête et un peu au-dessus. J'ai soin, dans ce cas, de laisser au moins une distance de quinze centimètres entre mes mains et la tête du sujet, il n'y a là absolument aucun point de contact, on ne peut donc pas objecter ici de mouvement même inconscient. J'ai pu observer que l'expérience réussit mieux encore dans ces conditions qu'avec le contact de la main.

Je reviens maintenant aux mouvements dont j'ai parlé tout à l'heure, que l'on obtient en passant la main lentement et à plusieurs reprises, à une certaine distance d'un membre du sujet. Une particularité très remarquable dans ce phénomène c'est que, si l'on élève ainsi un membre et qu'on l'abandonne dans cette position, en cessant les manœuvres destinées à le mouvoir, le membre conserve la position nouvelle qu'il occupe, et il peut la conserver ainsi très longtemps, sans aucune fatigue apparente. Or, il n'y a aucune espèce de contracture dans ce membre, il n'y a aucune similitude entre le membre ainsi placé et le même membre auquel on donnerait une situation analogue pendant la catalepsie. Si l'on reprend ce membre avec la main, et si on le replace dans sa position normale, on le trouve absolument souple et on n'éprouve aucune résistance à le mouvoir. Le membre reste, avons-nous dit, dans la position qui lui a été donnée, mais on peut le faire revenir à sa situation première sans intervenir directement avec la main, il suffit par le même procédé employé tout à l'heure, de passer les doigts à une certaine distance; mais alors à la face postérieure du membre et en sens inverse, c'est-à-dire en faisant de nouveau mouvoir les doigts dans la direction du mouvement que l'on veut obtenir.

Cette observation est d'autant plus intéressante que nous avons fait remarquer plus haut, dans les caractères généraux de l'état médianique passif, qu'un membre quelconque du sujet pris et soulevé avec la main retombe immédiatement dans sa position normale. L'état du membre, mis en mouvement par les passes faites à distance, n'est donc plus le même que celui du membre soulevé avec la main. Ces mouvements de translation peuvent s'obtenir pour la totalité du corps du sujet, tout aussi bien que pour un membre en particulier.

Ainsi, je me place à une certaine distance du sujet et, par les mouvements de la main dirigée vers lui, je puis lui faire pencher le corps à droite ou à gauche, le faire avancer ou reculer, le faire tourner ou lui faire suivre telle ou telle route que je lui indique par le tracé de mes doigts dans l'air.

J'ai parlé tout à l'heure de la suggestion mentale ; voici les expériences que j'ai faites dans ce sens. Après avoir placé, mon sujet dans l'état médianique passif, par les procédés que j'ai indiqués plus haut, je le laissai debout au milieu de la salle, et, pour lui faire perdre ma trace, je marchai avec différentes personnes autour de la salle, et successivement dans plusieurs directions, puis je me plaçai à une extrémité de la salle située tout à fait à sa gauche. Me tenant absolument immobile je fixai les yeux sur le sujet ; au bout de peu d'instants, après quelques oscillations, il se mit à marcher en faisant un quart de tour à gauche et s'avança vers moi. Arrivé à quelques pas de moi, il s'arrêta, puis fit un demi-tour incomplet et se mit à marcher tout droit dans la direction de la porte. Il est à noter que je n'avais dit à personne la direction que j'allais faire suivre au sujet, et que ces différents mouvements étaient exactement ceux que je lui avais suggérés mentalement d'exécuter.

Une autre expérience qui a présenté une particularité très intéressante est celle-ci: Je fais tracer sur le sol une ligne à la craie, présentant les sinuosités les plus imprévues, je place mon sujet en état médianique passif à l'extrémité de la ligne et je me tiens derrière lui. Je fixe avec la plus grande attention les yeux sur le chemin ainsi tracé à la craie et je suis le sujet pas à pas, il parcourt ainsi très fidèlement toutes les sinuosités de la ligne. Mais le fait le plus intéressant de cette expérience c'est que, l'ayant répétée dans une salle dont le sol était formé d'un parquet, il arrivait en certains points que forcément la ligne de craie formait un angle plus au moins aigu avec les lignes du parquet ; or, mon sujet s'arrêtait dans ces points et éprouvait une visible hésitation. Il est facile de constater que, si l'on s'applique à suivre par le regard une direction déterminée par une ligne, l'attention est légèrement troublée quand cette ligne se trouve en bifurcation avec une autre ligne, trouble qui ne se produit pas quand la ligne est parallèle ou coupe perpendiculairement la ligne étrangère. Le même fait se reproduisait dans d'autres circonstances où, sur un sol carrelé, la ligne à la craie revenait plusieurs fois sur elle-même, et présentait dans certains points des entrecroisements, l'hésitation du sujet se montrait à chaque intersection.

Je fais cesser l'état médianique passif et je rends au sujet son état normal en passant plusieurs fois les mains en travers devant son visage et en lui soufflant sur les yeux. Le sujet se souvient en général des actes qu'il a accomplis et de tout ce qui s'est passé pendant qu'il était dans l'état médianique passif.

Il était intéressant de connaître les impressions du sujet pendant cet état, et de savoir pourquoi et comment il obéit aux mouvements que l'on veut lui communiquer. Pour cela j'ai pris soin, dans plusieurs expériences, d'éveiller brusquement le sujet après qu'il venait d'accomplir un acte déterminé.

Les sujets sont unanimes à déclarer qu'ils ressentent une impulsion bien nette dans le sens du mouvement qui s'accomplit, « nous éprouvons, m'ont-ils tous affirmé, une sensation indéfinissable, comme nous n'en avons jamais ressenti dans aucune autre circonstance. » « J'ai ressenti, me disait l'un d'eux, une légèreté extraordinaire dans les bras qui me semblaient avoir perdu toute pesanteur; puis, j'ai senti, à mon grand étonnement, mes bras s'écarter de mon corps et s'élever en l'air malgré moi. » Un autre me disait avoir senti brusquement ses deux bras partir en avant, malgré lui, d'une manière irrésistible, et c'était en effet le mouvement que je lui avais imprimé au début de l'expérience, lui ayant fait élever les bras en avant pour les croiser sur la poitrine. D'autres m'ont dit que l'impulsion était si forte qu'ils croyaient qu'une personne les avait tirés par la manche de leur vêtement.

Dans les mouvements de locomotion totale, tous affirment se sentir poussés en avant, attirés dans la direction voulue, par une impulsion irrésistible.

Deux objections se présentent immédiatement à l'esprit : premièrement, celle de la simulation de la part du sujet ; deuxièmement, celle d'une trop grande bonne volonté de sa part qui le rend complice, si l'on veut plus ou moins inconscient, de l'opérateur.

Je crois avoir prévenu d'avance ces deux objections ; en effet toutes ces expériences ont été faites avec des élèves, qui expérimentaient avec moi, d'une façon tout à fait bénévole, non seulement sans idée préconçue de ce qui allait se passer, mais même avec un certain degré de scepticisme, et dans le seul but d'étudier et d'analyser les phénomènes quelconques qui pourraient se produire. Avec des sujets intelligents et choisis de la sorte, parmi des jeunes gens accoutumés déjà depuis plusieurs années aux observations physiologiques, je crois m'être placé dans les meilleures conditions pour éviter toutes les causes possibles d'erreur. J'ai expérimenté avec des sujets des deux sexes et j'ai obtenu des résultats absolument identiques.

J'ai noté avec soin les conditions extérieures dans lesquelles j'ai opéré, et j'ai constaté que l'état de la température et les variations atmosphériques exercent une influence considérable sur les résultats que l'on peut obtenir. Pour que les expériences réussissent le mieux, il faut une température élevée, un temps clair et calme; si l'on opère au contraire dans un milieu froid, surtout par un temps humide ou agité, les expériences ne réussissent presque jamais, ou ne donnent que des résultats insignifiants. On peut aussi se mettre à l'abri des mauvaises conditions atmosphériques, par une chaleur artificielle portée à un degré assez élevé.

L'état médianique actif ou inducteur est beaucoup plus difficile à obtenir; les sujets chez lesquels on le rencontre sont peu nombreux, par conséquent les observations en sont beaucoup plus rares. C'est du reste un état très complexe, et qui présente une difficulté particulière pour l'étude, en raison des différents degrés que cet état peut présenter. Il importe donc de diviser méthodiquement cette étude, et d'examiner d'abord le sujet chez lequel on peut le plus facilement l'observer, les procédés par lesquels on peut provoquer cet état, les différents symptômes de la crise elle-même, et enfin les phénomènes particuliers que l'on peut observer pendant cette crise.

Les sujets chez lesquels nous avons observé le médianisme actif ne sont jamais jusqu'ici des sujets à l'état sain. Le plus souvent ce sont des sujets du sexe féminin, de dix-huit à quarante ans, souvent ils présentent une certaine apparence de santé, d'autres paraissaient légèrement anémiés ou fatigués. Au point de vue pathologique, j'ai observé que l'on avait affaire, dans la plupart des cas, à des hystériques, affection souvent bien caractérisée par un léger état de parésie affectant certains membres, et par des zones d'anesthésie et d'hyperesthésie. C'est le plus souvent l'hystérie à forme érotique à laquelle on a affaire dans ces cas, et toujours on peut remarquer la prépondérance plus ou moins grande des fonctions de la moelle épinière sur celles du cerveau, c'est-à-dire de la sphère des centres nerveux d'automatisme sur la sphère des centres nerveux de volonté et de conscience.

D'autres fois, quand on ne peut trouver chez ces sujets des traces certaines d'hystérie confirmée, on découvre qu'ils ont présenté à certains moments des crises de somnambulisme spontané. Ce sont des sujets d'un état névropathique poussé au plus haut degré, qui possèdent en un mot l'hystérie à l'état latent; en tous cas, toujours et sans exception, on constate chez ces personnes la prédominance très grande des phénomènes sensitifs.

Tel étant le sujet, de quelle manière et par quels procédés se détermine chez lui l'état médianique actif ou inducteur.

Chez certains sujets, on le voit se développer spontanément et par suite d'une autohypnotisation. Quand on le produit expérimentalement, c'est ordinairement par les mêmes procédés que ceux par lesquels on produit l'état médianique passif, et dans ces cas l'état médianique passif se développe le premier, et ensuite, après un certain temps, l'état médianique actif lui succède.

Dans certains cas l'ordre de succession est différent. On provoque l'état léthargique par les procédés habituels d'hypnotisation, puis on fait passer le sujet de l'état léthargique en état somnambulique, et l'état médianique actif succède à l'état somnambulique. Je n'oserais dans ce cas affirmer si le sujet passe de l'état somnambulique dans l'état médianique passif et de là en état médianique actif, ou si l'état médianique actif succède sans transition au somnambulisme, mais je crois la première hypothèse plus vraisemblable.

Les caractères de la crise elle-même rappellent, comme du reste les autres états hypnotiques, une crise hystérique, dans laquelle la prédominance de certains symptômes laisse tous les autres dans l'ombre au point de les masquer complètement.

Tout d'abord, on observe un ralentissement des mouvements respiratoires qui deviennent en même temps très profonds, le pouls devient plus rapide et plus fort. Parfois, après quelques soupirs très profonds, on observe quelques bâillements et une sorte de hoquet, qui est quelquefois remplacé par de simples contractions du pharynx, ces phénomènes peuvent être suivis d'une sorte de rire spasmodique. Enfin, le visage exprime l'extase et la respiration redevient lente, régulière et profonde. On observe encore des changements de coloration du visage, qui alternativement rougit ou devient d'une grande pâleur ; il présente souvent les traces d'une grande fatigue et se couvre de sueur ; puis, par moments, il reprend l'expression d'une extase voluptueuse, les yeux sont brillants, mouillés et largement ouverts, pendant que les lèvres sont animées d'un sourire caractéristique.

Pendant ces crises il est intéressant de noter une hyperesthésie générale très prononcée, et surtout une sensibilité à la lumière considérable. Une lumière vive ou apparaissant brusquement produit des troubles profonds dans l'état du sujet, accélération de la respiration et palpitations, état de souffrance visible, tremblement des membres et parfois mouvements convulsifs.

La crise étant ainsi caractérisée par ces symptômes généraux habituels, on peut observer pendant ce temps les phénomènes les plus intéressants. De même que nous avons vu que la caractéristique de l'état médianique passif était de subir les influences venues de l'extérieur, la caractéristique de l'état médianique actif est, pour le sujet, d'exercer une influence sur les êtres qui l'entourent, et cela, non seulement sur les êtres animés, mais encore sur les êtres inanimés, les objets matériels.

Nous nous bornerons à une simple énumération des principaux phénomènes que peut produire cette influence et qui peuvent être infiniment variés dans leurs combinaisons.

1° Sur les êtres animés, les personnes qui l'entourent, le sujet peut faire sentir son impulsion, ou si l'on veut l'impression du fluide qu'il émet, sous forme de mouvements d'attraction ou de répulsion, ou encore de sensation de contact à distance.

2° Sur les objets inanimés qui l'entourent, le sujet peut faire manifester l'influence de ses impulsions, à distance plus ou moins considérable, sous forme de mouvement d'attraction ou de répulsion, ou encore de soulèvement des objets.

Il faut remarquer que ces derniers phénomènes en particulier s'accompagnent d'un état de raideur et de forte tension des membres du sujet, de contractions presque convulsives des muscles qui déterminent parfois une trépidation de tout le corps. Quoique agissant à distance de l'objet, le sujet étend les membres vers cet objet, place son corps dans la position la plus favorable au développement de toutes les puissances de son organisme, et enfin dépense en réalité une somme de forces beaucoup plus considérable que celle qu'exige l'effet produit d'une manière normale.

3° Le sujet peut encore agir sur les personnes qui l'entourent et qui sont en contact avec lui, en provoquant chez celles-ci des suggestions mentales qui peuvent, dans certains cas, provoquer de véritables hallucinations. La cause de ces hallucinations étant unique et s'exerçant sur plusieurs personnes, les hallucinations sont souvent collectives et plus ou moins intenses, suivant la disposition particulière des personnes qui en sont l'objet.

Ces différents phénomènes peuvent être plus ou moins accentués et, en se combinant entre eux de différentes manières, donner lieu à des phénomènes beaucoup plus complexes.

Après la crise, l'état du sujet change complètement, l'excitation est remplacée par un épuisement considérable du système nerveux, le visage prend une expression de souffrance et de fatigue, le sujet se montre d'une apathie complète, mais il a conservé la sensibilité à la lumière et au toucher ; souvent un sommeil plus ou moins long précède son retour à l'état normal. En général le sujet a perdu tout souvenir de ce qui s'est passé pendant la crise.

Je veux terminer par une remarque de la plus grande importance pour l'étude de ces états médianiques de l'hypnose.

J'ai vu dans certains cas se produire la superposition de l'état médianique passif avec l'état médianique actif ; et voici de quelle façon peut s'observer cette combinaison : Un sujet en état médianique actif influence un autre sujet qu'il place, d'une façon consciente ou inconsciente, en état médianique passif. Les phénomènes que ces deux sujets peuvent ainsi obtenir l'un sur l'autre sont d'une intensité infiniment plus grande, et l'on peut à peine prévoir à quelle limite ils s'arrêteront dans cette voie. L'on comprend sans peine l'importance qu'il y a à connaître la possibilité de la superposition de ces influences réciproques, et à quel point cette connaissance peut nous aider à comprendre un certain nombre de phénomènes qui sans cela nous paraîtraient tout à fait inexplicables.

TABLEAU SYNOPTIQUE DU CHAPITRE VIII

Les états médianiques

État médianique passif ou induit

- MANIÈRE DE LE PROVOQUER.
- SYMPTÔMES GÉNÉRAUX
  - Attitude.
  - Sensibilité. Réflexes. Sens.
  - Cœur. Respiration.
  - Membres.
  - Etat des membres influencés par passes.
  - Cessation de l'état médianique passif.
- EFFETS
  - Impulsions pour mouvement des membres. Passes.
  - Suggestion mentale.
  - Transmission de pensée.
  - Impressions du sujet.

État médianique actif ou inducteur

- SUJETS QUI LE PRÉSENTENT. AGE, MENTALITÉ. MORBIDITÉ.
- DÉVELOPPEMENT DE L'ÉTAT MÉDIANIQUE ACTIF
  - Spontané.
  - Après somnambulisme.
  - Après état médianique passif.
- CARACTÈRES DE LA CRISE
  - Généraux
    - Cœur. Respiration. Expression. Spasmes.
    - Hyperesthésie à la lumière.
  - Spéciaux
    - Extériorisation en général : de facultés diverses.
    - Extériorisation de la sensibilité.
    - Extériorisation de la force.
  - Impressions manifestées
    - Objets
      - *Sensibilité. Mouvements.*
      - *Phénomènes lumineux.*
    - Personnes
      - Physiques
        - *Impulsions.*
        - *Contact.*
        - *Vision.*
      - Psychiques
        - *Suggestions mentales.*
        - *Transmission de pensées.*
        - *Télépathie.*
        - *Hallucinations.*

CHAPITRE IX

DES MÉTHODES A EMPLOYER POUR PRODUIRE L'HYPNOSE

Après avoir appris ce que c'est que l'hypnotisme il faut apprendre à s'en servir; car la connaissance, même approfondie, de l'hypnotisme ne suffirait pas pour faire un hypnotiseur; il y a des procédés techniques qu'il faut bien connaître si l'on veut réussir.

Nous devons diviser cette étude en trois parties : ce qui concerne l'hypnotiseur ; ce qui concerne le sujet ; enfin les procédés que l'on peut employer pour provoquer l'hypnose.

Tout le monde peut apprendre la théorie et l'histoire de l'hypnotisme, connaître les règles qui doivent être mises en pratique pour hypnotiser; mais il n'est pas donné pour cela à n'importe qui de devenir un bon hypnotiseur. Il en est du reste de même dans les sciences spéciales et surtout dans les arts. On sait très bien qu'il y a des hommes, très intelligents d'ailleurs, qui ne seront jamais mathématiciens; tout le monde peut apprendre à peindre ou à chanter, mais on sait parfaitement que cela ne suffit pas pour faire un artiste en peinture ou en musique. L'hypnotisme est à la fois une science et un art, chacun peut l'apprendre, un certain nombre seulement arriveront à le pratiquer avec succès.

C'est que, dans toutes ces choses, outre la science que l'on peut acquérir par l'étude, il faut certains dons naturels. Hâtons-nous d'ajouter que quelques-unes de ces dispositions naturelles peuvent, jusqu'à un certain point du moins, être développées par le travail et l'exercice. Ainsi un chanteur peut développer sa voix; un pianiste, l'agilité de ses doigts; et nous verrons même plus tard que la suggestion hypnotique peut singulièrement aider à ce travail. De même, l'hypnotiseur peut développer les qualités qui lui sont nécessaires, pourvu qu'elles se trouvent au moins en germe en lui, et qu'elles ne soient pas opposées à sa nature.

Outre la méthode et les procédés qu'il faut connaître pour pratiquer l'hypnotisme, il y a donc une disposition personnelle, une certaine force innée qui est nécessaire pour faire un bon hypnotiseur. Cette force se confond-elle avec l'énergie et la volonté; certains l'affirment; pour ma part je suis disposé à croire qu'il y a quelque chose de différent, mais que la volonté a une influence considérable sur le développement de cette faculté. Quoi qu'il en soit, celui qui ne possède pas, à un certain degré, le pouvoir d'hypnotiser est presque certainement incapable même de comprendre l'hypnotisme.

La confiance en soi et la persévérance sont absolument nécessaires. Un esprit faible et indécis ne saura jamais suggestionner ni diriger les autres.

Il faut vouloir réussir, une volonté ferme et persévérante est une des conditions essentielles pour devenir un bon hypnotiseur. Il faut d'abord de la volonté pour apprendre l'hypnotisme, car cela demande un travail long et persévérant, la patience est donc nécessaire au même titre que la volonté.

La thérapeutique hypnotique présente ceci de particulier, c'est qu'il faut que celui qui veut guérir des malades au moyen de l'hypnose, y mette quelque chose de lui-même. Dans les autres branches de la médecine, on peut formuler une ordonnance, très bien adaptée au malade que l'on soigne, en y restant parfaitement indifférent. On peut prescrire un régime très judicieusement choisi, sans s'intéresser en aucune façon au sujet qui le suivra; l'effet sera le même. Dans l'hypnotisme, au contraire, il faut vouloir le succès; il faut désirer guérir son malade pour réussir, appliquer l'hypnotisme avec indifférence ne conduirait à rien.

On peut développer en soi la volonté et la puissance d'hypnotiser.

La volonté se développe par un travail continuel, auquel celui qui veut devenir bon hypnotiseur doit se livrer, pour ainsi dire, à tous les instants de son existence. Ce travail aura pour but de lui donner d'abord la maîtrise de soi ou l'empire sur lui-même. Il faut savoir dominer tous ses actes, ses gestes, ses mouvements, les soumettre rigoureusement à l'empire de la volonté; et pour cela tout ce que nous faisons du matin au soir, les actes les plus simples comme les actions les plus compliquées peuvent servir d'exercice permanent. On arrive ainsi à dominer ses passions, ses sentiments et même les simples impressions.

Quand on est arrivé ainsi à la maîtrise de soi, on est armé d'une façon très efficace pour arriver à dominer les autres.

Le calme est aussi nécessaire à l'hypnotiseur. Celui qui se laisserait entraîner par la vivacité et la précipitation n'arriverait à rien. Le calme est du reste une conséquence de l'empire que l'on a sur soi-même et de la conscience de sa force.

L'hypnotiseur passe généralement par trois phases successives, qu'il est bon de connaître à l'avance, pour éviter le découragement.

Dans la première phase, on se trouve dans toute l'ardeur d'une étude nouvelle, et il semble que l'hypnotisme soit une science très facile. On a réussi un certain nombre d'expériences, on est surpris du succès et charmé du pouvoir nouveau que l'on a acquis. On est étonné des difficultés dont on a entendu parler par des personnes plus expérimentées; en voyant les résultats que l'on obtient, on se croit des dispositions personnelles toutes spéciales, on est rassuré et bien persuadé que l'on arrivera sans obstacle à tous les résultats que l'on se propose d'obtenir. On reproduit avec bonheur certaines expériences que l'on a vues réussir par d'autres; puis on observe certains phénomènes qui semblent nouveaux et intéressants; on croit avoir en mains un sujet remarquable; et l'on ne doute pas de voir se produire bientôt les phénomènes transcendants, que l'on a toujours entendu citer comme les plus rares et les plus difficiles à observer.

Mais bientôt on trouve des sujets qui ne réagissent plus de la même façon, on cherche en vain à obtenir avec eux les phénomènes que l'on avait primitivement observés, ils ne se reproduisent pas ou présentent une modalité tout à fait différente. Si l'on retourne aux premiers sujets avec lesquels on a opéré, on retrouve encore les mêmes phénomènes, mais ils ne varient pas et ils ne semblent plus si intéressants. On cherche avec ces mêmes sujets à aller plus loin, et l'on est tout étonné que l'on ne peut rien produire de nouveau.

On trouve alors certains sujets, avec lesquels, malgré une persévérance plus ou moins grande, on n'arrive à produire aucun phénomène hypnotique. L'étudiant alors s'impatiente de ces insuccès auxquels il ne s'attendait pas ; il commence à se demander s'il n'a pas perdu ce pouvoir personnel qu'il croyait posséder autrefois ; il met cela sur le compte de la fatigue, de l'âge, d'une maladie ; tombant dans une exagération contraire à celle à laquelle il se livrait en premier lieu, il est persuadé qu'il ne peut plus arriver à rien.

Si pour comble de malheur, il tombe alors sur quelques sujets chez lesquels il trouve peu de sincérité, où il découvre des actes de simulation évidents, il se demande maintenant si, dans ses premières observations, il n'a pas été le jouet d'une illusion et il arrive à douter même de l'hypnotisme. Un certain nombre s'arrêtent là et en restent dans à cet état d'esprit.

Ceux qui, au contraire, ont le courage de persévérer dans leurs études ne se laissent pas aller au découragement ; ils font appel à leur force de volonté pour aller plus loin et pour connaître la vérité. Ils multiplient leurs expériences et leurs observations. Ils arrivent à classer en différentes catégories les sujets qu'ils ont eus entre les mains, ils reconnaissent la cause d'une partie de leurs insuccès, ils modifient leur manière d'opérer suivant les circonstances et selon les sujets. Leur enthousiasme du début tombe, mais le découragement disparaît aussi. Ils ne s'inquiètent plus des simulateurs, ils savent supporter, sans montrer la moindre émotion, les supercheries de certains sujets dont ils reconnaissent la cause dans leur état mental. Enfin, ils arrivent à tirer profit, pour leur expérience personnelle, des insuccès, comme des phénomènes dans lesquels ils ont obtenu les meilleurs résultats.

On voit donc que la volonté et la persévérance sont nécessaires à celui qui veut devenir bon hypnotiseur.

L'hypnotiseur doit faire preuve, en toute circonstance, de beaucoup de tact et de perspicacité ; afin d'abord de bien se rendre compte de la façon dont il doit s'y prendre avec chaque sujet et d'agir en conséquence. Les sujets sont absolument différents les uns des autres, par leur éducation, leur caractère, leurs goûts, leur tempérament, leur nature ; il faut que l'hypnotiseur sache se plier et adapter sa méthode à ce qui convient à chacun en particulier.

La science hypnotique touche à la fois à la psychologie et à la physiologie. Il ne suffit pas de connaître le fonctionnement des organes et du système nerveux, il faut encore connaître les lois qui régissent l'esprit, qui influencent et dirigent nos pensées et nos actes.

En ce qui concerne le sujet, la première question qui se pose est celle-ci : faut-il choisir un sujet spécial ?

Remarquons d'abord que c'est une question qui ne se pose même pas dans la plupart des cas, à cause de l'impossibilité même où l'on se trouve de faire un choix.

Dans tous les cas d'hypnotisme thérapeutique, par exemple, il faut bien prendre le malade tel qu'il est.

Dans le cas d'hypnotisme expérimental, il serait souvent utile d'avoir des sujets de choix, mais les sujets sont assez rares ; ce n'est, du reste, qu'en expérimentant que l'on peut se rendre compte des dispositions qu'ils présentent. Il arrive souvent aussi qu'un sujet, ne paraissant pas tout d'abord présenter des dispositions très remarquables, est néanmoins très intéressant sur un point particulier et donne lieu aux observations les plus instructives.

On demande souvent s'il est bon de prendre une hystérique pour faire des expériences.

A cela nous répondrons qu'un débutant ne devra jamais choisir des hystériques, tandis qu'au contraire elles seront des sujets excellents pour un hypnotiseur expérimenté.

En voici la raison : l'hystérique donne lieu à des surprises de toute sorte et aux incidents les plus imprévus au cours des expériences que l'on fait avec elle ; soit qu'elle présente une disposition personnelle spéciale pour un état hypnotique particulier, soit que, simplement, par suite de son excessive sensibilité, elle présente, avec un développement exagéré, tous les symptômes qui se produisent. Le débutant en sera certainement dérouté, il ne saura pas conduire un sujet dont il n'est pas maître, et, s'il se trouble, il s'exposera à une foule d'ennuis et de désagréments.

En second lieu, il ne faut pas oublier que l'hystérique a une tendance naturelle à la simulation. Le débutant, ou bien ne saura pas discerner la simulation des phénomènes réels ; ou bien, s'il la découvre, il croira que tout est simulé et se découragera.

L'hypnotiseur expérimenté, au contraire, arrivera à dominer immédiatement son sujet, et il en sera d'autant plus maître qu'il est plus sensible ; il saura le conduire avec sûreté, et non seulement il en tirera les choses les plus intéressantes au point de vue expérimental, mais il lui fera le plus grand bien en rétablissant l'équilibre de son système nerveux.

Nous donnerons donc le conseil d'entreprendre ou de poursuivre l'étude de l'hypnotisme avec le premier sujet venu qui veut bien se livrer sincèrement à des expériences. Les expérimentateurs doivent être convaincus qu'ils pourront toujours arriver à quelque chose, s'ils savent bien s'y prendre ; et que les expériences, les plus simples en apparence, servent toujours à leur apprendre quelque chose.

L'expérimentateur ayant donc un sujet, voyons la conduite qu'il devra suivre avec lui.

Il faut d'abord que l'expérimentateur gagne la confiance du sujet. Rappelons-nous que le sujet doit être passif, s'abandonner volontairement et complètement à ce que l'expérimentateur demande de lui. Cet état d'esprit ne peut exister que si le sujet voit dans l'hypnotiseur une personne sympathique, et à qui il puisse, au moins momentanément, accorder sa confiance.

Nous savons aussi que ces expériences demandent beaucoup de patience et de persévérance ; et il faut bien remarquer que cela est autant de la part du sujet que de celle de l'expérimentateur. Il est donc de toute nécessité d'intéresser d'une façon quelconque le sujet aux recherches que nous faisons avec lui; le plus souvent, il faudra pour cela exciter sa curiosité, ne pas craindre de faire avec lui certaines expériences très simples et les lui expliquer, lui montrer enfin les résultats que l'on peut obtenir et l'intérêt pratique de cette étude.

On sait aussi que l'hypnotisme éveille parfois des appréhensions, absolument injustifiées, de la part de certains sujets. Il faut faire disparaître ces craintes, qui empêcheraient le sujet de se livrer aux expériences sans arrière-pensée.

Pour cela il faut lui montrer l'hypnotisme tel qu'il est; et, de cette façon, anéantir tous les préjugés dus à une croyance absolument fausse des effets de l'hypnotisme, ou à une interprétation erronée de ses phénomènes.

On arrive facilement à disposer ainsi favorablement le sujet, en faisant avec lui des expériences physiques élémentaires auxquelles il prendra part. On lui en montrera la simplicité et l'innocuité, et en même temps cela enlèvera à l'hypnotisme tout le caractère merveilleux qu'on se plaît souvent à lui donner et qui est capable d'effrayer.

Devant certains sujets il sera bon de commencer par ne pas parler de sommeil; on leur fera voir, avec d'autres personnes, des expériences obtenues dans les états superficiels, et on se gardera même de prononcer le mot d'hypnotisme, avant de les avoir bien familiarisés avec les expériences que l'on fait devant eux.

Il sera bon aussi de faire participer, d'une façon plus active, le sujet à ce que nous faisons, en étudiant avec lui les expériences, et en l'interrogeant sur ce qu'il éprouve et ce qu'il peut remarquer lui-même. Cela aura le double avantage d'intéresser le sujet et de nous instruire davantage nous-mêmes, en attirant notre attention sur certains phénomènes qui auraient pu passer inaperçus.

Il faut aussi observer une certaine gradation dans ce que nous montrons au sujet, afin de tenir sa curiosité en éveil et de lui faire toujours désirer en voir davantage.

Cette méthode progressive présente aussi pour l'expérimentateur et surtout pour le débutant, trois avantages importants : il gagne confiance en lui-même ; il développe son pouvoir hypnotique ; et il apprend par l'exercice à se servir de l'hypnotisme.

Les qualités d'une méthode scientifique sont : d'être claire, simple et pratique ; mais il faut que ceux qui veulent l'employer la connaissent parfaitement. Dans une méthode, il faut tenir compte des moindres détails ; il y a des observations dont on ne comprend pas bien la portée au début ; mais, si on les néglige, ce peut être une cause d'insuccès.

Certains détails peuvent paraître trop simples et insignifiants ; mais toute la méthode hypnotique est basée sur la connaissance de l'esprit humain. Rien n'est plus simple en apparence, quand on considère les premiers phénomènes que l'on obtient au début des expériences. Et pourtant ces expériences mènent directement à des résultats pratiques, et, ainsi que nous le verrons dans les applications de l'hypnotisme, aucune méthode ne peut produire de résultats d'une aussi grande importance.

Il faut donc commencer par des expériences très simples, et ne pas craindre de répéter, chaque fois que l'on a à faire à un sujet nouveau, les expériences les plus élémentaires.

Un débutant, qui n'obtiendra pas facilement ces premiers phénomènes, devra les répéter successivement avec d'autres sujets, jusqu'à ce qu'il arrive à bien connaître la façon de les produire et qu'il sache la raison de ses insuccès.

Tout le monde peut arriver à savoir hypnotiser, à condition de s'exercer et de s'assouplir pour développer en soi les qualités nécessaires.

Il faut éviter de la part du sujet toute distraction ; et, pour cela, il faut se placer, autant que possible, dans un endroit isolé, loin du bruit. Il faut éloigner les personnes inutiles, qui seraient là par simple curiosité, et ne garder près de soi que les témoins nécessaires dans les circonstances que nous déterminons dans un autre chapitre. Il faut surtout exiger de toute personne présente un silence absolu, que non seulement elle ne se permette aucune observation, aucune remarque, mais qu'elle ne fasse même aucun bruit ni aucun mouvement capable d'attirer l'attention du sujet.

L'hypnotiseur doit bien savoir ce qu'il veut faire, et comprendre tout ce qu'il fait avant de commencer.

Il ne montrera jamais d'hésitation devant le sujet, mais au contraire, indirectement, il fera en sorte de lui prouver qu'il sait et qu'il comprend la raison de tout ce qu'il fait. Le timide et l'indécis ne pourraient jamais réussir dans l'hypnotisme, il faut parler au sujet d'un ton ferme et assuré.

Remarquez qu'il n'est pas nécessaire de parler haut ni fort; il faut surtout affirmer avec conviction ; être précis de façon à se faire comprendre bien exactement : parler lentement et avec fermeté donne alors plus d'autorité.

Il est bon de s'exercer au calme et à la précision dans les paroles et les affirmations.

Il est difficile en effet, d'être, en présence d'un sujet et au moment où l'on veut pratiquer l'hypnotisme, tout à fait différent de ce que l'on est d'ordinaire. C'est pourquoi, celui qui veut devenir bon hypnotiseur et suggestionneur habile doit s'observer en tout temps.

Il n'oubliera pas que pour dominer et diriger les autres, il faut d'abord être maître de soi. L'hypnotiseur exercera donc toujours et par-dessus tout sa volonté. La volonté est une faculté que l'on peut développer en soi par le travail, et c'est par elle que l'on arrive à la maîtrise de soi-même.

On ne peut arriver à pratiquer l'hypnotisme en apprenant un certain nombre de mouvements, comme on apprendrait un exercice physique ou un jeu d'adresse.

L'hypnotiseur doit comprendre d'abord. Il doit se passer dans son esprit quelque chose d'analogue à ce qui se produit quand, après avoir médité une démonstration, on comprend un théorème de géométrie ; la lumière se fait subitement jour dans l'intelligence, et la vérité apparaît, telle qu'il est désormais impossible de ne plus la voir.

L'hypnotiseur doit savoir et sentir lui-même l'action qu'il peut exercer. On pourrait exécuter à la lettre tous les préceptes et les règles données pour hypnotiser, sans arriver à rien ; comme on peut apprendre par cœur et réciter un théorème sans le comprendre, mais on serait incapable alors de l'expliquer à une autre personne.

Après s'être bien pénétré de la théorie, il faut la pratique; l'expérience seule permet d'arriver à quelques bons résultats; c'est pourquoi l'hypnotisme expérimental conduit directement à la pratique utile de l'hypnotisme.

Au début, il ne faut pas s'étonner de ne pas réussir avec tout le monde. Il faut persévérer avec ténacité, et recommencer avec des personnes différentes sans se décourager.

Les premières expériences sont plus difficiles à réussir; une fois que l'on a obtenu des résultats, on comprend mieux la manière de s'y prendre et l'on réussit plus facilement.

Il est quelquefois mauvais d'obtenir un résultat trop rapide, dû au hasard des circonstances qui vous a fait tomber sur un sujet exceptionnel. Le débutant peut se faire ainsi une illusion qui le conduit ensuite au découragement. Il faut d'abord savoir que les hypnotiseurs les plus exercés n'arrivent pas toujours de suite aux résultats qu'ils désirent.

Parfois, c'est la résistance des sujets qui est une cause d'échec. Cette résistance vient souvent de ce que les sujets, qui ne connaissent l'hypnotisme que parce qu'ils en ont entendu dire par le vulgaire, s'en font une crainte absurde et sans aucun fondement. Quelquefois même les sujets affirment qu'ils ne résistent pas, mais ils opposent sans s'en douter une résistance passive.

Il faut donc étudier à fond et bien connaître chaque sujet avant de l'entreprendre, car on n'agit pas sur tous par les mêmes moyens.

Dans bien des cas, il ne faut pas parler à un sujet d'expériences hypnotiques dès la première fois qu'on l'aborde. Il faut d'abord faire connaissance avec lui, causer avec lui et paraître s'intéresser à tout ce qui le touche. En agissant ainsi on gagne sa confiance. De plus, de cette façon, on l'analyse lui-même et on apprend à le connaître, en même temps qu'on cesse d'être un étranger pour lui.

On trouve ensuite moyen de parler de l'influence que l'on peut avoir sur le système nerveux, soit en causant de maladie, ou en parlant d'une autre personne. Dans tout cela, on a soin de ne pas prononcer les mots d'hypnotisme et de suggestion si l'on peut craindre que le sujet ne les comprenne pas bien.

Il faut, avant de commencer, expliquer très clairement et très nettement au sujet ce qu'il doit faire. Si le sujet connaît l'hypnotisme et sait que vous allez l'hypnotiser, il faut lui montrer que l'hypnotisme est inoffensif, utile, lui faire comprendre qu'il doit y mettre de la bonne volonté. Il faut lui expliquer qu'il ne peut en retirer que des avantages, qu'il ne lui en restera rien de pénible ni de désagréable. Il faut qu'il comprenne que l'on n'agit que progressivement, et que d'abord il ne s'agit pas d'un sommeil profond, mais d'un simple engourdissement.

Les expériences préalables impressionnent favorablement les sujets, en les persuadant que l'opérateur possède sur eux un pouvoir souverain et qu'ils ne pourront lui résister. Cela devient une auto suggestion que l'on peut utiliser dans la suite. Il est donc bon de faire devant le sujet quelques expériences générales de suggestion dans les états légers de somnambulisme, et même, s'il se peut, d'hypnotiser quelque autre personne devant lui.

Il y a des cas où l'influence que l'on exerce sur une personne est d'autant plus grande, que celle-ci ne s'aperçoit pas de l'empire que l'on a sur elle, et croit qu'elle agit d'elle-même et par sa propre volonté. On doit utiliser fréquemment ce procédé dans le traitement des malades par l'hypnotisme.

Il faut toujours chercher à obtenir, chez les sujets, des états d'hypnose superficiels, avant d'arriver aux états profonds. Il est très fâcheux, pour un commençant, d'avoir entre les mains un sujet qui arrive trop rapidement aux états profonds de l'hypnose. D'abord, il n'apprend pas à faire passer son sujet par les états successifs, de plus en plus profonds, ce qui est indispensable à savoir dans la pratique. En second lieu, il ne sait pas se servir d'un sujet en état profond d'hypnose ; il se trouve surpris par l'intensité des phénomènes, et souvent il ne sait pas continuer les expériences. Il ne peut pas, le plus souvent, profiter de cet état, ni pour lui-même, ni pour son sujet, comme s'il y était arrivé par une méthode progressive.

Les hypnotiseurs les plus expérimentés trouvent encore qu'il y a intérêt à passer par les états superficiels, pour arriver progressivement aux états profonds ; à plus forte raison cela est indispensable pour les débutants.

Certains sujets ont l'idée préconçue qu'on ne pourra pas les endormir. Il faut dissiper cette idée, leur dire de penser avec calme, sans aucune préoccupation, à ce qu'ils vont faire ; qu'il n'est même pas besoin de dormir pour être hypnotisé.

Si un sujet pense qu'on ne pourra pas l'endormir à cause de son énergie, de sa force de caractère, il faut lui montrer que cette énergie même peut aider à hypnotiser.

Une volonté énergique, en effet, ne doit pas faire craindre d'échouer dans les tentatives d'hypnotisation ou de suggestion. Au contraire, la volonté du sujet est un élément du succès ; mais il faut savoir s'en servir.

La volonté du sujet ne doit pas agir directement, mais toujours indirectement ; il doit la laisser guider par l'hypnotiseur. La volonté lui servira d'abord, à lui donner confiance dans l'hypnotiseur, et à lui faire accepter volontairement l'obéissance passive. Le sujet qui a une volonté énergique saura mieux se dominer lui-même ; il sera plus capable d'éloigner toute distraction et de concentrer sa pensée, en suivant exactement les prescriptions qui lui auront été faites.

Quand on a affaire à un sujet, dont l'activité psychique dans ses manifestations intellectuelles, sensibles et volontaires, est très vive, on a beaucoup de chances de réussir rapidement à l'hypnotiser et à le suggestionner ; mais il faut savoir éviter tout ce qui pourrait contrarier l'activité de ses facultés. Il faut quelquefois les modifier, mais surtout les développer et les diriger en vue du but que l'on veut atteindre.

Nous avons vu ce qui concerne l'hypnotiseur, ce qui concerne le sujet, et les règles générales qui s'appliquent à l'un et à l'autre; il nous reste à étudier les procédés techniques à employer pour provoquer l'hypnose.

L'hypnotiseur doit avoir à sa disposition le plus grand nombre possible de procédés ; il y en a qu'il emploiera de préférence, qui seront pour lui des procédés de choix ; mais il faut qu'il les connaisse tous et qu'il sache les appliquer; car, s'il est vrai que toute personne peut être influencée par l'hypnotisme, il n'est pas moins certain qu'il n'y a pas deux sujets absolument semblables, et il est nécessaire de modifier les procédés que l'on emploie, suivant les dispositions des sujets que l'on a entre les mains et suivant les effets que l'on veut obtenir.

Quand on a affaire à un sujet nouveau, la première chose à faire c'est de poser le diagnostic de sa suggestibilité, c'est-à-dire chercher à reconnaître si le sujet est plus ou moins influençable par la suggestion.

Cela sert d'expériences préliminaires, qui ont l'avantage d'agir d'avance sur l'imagination du sujet, et de le prédisposer à être influencé par l'hypnotiseur.

Avant chacune de ces expériences, il est indispensable d'interpeller vivement le sujet, de lui toucher les bras et les épaules en tournant autour de lui, puis de se placer bien en face de lui et le regarder fixement en lui redressant la tête au moyen des deux mains placées de chaque côté. On peut parfois se dispenser de quelques-unes de ces manœuvres, mais il faut au moins en employer une; car on n'oubliera pas que le sujet ne recevra la suggestion, que s'il est déjà dans un état léger d'hypnose, provoqué par l'impression qu'aura produite sur lui une manœuvre quelconque.

Le premier essai que nous conseillons de faire est l'attraction en arrière. On place le sujet debout, et on lui recommande de se tenir bien droit en joignant les talons. L'hypnotiseur se place alors derrière le sujet et lui applique les deux mains sur les omoplates. Il laisse ainsi les mains pendant quelques instants, en lui demandant s'il éprouve quelque sensation. Parfois le sujet accuse des fourmillements, de la chaleur, du froid, ou de la lourdeur du bras. Alors l'opérateur ramène les mains à lui très doucement ; quelquefois alors le sujet déclare se sentir tiré en arrière, on voit son corps se renverser et il chancelle ou recule d'un pas. Si cet effet ne se produit pas spontanément, l'hypnotiseur dit alors au sujet qu'il va l'attirer en arrière, qu'il se sentira renversé sans pouvoir y résister; toutefois, il faut lui recommander de ne pas se pencher en avant et de se laisser aller. Presque toujours alors on produit l'effet que nous venons de décrire.

L'explication du phénomène est bien simple : le sujet a une tendance à prendre un point d'appui sur les mains appliquées sur son dos. Si on retire les mains très doucement, il en s'aperçoit pas du mouvement, et se trouve insensiblement porté en dehors de la ligne d'équilibre, il se sent alors tout à fait renversé en arrière.

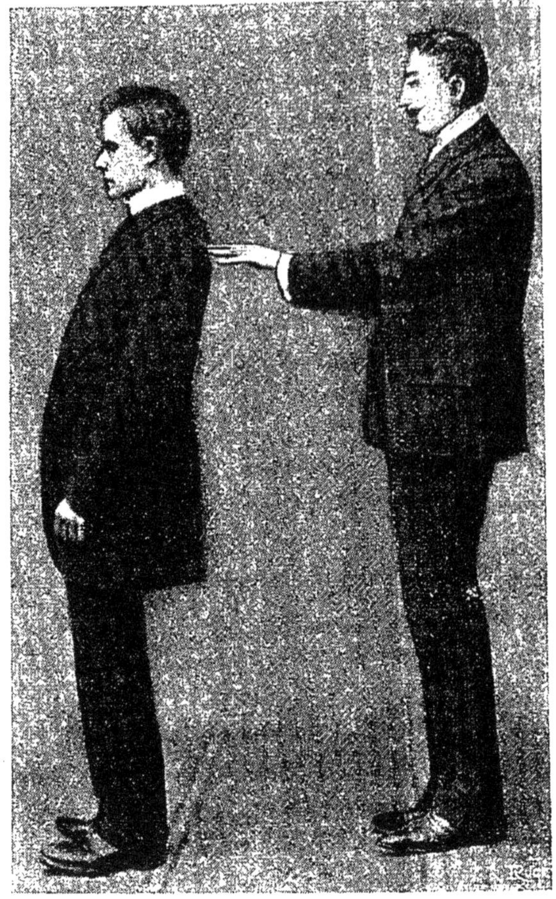

Fig. 13. – Le sujet tombant en arrière, sans qu'il n'y ait aucun contact avec les mains de l'opérateur.

Mentalement, le sujet attribue ce fait à une action spéciale de l'opérateur ; il se fait alors une autosuggestion, de sorte que lorsqu'on lui dira qu'on va l'attirer en arrière, il se sentira en effet renversé.

Le phénomène sera d'autant plus accusé que le sujet sera plus sensible à la suggestion. S'il est très suggestible, en recommençant l'expérience, il suffira de lui appliquer la main sur le dos et de lui dire qu'on l'attire pour qu'il se renverse aussitôt. Chez certains sujets on peut aller plus loin encore et l'expérience devient alors d'une tout autre nature.

Après avoir entraîné le sujet par les expériences que nous venons d'indiquer, quand on a constaté que le sujet est très sensible à la suggestion, on le fait placer dans la même position que pour l'expérience précédente; puis l'opérateur, se plaçant derrière lui, étend vers lui les mains en ayant bien soin de ne le toucher à aucun moment, et de laisser même une assez grande distance entre le sujet et l'extrémité de ses doigts.

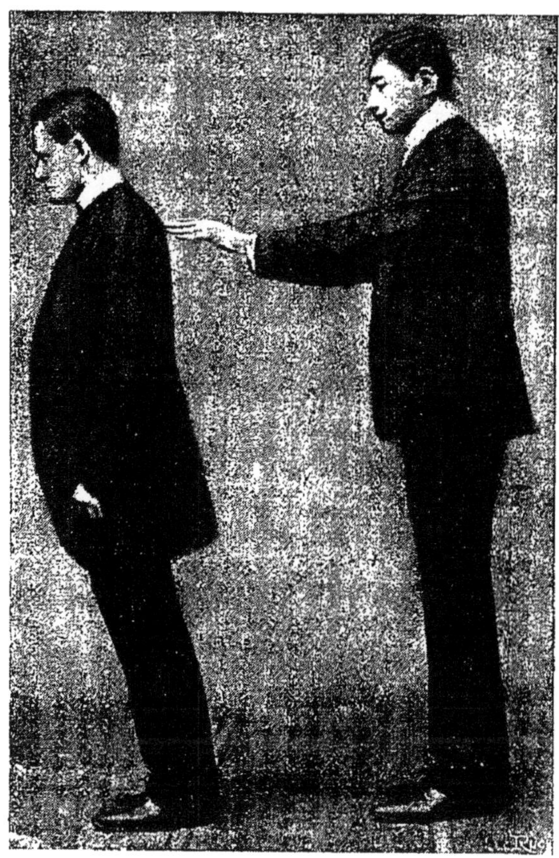

Fig. 14. — Le sujet poussé en avant, sans qu'il n'y ait aucun contact avec les mains de l'opérateur.

L'opérateur alors, sans prononcer aucun mot ni faire aucun signe, concentre fortement sa pensée dans la volonté bien déterminée d'attirer le sujet en arrière ou de le faire tomber en avant.

Les figures 13 et 14 nous montrent le sujet tombant

ainsi en avant ou en arrière à la volonté du suggestionneur.

Pour éliminer toute supposition d'auto-suggestion, on exerce indifféremment une action d'attraction ou de répulsion, et on répète plusieurs fois l'expérience sans que le sujet puisse connaître le mouvement qui va lui être imprimé.

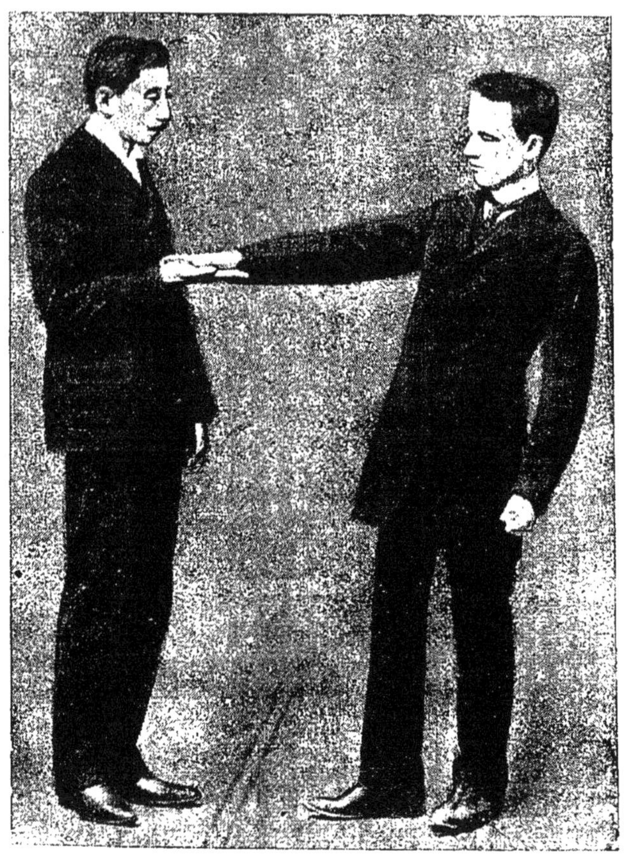

Fig. 15. — Le sujet, malgré ses efforts, ne peut détacher sa main de celle de l'opérateur.

Pour la seconde expérience, on fait placer le sujet également bien droit, puis l'hypnotiseur, en le regardant bien en face, lui fait quelques passes sur la tête et sur les bras.

Puis, lui prenant la main droite, il la place sur sa main gauche, il étend complètement le bras du sujet, ainsi que le montre la figure 15. Avec la main restée libre, l'hypnotiseur fait des passes le long des bras du sujet, depuis l'épaule jusqu'à la main, en lui disant que son bras se raidit, que sa main s'alourdit, qu'il lui sera impossible de la soulever, enfin qu'elle suivra invinciblement la main sur laquelle elle repose, dans tous les mouvements qu'il lui imprimera. Le sujet commence par déclarer que sa main est lourde; quand l'opérateur le juge assez suggestionné il lui dit d'essayer d'enlever la main. On voit alors le sujet, ainsi que le montre la photographie, faire de vains efforts pour dégager sa main, sans pouvoir y parvenir.

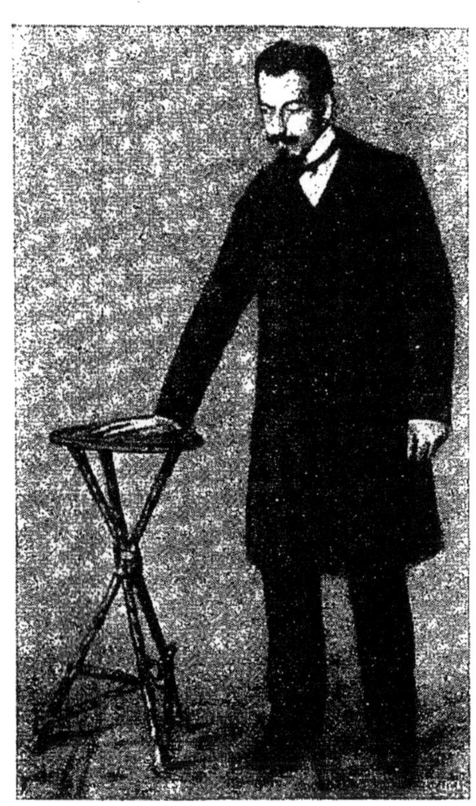

Fig. 16. — On a placé la main du sujet sur une table et il ne peut arriver à l'en détacher.

Si alors l'hypnotiseur se recule, s'il élève ou abaisse la main, le sujet la suit comme si la sienne y était attachée.

Pour terminer l'expérience, l'opérateur souffle sur la main du sujet et lui fait quelques passes remontantes en lui affirmant que son bras s'assouplit, que sa main se dégage, et le sujet revient complètement à son état normal.

Une autre expérience consistera à amener le sujet auprès d'une table. On lui fait appliquer la main à plat sur la table, comme le montre la figure 16.

L'hypnotiseur, comme dans l'expérience précédente, fait des passes tout le long du bras du sujet, de l'épaule à la main, en ayant soin d'appuyer chaque fois sur la main, pour bien l'appliquer sur la table. Puis, il dit au sujet qu'il sentira comme un poids très lourd sur sa main, et qu'il sera incapable de la soulever.

On voit alors le sujet s'efforcer de soulever la main ; il y arrive quelquefois après quelques efforts. On recommence alors l'expérience, en lui faisant remarquer les efforts qu'il a dû faire ; on lui dit que l'effort nécessaire sera de plus en plus considérable.

C'est, en effet, ce que l'on constate à chaque reprise de l'expérience ; et l'on peut enfin lui immobiliser complètement la main sur la table. On fait cesser la suggestion de la même manière que la précédente.

On peut varier à l'infini ce genre d'expériences, sur lesquelles je n'ai pas à insister plus longtemps.

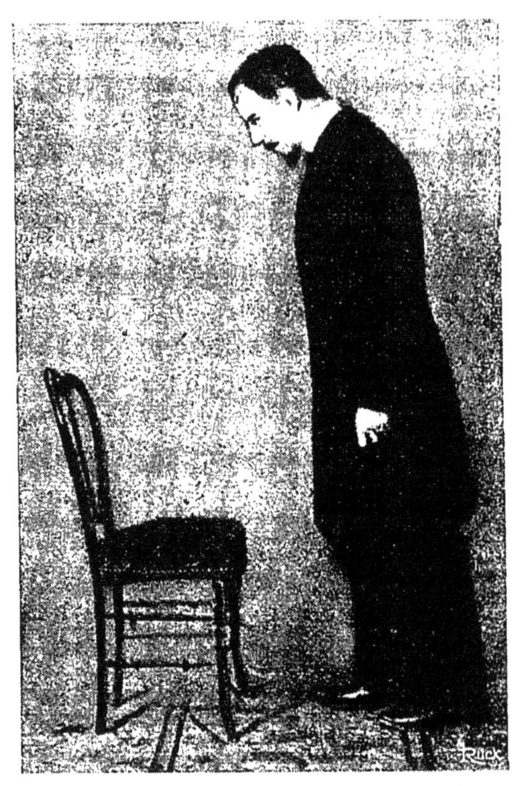

Fig 17. — Le sujet attiré invinciblement par la chaise marche vers elle automatiquement.

En voici une autre, très utile pour disposer le sujet à l'hypnose et conseillée par le Dr Bérillon :

Le sujet étant debout, on place à quelques mètres de lui un siège, chaise ou fauteuil. J'ai l'habitude de placer sur le dossier de ce siège un petit objet brillant pour attirer l'attention du sujet.

L'hypnotiseur, se plaçant à côté du sujet, lui applique légèrement la main sur le dos, entre les deux épaules. Il lui dit alors de regarder fixement l'objet brillant placé sur le dossier du meuble, et il lui affirme qu'il va se sentir attiré par cet objet; qu'il ne pourra résister à l'attraction qu'il produira sur lui ; que son corps va se pencher en avant; que, pour ne pas tomber, il se trouvera obligé de marcher; enfin, qu'il marchera automatiquement jusqu'au fauteuil sur lequel il sera forcé d'aller s'asseoir.

La marche du sujet est absolument caractéristique, et il ne peut y avoir le moindre doute, pour toutes les personnes qui l'observent, qu'il n'est plus à son état normal.

La figure 17 donne une bonne idée de l'état de fascination du sujet quand il arrive près du siège.

Avec certains sujets, on peut, pendant qu'ils progressent ainsi automatiquement, leur faire la suggestion qu'aussitôt assis leurs yeux se fermeront et qu'ils tomberont endormis.

L'état d'hypnose se complète ainsi par suggestion, et il suffit ensuite de l'approfondir et de le pousser au degré que l'on veut obtenir.

Ces expériences préliminaires ont eu pour but de disposer le sujet à l'hypnose, en lui apprenant à se mettre en condition passive, c'est-à-dire à supprimer toute contraction musculaire volontaire, toute tension nerveuse ; à se placer dans un état d'attente, disposé à recevoir toutes les impressions qui pourront venir de l'hypnotiseur.

Le sujet étant ainsi préparé, nous allons provoquer chez lui l'état de sommeil hypnotique.

Premier procédé. — Ce procédé peut être surtout conseillé quand on a un sujet nouveau, pour lequel on peut prévoir que l'hypnotisation demandera un certain temps.

On fera asseoir le sujet dans un fauteuil. L'hypnotiseur s'assiéra lui-même en face du sujet, sur un siège un peu plus élevé, les genoux du sujet entre les siens.

L'hypnotiseur tiendra fermement, mais sans violence, les mains du sujet et il lui enjoindra de le regarder fixement dans les yeux, et lui-même fixera ses regards entre les deux yeux du sujet, à la racine du nez. L'hypnotiseur s'appliquera à regarder avec calme, froidement, avec beaucoup de fermeté et sans cligner les paupières.

D'autre part, il recommandera au sujet d'être calme et

tranquille, de respirer lentement et profondément, de chasser toute préoccupation et de s'abandonner avec confiance à l'opération. Il faut encore lui prescrire de ne faire aucune remarque, de ne répondre en aucune façon à ce que l'hypnotiseur pourra dire, à moins qu'il ne fasse une interrogation directe, et, dans ce dernier cas, on aura soin d'autoriser le sujet à parler en lui disant : « Répondez ».

Ces recommandations bien faites, l'hypnotiseur devra ne

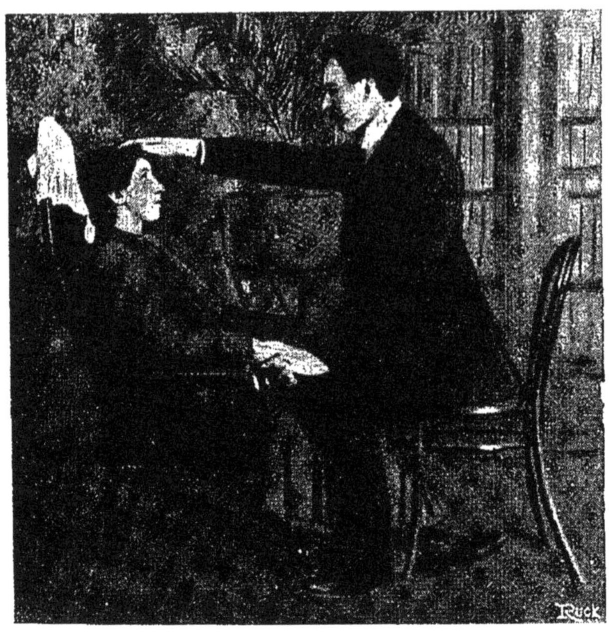

Fig. 18. — *Hypnotisation par le premier procédé.*
Procédé lent à employer les premières fois que l'on endort un sujet.

plus prononcer un seul mot, mais garder l'immobilité dans la position que nous avons indiquée tout à l'heure, en continuant à regarder fixement le sujet avec la volonté de l'endormir. Certaines personnes continuent à parler au sujet, veulent lui expliquer ce qu'il doit ressentir, multipliant les injonctions de dormir, etc... c'est une erreur absolue et une conduite qu'il ne faut pas imiter ; elle indique le manque de calme, qui est un grand défaut de la part de l'hypnotiseur. Par ces paroles intempestives ou toute autre manœuvre prématurée on excite l'attention du sujet et on l'empêche de s'endormir, c'est là une cause très fréquente d'échec, contre laquelle nous voulons mettre en garde les commençants.

Il faut donc avoir la patience de rester, comme nous l'avons indiqué, jusqu'à ce qu'on observe les signes du commencement de l'hypnose chez le sujet. D'abord on verra ses yeux se mouiller de larmes, les pupilles se dilateront, puis les paupières commenceront à battre et se fermeront.

C'est seulement quand on commence à observer ces phénomènes que l'on peut utilement intervenir et déterminer le passage à l'état d'hypnose par le commandement : « Dormez ».

Quand on a affaire à des sujets nouveaux, il faut donner ce commandement d'abord à voix basse, doucement, avec insinuation ; puis, à mesure que l'état d'hypnose s'accentue, on doit devenir plus impératif.

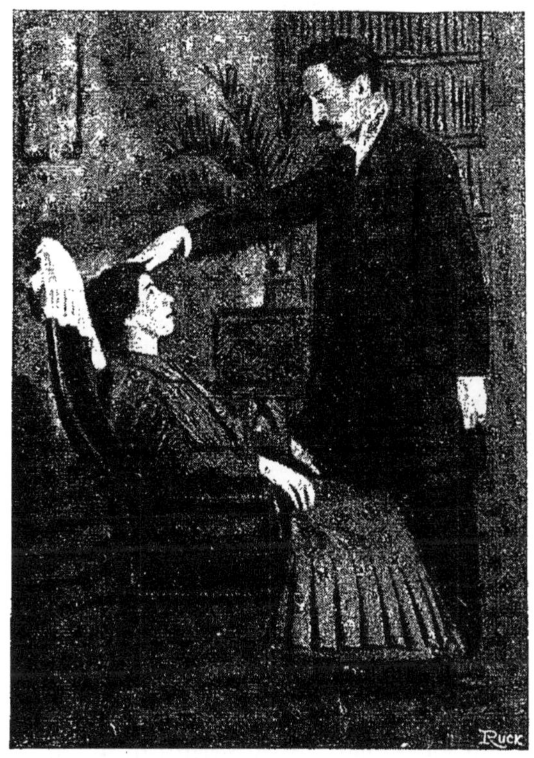

Fig. 19. — *Hypnotisation par le deuxième procédé.* L'hypnotiseur fascine le sujet du regard.

A ce moment également, il est souvent bon de placer la main droite sur la tête du sujet. La figure 18 montre la position du sujet et de l'hypnotiseur dans l'emploi de ce procédé au moment que nous venons d'indiquer.

Deuxième procédé. — Quand le sujet a déjà subi un certain entraînement, l'hypnotisation devient beaucoup plus rapide et plus facile. On peut alors, avec avantage, employer le procédé suivant :

Le sujet étant placé de la même façon, l'hypnotiseur se tient debout, en face de lui et légèrement à sa gauche. Il commence dans cette position la fixation du regard, en observant pour tout le reste les mêmes règles que nous avons indiquées plus haut.

Dans ces deux procédés, l'hypnotiseur doit avoir soin de se

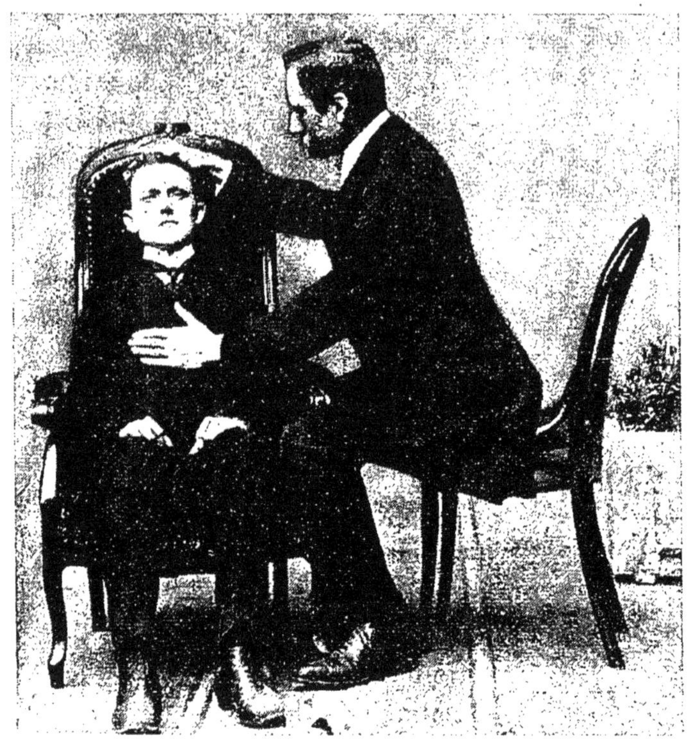

Fig. 20. — *Hypnotisation par le troisième procédé.* L'hypnotiseur calme l'impressionnabilité du sujet et l'endort par suggestion.

tenir ni trop près ni trop loin du sujet ; il doit pour cela s'éloigner et s'approcher successivement très doucement, comme s'il mettait un appareil photographique au point. Il arrivera rapidement par l'habitude à sentir lui-même le point le plus favorable pour la fixation du regard, et, quand il l'aura trouvé, il s'y tiendra.

Troisième procédé. — Dans ce procédé, comme dans le suivant, la fixation du regard n'existe que pour l'hypnotiseur le sujet doit regarder devant lui dans le vide. Nous conseillons d'employer ce procédé chez certains sujets très impressionnables.

L'hypnotiseur, comme le montre la figure 20, doit être assis à la gauche du sujet, il lui place la main droite sur la tête et la main gauche sur la poitrine, au niveau de la pointe du sternum. Les mains ne doivent pas être appuyées tıop lourdement, et la main gauche doit suivre les mouvements de la respiration sans la gêner. L'hypnotiseur doit, pendant tout le temps, regarder le sujet entre les deux yeux.

Quatrième procédé. — Le sujet est encore assis dans un fauteuil, mais il ne doit pas s'appuyer sur le dossier.

L'hypnotiseur, comme le montre la figure 21, debout, à la gauche du sujet, lui applique la main droite à la nuque et la main gauche sur le front. Il doit tenir ainsi la tête du sujet bien solidement fixée, en lui recommandant de n'avoir aucune raideur dans les muscles du cou.

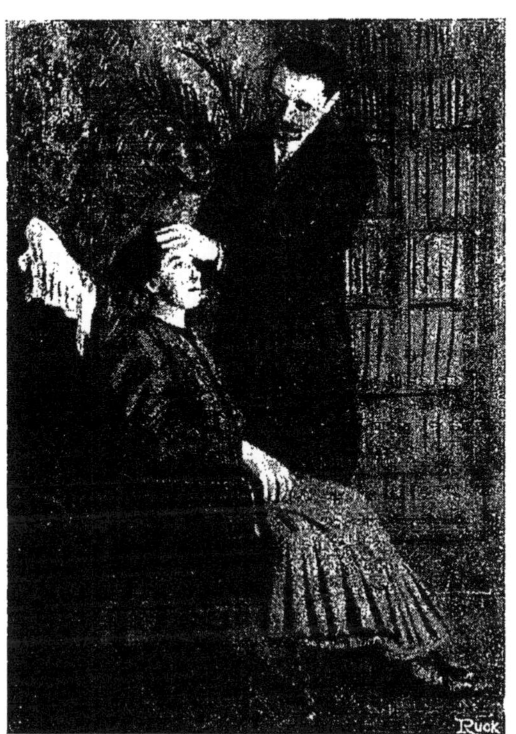

FIG. 21. — *Hypnotisation par le quatrième procédé.* Application des mains et balancement de la tête.

Tout en fixant son regard entre les yeux du sujet, l'hypnotiseur imprime à la tête un léger mouvement de balancement ou plutôt de rotation.

Ce procédé facilite l'hypnose chez certains sujets plus difficiles à endormir.

Le sujet étant arrivé, par les procédés que nous venons

d'indiquer, à un état d'hypnose léger, on peut le compléter et l'approfondir au moyen des passes.

Les passes sont de deux genres: les passes longitudinales et les passes transversales.

Les passes longitudinales se font parallèlement à l'axe du corps.

Les passes transversales sont celles que l'on fait perpendiculairement à cet axe.

Nous diviserons encore les passes longitudinales en trois catégories : les grandes passes, qui se font depuis le sommet de la tête jusqu'aux genoux.

Les passes moyennes, qui se font du sommet de la tête à la base du thorax.

Les petites passes, qui se font du sommet de la tête à la base du cou.

Les passes doivent toujours être faites doucement, avec une grande légèreté et une grande souplesse.

Les passes sont utiles à condition de ne pas les commencer trop tôt. On ne doit faire des passes que quand le sujet a déjà fermé les yeux ; c'est-à-dire au début de l'état d'hypnose.

Les petites passes complètent l'état d'hypnose, qui n'est pas toujours encore bien déterminé quand le sujet commence à fermer les yeux.

Les passes moyennes rendent plus profond tout état d'hypnose déjà produit, et mettent le sujet en communication plus complète avec l'hypnotiseur.

Les grandes passes sont surtout destinées à calmer ; elles sont très utiles à employer toutes les fois que l'on a affaire à un sujet agité ou très énervé, ou encore quand l'état d'hypnose au début semble produire de l'agitation, un malaise quelconque ou des hallucinations chez le sujet.

Les passes transversales ont pour effet de dégager le sujet et de l'éveiller. Il est bon de commencer toujours par dégager le sujet au moyen de passes transversales avant de procéder au réveil complet. On obtient ainsi un réveil plus calme, et le sujet est toujours beaucoup plus satisfait. En outre, quand le sujet a été dans un état d'hypnose très profond, il est bon de faire encore quelques passes transversales, au niveau du visage et de la poitrine après la suggestion du réveil.

Dans les procédés qui nous restent à étudier, l'hypnotiseur se sert d'un appareil pour aider à provoquer l'état d'hypnose.

Cinquième procédé. — Ce procédé est très commode à employer, c'est celui que l'on a appelé procédé de Baid. Il consiste à placer devant les yeux du sujet, à douze centimètres environ et un peu en haut, un objet brillant que l'on prescrit de regarder fixement. La convergence et la tension du regard en haut aident à l'hypnose.

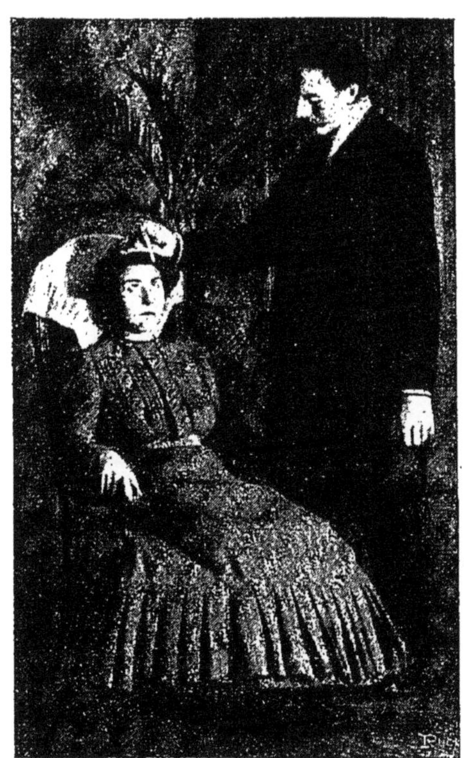

Fig. 22. — *Hypnotisation par le cinquième procédé.*
Fixation d'un objet brillant.

Je me sers habituellement, quand j'emploie ce procédé, d'une tige de verre terminée par une petite boule, et je maintiens la fixité de la main en appuyant son bord interne ainsi que le petit doigt sur la tête du sujet.

On emploie parfois aussi, dans ce même procédé, un petit globe de verre, au centre duquel on a fixé une épingle à tête brillante.

Tous les objets sont bons, pourvu qu'ils servent à attirer l'attention du sujet et à immobiliser son regard.

La fixation du regard sur un objet déterminé n'est qu'un procédé initial, un moyen d'arriver à la concentration de la pensée. Cette concentration de la pensée sur l'objet perçu suspend la diffusion des idées et fixe l'attention dans l'idée de sommeil à l'exclusion de toute autre.

Quand on concentre l'activité de la pensée sur un seul point, on la diminue d'autant sur tous les autres ; et, quand on arrive à la concentration parfaite, toute idée étrangère disparaît. L'activité psychique reste alors latente, prête à recevoir les impulsions du suggestionneur.

Sixième procédé. — Ce dernier procédé avait été imaginé par Luys qui se servait d'un miroir à allouettes, c'est le procédé du miroir rotatif. Ce sont en somme des objets brillants, auxquels un mécanisme d'horlogerie imprime un mouvement

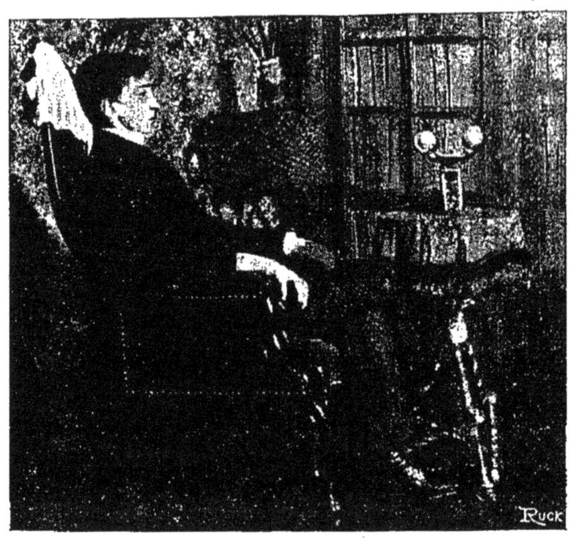

Fig. 23. — *Hypnotisation par le sixième procédé.*
Hypnose obtenue au moyen du miroir rotatif.

rotatif. Le miroir que j'emploie est composé de deux ou de quatre boules brillantes. On place ordinairement ce miroir sur une table devant le sujet, comme le montre la figure 23.

Par une dernière modification, je suis arrivé récemment à le suspendre, de telle façon que les boules se trouvent en-dessous de l'appareil et un peu plus haut que la tête du sujet, qui se trouve ainsi dans une meilleure position pour être influencé.

Le grand avantage de ce procédé, c'est que l'on peut abandonner le sujet à lui-même, après lui avoir donné les indications préliminaires, et le laisser ainsi fort longtemps, jusqu'à ce qu'il se produise une auto-hypnotisation.

Cela rend le procédé commode à employer, quand on a affaire à des sujets plus ou moins réfractaires ou peu dociles.

Lorsqu'un sujet a déjà été endormi plusieurs fois, par un des procédés que nous venons de décrire, et a subi ainsi un certain entraînement, on emploie le plus souvent pour l'endormir la suggestion, seule ou combinée à un procédé quelconque.

On peut ainsi suggérer au sujet qu'il s'endormira quand on lui placera la main sur la tête en le regardant, ou quand on aura compté jusqu'à dix, etc...

Un bon moyen consiste à créer par suggestion des points hypnogènes ; on habitue ainsi le sujet à s'endormir, par exemple quand on lui presse le poignet gauche, et à s'éveiller quand on lui presse le poignet droit. Il y a ainsi une foule de procédés qui peuvent être suggérés.

Pour éveiller le sujet endormi on lui fait des suggestions de réveil ; puis on lui fait des passes transversales pour le bien dégager ; enfin on détermine le réveil complet en lui soufflant sur les yeux et en lui disant : ouvrez les yeux, éveillez-vous.

Il ne faut pas oublier qu'il faut éveiller lentement un sujet, surtout s'il a été endormi profondément et longtemps.

En second lieu, il faut l'éveiller complètement, c'est-à-dire qu'il faut ne lui laisser aucune somnolence, aucune trace du sommeil dans lequel il a été plongé et aucune tendance à y retomber.

C'est pour cela que nous employons et nous conseillons d'employer toujours les divers moyens successifs de réveil que nous venons d'indiquer.

TABLEAU SYNOPTIQUE DU CHAPITRE IX

Méthodes pour provoquer le sommeil hypnotique

- **Ce qui concerne l'hypnotiseur**
  - Qualités nécessaires
    - *Naturelles.*
    - *Acquises.*
  - Ses relations avec le sujet.
  - Ce qu'il doit faire.
- **Choix du sujet.**
- **Préliminaires**
  - Entrainement de l'hypnotiseur.
  - Entrainement du sujet.
  - Essais préparatoires.
- **Méthodes a employer**
  - Choix de l'endroit.
  - Témoins présents.
  - Proeédés
    - *Sans passes.*
    - *Passes.*
    - *Instruments hypnotiques.*
    - *Miroirs rotatifs.*

CHAPITRE X

DES MOYENS ACCESSOIRES QUE L'ON PEUT EMPLOYER POUR FAVORISER L'ÉTAT D'HYPNOSE

Nous avons à étudier maintenant certains procédés accessoires qui peuvent, dans certains cas, être très utiles pour aider au développement de l'état d'hypnose.

Certains de ces procédés ont pour base une action produite par l'intermédiaire d'un sens en particulier.

Un son, lent, monotone et continu, pourvu qu'il ne soit pas désagréable, peut aider à la production de l'état hypnotique. Il agit en absorbant toute l'attention auditive, et en empêchant toute distraction qui pourrait arriver au cerveau par l'intermédiaire de ce sens.

Un tableau portant des figures géométriques régulières, qui attirent le regard et captivent l'attention, est aussi fréquemment employé.

Un rayon de lumière bleue, disposée d'une façon particulière pour tomber sur le front et sur les yeux du sujet, est souvent employé avec succès pour provoquer l'hypnose en même temps que l'analgésie.

Le sens de l'odorat peut être influencé concurremment avec tous les autres procédés employés.

Certaines odeurs favorisent l'hypnose : le musc, quelques essences, l'encens, le genévrier.

Quand on veut employer l'influence des odeurs, il faut avoir soin de ne pas les faire respirer directement par le sujet, mais de laisser l'odeur se disséminer dans le cabinet où l'on opère.

Faire respirer une odeur au sujet, comme on le ferait pour le chloroforme, aurait l'inconvénient d'éveiller en lui l'idée du sommeil provoqué par les anesthésiques. Outre les inquiétudes ou les appréhensions assez justifiées que cela pourrait provoquer chez lui, cela lui donnerait l'idée d'un sommeil absolument différent du sommeil hypnotique et ne pourrait que nuire à la production de ce dernier.

Un excellent procédé, qui a été particulièrement décrit par le Dr Paul Farez, consiste à transformer le sommeil naturel en sommeil hypnotique, ou plutôt à faire passer le sujet de l'état de sommeil normal à l'état d'hypnose. Voici comment le Dr Paul Farez décrit son procédé dans la *Revue de l'Hypnotisme* :

« Des observations authentiques, des expériences probantes, des guérisons avérées témoignent de l'efficacité de la suggestion faite à la faveur du sommeil naturel. On peut même dire qu'elle est le succédané et le substitut de la suggestion hypnotique, et que son action peut s'appliquer à tous les cas qui relèvent de la psychothérapie.

La suggestion faite d'emblée à l'oreille d'un malade qui vient de s'endormir de son sommeil naturel s'est parfois montrée efficace ; mais, le plus souvent, elle échoue. La raison de cet échec est double : ou bien le malade s'éveille dès que l'on formule la suggestion verbale, ou bien il continue à dormir très profondément et la suggestion ne l'impressionne pas. C'est qu'avant de faire œuvre de suggestion active, il est indispensable d'imposer au malade une sorte de préparation dont le double but est : 1° qu'on puisse lui parler à l'oreille, sans l'éveiller ; 2° que la suggestion parvienne jusqu'à lui et s'installe dans la pleine lumière de la conscience. Ce double but est rempli grâce à des procédés très simples, mais minutieux et délicats, qui exigent du psychothérapeute beaucoup de patience et de circonspection.

Rappelons-nous cette vérité psychologique, à savoir que l'état d'hypotaxie est réalisé le plus aisément par le maintien d'une sensation simple, homogène, uniforme, continue, exclusive. Dans le cas actuel, je fais intervenir plus volontiers la sensation auditive. Voici, dans sa teneur générale, la technique que je préconise avec d'autant plus de confiance que les lois psychologiques la légitiment pleinement, et que les succès thérapeutiques l'ont amplement justifiée.

Plusieurs temps sont à distinguer.

Premier temps.

Le soir, quand le malade est endormi, je pénètre sans bruit dans sa chambre. Je me tiens d'abord à quelques mètres du lit et, d'une voix très basse, à peine perceptible, sur un rythme lent, monotone, je commence à articuler les deux syllabes dor ... mez..., dor... mez..., que je suis prêt à répéter, sans aucune impatience aussi longtemps que cela sera nécessaire. Petit à petit je m'approche du lit et j'arrive bientôt à quinze ou vingt centimètres de l'oreille du dormeur ; je n'ai pas cessé un seul instant d'articuler mes deux syllabes sur le même rythme lent et monotone, d'une très voix basse, à peine auditible.

Deuxième temps.

Lorsque je suis près de l'oreille du dormeur, je continue à nettement articuler mes deux syllabes uniformément scandées ; je maintiens le même rythme, mais au bout de quelques minutes, je hausse le ton ; ma voix augmente d'intensité, petit à petit, sans soubresaut, sans heurt, sans brusquerie.

Que se passe-t-il alors psychologiquement ?

La sensation auditive, d'abord vague, à peine existante, s'installe peu à peu, devient de plus en plus nette, atteint le seuil de la conscience, passe de la pénombre à la pleine lumière et bientôt atteint la vivacité des représentations imaginatives du rêve, délirantes ou non. Or l'excitation sensorielle produite par dor...mez..., dor...mez..., ne cesse d'être maintenue et progressivement accrue ; la sensation auditive persiste donc comme un « état fort » ; de plus en plus vivace et devient prépondérante et, peu à peu, elle « réduit » les autres représentations qui auparavant occupaient tout l'aire de la conscience. Ces dernières deviennent de plus en plus faibles, s'atténuent, se dégradent, jusqu'à ce qu'elles tombent sous le seuil de la conscience et soient ainsi tout à fait écartées. A ce moment, il ne subsiste guère que la sensation auditive causée par dor...mez, dor...mez..., toutes les autres représentations antagonistes ont été réduites et sont disparues.

Troisième temps

On sait que la conscience ne peut rester longtemps identique à elle-même, elle comporte, à certains égards, la « perception d'une différence » ; elle ne tardera pas à se voiler et à s'obscurcir si son contenu n'est pas successif et nettement différencié.

Alors, persistons à répéter dor...mez..., dor...mez, avec une intensité non plus progressivement croissante, mais, cette fois, maintenue à dessein uniforme et constante. Dès lors, la quantité et la qualité du phénomène conscient ne variant plus, notre sensation simple et homogène, tout à l'heure pleinement consciente, va devenir de moins en moins consciente, puis subconsciente, c'est-à-dire pratiquement inconsciente. A ce moment, la vie psychique est, pour ainsi dire, vide de tout contenu ; elle réalise un état très favorable de docilité, de malléabilité, de réceptivité ; notre sujet est devenu apte à être suggestionné : il pourra être influencé comme s'il était plongé dans le sommeil hypnotique. Cet « anidéisme » artificiel permet de réaliser par suggestion un « monoïdéisme » ou, pour être plus exact, un « oligoïdéisme » favorable à la cure des phénomènes morbides dont il s'agit dans chaque cas particulier.

Mais, est-on jamais certain d'avoir réalisé cet état de réceptivité ? A quel moment en est-on averti ? A quel caractère peut-on le reconnaître ?

Afin d'articuler, suivant un rythme isochrone, chaque couple de syllabes dor... mez..., dor... mez..., je m'applique à les rendre synchrones aux mouvements respiratoires du sujet ; en d'autres termes, chaque syllabe dor... est énoncée pendant chaque inspiration, chaque syllabe mez... pendant chaque expiration. Or j'ai remarqué que si, au bout d'un temps certes variable, je modifiais légèrement le rythme de mes paroles, le rythme respiratoire du malade était modifié de même, accéléré ou retardé, suivant que mon rythme vocal était lui-même accéléré ou retardé.

Lorsqu'ainsi j'ai pu agir indirectement et comme à volonté sur les mouvements respiratoires du sujet, j'estime qu'il se trouve « à point » et que le moment est propice pour la suggestion : la période préparatoire est terminée, la phase véritablement active commence.

Quatrième temps.

Le contenu des suggestions curatives varie, on le conçoit, avec les conditions psychologiques du malade et la nature de ses phénomènes morbides. Des suggestions spéciales s'imposent dans chaque cas particulier. N'y insistons pas ici, puisque nous n'exposons qu'une technique générale.

Rappelons toutefois le précepte formulé par Auguste Voisin à propos de la suggestion hypnotique ; il s'applique exactement à la suggestion pendant le sommeil naturel : « Il ne faut pas faire trop de suggestions pendant une même séance, sans quoi l'on détermine un malaise évident qui se traduit par des crispations de la face. » En outre, les suggestions seront exprimées avec netteté, conviction et autorité, en phrases brèves, concises, martelées, réduites au strict minimum. Chacune des syllabes de chaque mot sera nettement distincte des autres et articulée suivant le rythme des mouvements respiratoires. Grâce à cette règle du synchronisme, on ne se laissera pas entraîner à parler trop vite ; le malade aura plus de chances d'appréhender toutes nos paroles et il en résultera pour lui un utile entraînement de l'attention.

Cinquième temps.

La fin de la séance n'est pas à négliger. Prescrivons au malade de ne s'éveiller qu'à telle heure déterminée ; ordonnons-lui de dormir toute la nuit d'un sommeil calme et, pendant toute la durée de son sommeil, de rêver uniquement à ce que nous lui avons suggéré. En outre, quand il se réveillera, il ne sera pas fatigué, il se sentira plein d'entrain, il aura l'esprit alerte et dispos. Ne le quittons pas brusquement ; éloignons-nous petit à petit, en répétant dor... mir... dor... mez..., avec une intensité progressivement décroissante.

DURÉE DE LA SÉANCE

Combien de temps doit durer la séance ?

On ne peut sur ce point formuler aucune règle précise, car les conditions de l'intervention varient d'un sujet à l'autre, L'appréciation de cette durée sera donc laissée à l'initiative du psychothérapeute ; et celui-ci devra agir différemment, suivant que lui-même sera ou ne sera pas fatigué, que le malade demeurera placide ou paraîtra énervé, que les suggestions précédentes auront bien ou médiocrement réussi, qu'on sera au début ou à la fin du traitement. Toutefois je puis bien dire qu'une séance comme je la conçois ne peut guère comporter moins d'une demi-heure.

Faut-il espacer les séances ou les faire à intervalles très rapprochés? Cela encore dépend des cas. Il ne me paraît pas exagéré d'intervenir quotidiennement, au moins au début. Dans la suite, on espacera plus ou moins les séances, suivant la gravité ou la complexité de la maladie, suivant aussi le degré de l'amélioration obtenue (1). »

(1) *Revue de l'Hypnotisme.*

Emploi de l'aimant.

Je citerai aussi comme une des méthodes au moins les plus importantes à employer pour produire un état spécial d'hypnose, l'application de l'aiman t.

L'effet produit par l'application de l'aimant sur le crâne est le résultat d'un véritable état hypnotique quoiqu'il n'y ait aucune trace de suggestion.

Les applications thérapeutiques les plus ordinaires de l'aimant ont pour but de guérir des paralysies ou des contractures, d'origine le plus souvent hystériques.

La guérison s'obtient par le phénomène du transfert, phénomène qui a été observé et bien décrit à l'époque où il a été découvert, mais qui semble maintenant assez mal connu généralement, car il a donné lieu à bien des interprétations erronées.

En somme, voici ce qui se passe: Un malade est atteint de paralysie ou de contracture d'un membre, le bras droit, je suppose. On applique l'aimant contre le membre correspondant du *côté sain*, dans le cas que nous supposons, ce serait le bras gauche.

Il arrive alors qu'au bout d'un certain temps la contracture, non pas disparaît d'emblée, mais se trouve reportée dans le membre primitivement sain, quittant le membre malade.

Voilà ce qu'est le phénomène du transfert, et l'on peut obtenir de la même façon le transfert de la sensibilité, anesthésie, hyperesthésie ou de tout autre phénomène nerveux. Mais le malade n'est pas guéri, son infirmité a simplement changé de côté.

Pour le guérir, il faudra recommencer encore la même méthode, appliquer l'aimant du côté qui est devenu le côté sain, mais qui était primitivement malade. L'on peut suivre alors facilement le mécanisme de la guérison, en constatant qu'à chaque fois que le phénomène du transfert se produit, il y a une diminution dans l'intensité du symptôme morbide.

Le transfert ainsiobtenu, comme nous venonsde le décrire, est bien réellement et ne peut être qu'un phénomène spécial dû à l'action qu'exerce l'aimant sur le système nerveux.

L'on voit quelquefois des opérateurs agir d'une façon tout à fait différente et appliquer l'aimant du côté malade.

Il peut alors se présenter trois cas différents: ou bien l'on n'obtient aucun résultat ; ou bien on obtient une guérison immédiate ; ou bien le phénomène de transfert se produit malgré l'application anormale, mais son mécanisme, dans ces cas rares, est tout différent du transfert dont nous avons parlé d'abord.

On a dit que le transfert n'est que le résultat d'une suggestion, c'est-à-dire que, pour ceux qui soutiennent cette théorie, il n'y aurait pas une action propre de l'aimant sur le système nerveux, mais l'application de l'aimant ne servirait qu'à imposer au sujet la suggestion de la guérison.

Que l'on puisse obtenir par suggestion le phénomène du transfert, cela ne fait aucun doute. Tout le monde sait, en effet, que chez certains sujets, on peut, même à l'état d'hypnose superficiel, provoquer une contracture ou une anesthésie générale ou partielle, comme toute autre modification de la sensibilité. Chez ces mêmes sujets, si une paralysie, une contracture ou un trouble de la sensibilité s'est produit par une cause morbide quelconque, il est tout aussi facile de les faire disparaître par suggestion qu'il était facile de les produire lorsqu'ils n'existaient pas.

Puisque l'on peut faire apparaître et faire disparaître isolément les troubles de la motricité ou de la sensibilité chez les sujets très suggestionnables, on peut provoquer simultanément ces deux actions et faire apparaître une paralysie ou une contracture d'un côté, en même temps qu'on la fait disparaître de l'autre.

Ce que l'on peut obtenir par suggestion directe, on peut l'obtenir aussi, chez ces mêmes sujets, en provoquant une auto-suggestion, ou en renforçant la suggestion par une application quelconque, qui n'a pour but que d'éveiller l'attention du sujet.

Je ne contesterai pas de fait que l'on ait obtenu, par le

même mécanisme et avec l'application de l'aimant, la guérison ou le transfert de ces paralysies, contractures, etc., quand on s'est placé dans des conditions pouvant provoquer une auto-suggestion chez le sujet, ou quand l'opérateur lui-même a pu, même inconsciemment, faire une suggestion. C'est ici, en effet, que semblent triompher ceux qui disent que le phénomène du transfert est dû à une suggestion. Ils appliquent, en effet, un barreau de fer non aimanté ou un morceau de bois ayant la forme d'un aimant et ils montrent triomphalement qu'ils ont obtenu le même résultat qu'avec un aimant.

Encore une fois, je ne conteste pas le résultat obtenu, puisque j'ai montré tout à l'heure qu'il était possible; mais ce que je prétends c'est que l'opérateur a fait une suggestion inconsciente ou volontaire, ou qu'il s'est mis dans les conditions de favoriser une auto-suggestion.

Pour qu'une suggestion s'effectue, en effet, il faut qu'une idée soit émise; il faut qu'elle soit reçue et comprise par le cerveau du sujet; enfin, il faut qu'il la réalise. Or, un fait d'expérience très important, c'est que le sujet ne réalise une suggestion qu'autant qu'il l'a comprise, et seulement de la manière dont il l'a comprise.

Je n'insiste pas sur ce fait qui nous entraînerait trop loin, et qui, du reste, est bien connu de tous ceux qui s'occupent de suggestion. Quand il y a auto-suggestion l'idée est éveillée chez le sujet par le désir, la crainte, l'espérance d'un événement, et il la réalise de la façon dont le phénomène est compris par son intelligence.

On peut facilement, avec un peu de soin et d'attention, éviter de faire une suggestion à un sujet; mais on ne pourra dire qu'il n'y a pas d'auto-suggestion, que si le phénomène accompli n'a pu être ni compris ni prévu par le sujet.

Un malade se fera très facilement une auto-suggestion relative à sa guérison, parce qu'il la désire, il l'espère, il l'appelle de tous ses vœux. Si donc il peut être convaincu qu'elle est possible, s'il croit qu'elle doit être le résultat de certaines applications, il pourra la réaliser. Tel fut le cas du malade de Davy, guéri par l'application du thermomètre avec lequel on prenait sa température. Tel est encore, bien souvent, le secret du succès de certains médicaments, inertes ou à doses inefficaces et qui pourtant guérissent.

Dans les cas de transfert, quand vous avez un malade atteint de paralysie ou de contracture du bras droit, par exemple, qu'arrivera-t-il si le malade se fait une auto-suggestion? Il désire retrouver l'usage de son membre, il sait qu'on veut le guérir, il croit que l'application est faite dans ce but, le mal disparaîtra purement et simplement.

Mais si c'est un véritable transfert qui se produit, au lieu que le malade soit guéri, comme il l'espère et comme il le pense, la paralysie se déplace simplement et passe du bras droit dans le bras gauche; il ne peut, en aucune façon, s'être produit une auto-suggestion.

Quel est, en effet, le malade qui peut supposer qu'au lieu de le guérir on va simplement changer la place de son mal?

Cela est si vrai que, ne connaissant pas que c'est là un mécanisme de guérison, si on lui proposait d'obtenir ce changement, il n'y consentirait pas. Cela est encore prouvé par ce fait que, très souvent, le malade, déçu dans son espérance de guérison n'est pas content de ce qui est arrivé, et il faut ensuite lui expliquer que c'est là un phénomène nécessaire, qui, un peu à la fois, amènera ensuite la guérison de son infirmité; chose qu'il ne veut pas croire tout d'abord, tant elle est en opposition avec toutes ses idées.

Donc, quand il se produira une auto-suggestion, dans le cas d'application de l'aimant, il y aura guérison immédiate et jamais transfert. Comme nous avons vu, d'autre part, que pour amener la guérison par le transfert, on était obligé, dans la plupart des cas, de provoquer plusieurs transferts successifs, on pourra dire, sans doute, que dans les applications subséquentes de l'aimant, il y a auto-suggestion, puisque le malade a vu, dans une première séance, le phénomène qui se produit et que, le plus souvent aussi, on a dû ensuite lui expliquer le mécanisme de la guérison.

Ici je ne nierai pas que l'auto-suggestion *puisse* avoir lieu, bien qu'il ne suffise pas qu'elle puisse exister, et que je serais très fondé à demander la preuve qu'elle existe; mais je veux seulement m'en tenir à la première application de l'aimant, au premier phénomène de transfert qui se produit chez un malade. Pour ce premier transfert, si l'opérateur n'a fait par lui-même aucune suggestion, c'est-à-dire s'il a agi de façon que le malade ne puisse pas se douter de ce qui allait se passer; si, d'autre part, le malade n'a jamais été témoin de ce phénomène, s'il n'en a jamais entendu parler et n'en a jamais lu la description, si, en un mot, il ne le connaît pas, il ne peut y avoir d'auto-suggestion, puisque, comme je l'ai montré tout à l'heure, l'idée ne peut se trouver dans le cerveau du sujet, il ne peut donc la réaliser. Si donc, dans ces conditions, et lors d'une première application de l'aimant, le phénomène de transfert se produit une première fois, c'est qu'il y a, dans ce cas, autre chose qu'une suggestion, et cette autre chose, c'est une action spéciale et directe de l'aimant sur le système nerveux.

Je veux ici répondre, de suite, à une objection qui ne manquera pas d'être faite. Puisque, me dira-t-on, on peut obtenir le transfert ou la guérison directement par suggestion, pourquoi ne pas faire, de suite, tout simplement cette suggestion et s'embarrasser d'un appareil inutile?

De ce que l'on peut, chez certains sujets, produire la guérison ou le transfert d'un trouble nerveux par suggestion, il ne s'ensuit pas que l'on puisse le faire dans tous les cas où l'application de l'aimant produit le transfert; pas plus que l'on ne pourra obtenir le transfert par l'aimant dans tous les cas où l'on peut faire une suggestion efficace. Et précisément cette application thérapeutique et raisonnée de l'aimant nous permet de guérir un certain nombre de personnes chez lesquelles la suggestion a peu de prise ou reste sans succès. Cette action spéciale de l'aimant sur l'organisme, qui est prouvée, comme nous venons de le voir, par le transfert chez le malade, j'ai pu aussi la démontrer expérimentalement dans une série d'expériences.

Première expérience. — J'applique l'aimant sur la tête à la région pariétale gauche d'un homme sain. Au bout de quelques minutes, la main droite est prise d'un tremblement convulsif, qui gagne peu à peu le bras droit tout entier, puis le bras gauche.

Le tremblement devient de plus en plus violent, mais reste toujours plus accusé dans le membre droit que dans le membre gauche. Après que l'aimant est enlevé, le tremblement se dissipe peu à peu.

Je place alors l'aimant au milieu de la nuque, très rapidement se montre d'abord une contracture des muscles du cou, la tête se renverse légèrement en arrière, le corps se raidit et bientôt survient un tremblement des membres inférieurs.

Deuxième expérience. — J'applique un aimant au niveau de la région temporale gauche d'un homme. Au bout de quelques minutes, on voit battre les paupières du sujet, elles s'alourdissent, le sujet s'endort. Je l'éveille et appliquant l'aimant du côté droit.

Plusieurs autres sujets accusent de la somnolence sous l'influence de l'application de l'aimant.

Troisième expérience. — J'applique l'aimant au niveau de la région pariétale gauche chez une jeune fille. Bientôt elle déclare qu'elle sent de l'engourdissement et de la faiblesse qui envahissent ses membres inférieurs, elle sent, dit-elle, ses jambes comme du coton. En effet, si on les soulève, on constate qu'elles retombent inertes, elles sont paralysées.

Je continue l'application de l'aimant. Au bout de quelques minutes encore le sujet déclare que ses jambes se raidissent; on les voit, en effet, s'allonger toutes droites, on ne peut plus fléchir les articulations. On commande au sujet de se lever, il fait de vains efforts pour plier les genoux, il ne peut y arriver, il lui est impossible de quitter son siège. Les membres inférieurs sont complètement contracturés.

Je place l'aimant du côté droit, et, en très peu de temps, les membres du sujet repassent par la période de paralysie et reviennent ensuite à leur état normal.

Je me borne à citer ces quelques expériences. Elles prouvent que l'action de l'aimant s'exerce en dehors de toute suggestion. En effet, je n'ai fait aucune suggestion au sujet, car, en appliquant l'aimant, je n'avais pas pour objectif de produire tel ou tel phénomène; j'attendais patiemment ce qui allait se passer, et j'avoue avoir été très surpris moi-même en voyant dans la première expérience le tremblement des bras, puis ensuite par une autre application la contracture des muscles du cou et le tremblement des membres inférieurs. Dans la seconde expérience, je n'attendais pas plus le sommeil que je n'attendais le tremblement dans la première.

Enfin dans la troisième, à plus forte raison, après avoir vu se produire du tremblement et du sommeil, je ne prévoyais pas et je ne pouvais même pas prévoir qu'il se produirait paralysie et contracture successivement des membres inférieurs.

En second lieu, puisque je ne savais pas moi-même ce qui allait se passer, je ne pouvais pas faire au sujet de suggestion mentale, pas plus que je ne lui avais fait de suggestion verbale.

Enfin, il ne pouvait pas se produire d'auto-suggestion chez ces sujets, car il serait absurde de prétendre que l'un s'est figuré qu'il devait éprouver du tremblement, l'autre du sommeil, le troisième de la paralysie, puis de la contracture.

Bien plus, si le second sujet avait connaissance de la première expérience, il devait s'attendre à éprouver du tremblement ou du sommeil au lieu de la paralysie et de la contracture qui ne pouvaient que dérouter les prévisions.

Cette action spéciale de l'aimant sur le système nerveux, quelle que soit sa nature, une fois constatée, il était naturel de chercher à l'appliquer au soulagement des malades.

Voici en résumé quelques-uns des cas les plus intéressants que j'ai observés.

I. — Une jeune fille était atteinte depuis plusieurs années d'insomnies, elle ne pouvait trouver le sommeil en se couchant, quand elle s'assoupissait après plusieurs heures, elle était prise de cauchemars et s'éveillait brusquement.

Ses parents me disent qu'il lui arrive souvent, fatiguée d'être au lit sans dormir, de se lever la nuit et de se mettre à lire. Elle passe ainsi la plupart de ses nuits et ne trouve un peu de sommeil que le matin.

Dans la journée elle est d'une irritabilité très grande. Le moindre bruit inattendu la fait sursauter. Pour la moindre contrariété elle s'emporte et éprouve une crise de tremblement. Les émotions lui occasionnent des douleurs à l'estomac qui durent plusieurs heures.

Je lui fais une application de l'aimant pendant dix minutes.

Le lendemain l'on me dit que le reste de la journée a été très calme, et que la nuit elle a dormi cinq heures consécutives, d'un sommeil calme, ce qui ne lui arrivait plus depuis longtemps. Les applications d'aimant sont faites pendant quelques jours consécutifs, puis tous les deux ou trois jours. Le sommeil revient progressivement, et bientôt elle dort toute la nuit sans agitation, et elle n'éprouve plus le moindre cauchemar. En même temps elle est plus calme dans la journée, le bruit ne la fait plus tressaillir ; elle n'a pas été reprise, une seule fois, de ses douleurs d'estomac. Un jour, un orage violent éclate pendant que je lui fais une application de l'aimant dans mon cabinet, elle n'en témoigne nulle impression à la grande surprise de ses parents.

II. — Un homme était atteint de crises, dont le point de départ se témoignait par des douleurs internes violentes et des crampes dans la jambe droite. Son membre ne pouvait plus le soutenir et il était obligé de s'appuyer ou de s'asseoir, ou bien il tombait. Il avait alors une faiblesse qui durait plus ou moins longtemps, mais sans perte absolue de connaissance.

En tout temps, dans l'intervalle de ses crises, il avait une faiblesse de la jambe droite qui le faisait boiter et l'obligeait à marcher avec une canne.

Il n'osait pas s'éloigner de chez lui pour son travail de crainte d'être pris par une crise.

Je lui fais une application de l'aimant pendant dix minutes.

Pendant l'application, il éprouve de l'engourdissement et de la raideur dans les bras. A la suite de cette application, il marche facilement sans canne pendant deux jours. Le troisième jour la faiblesse de la jambe a reparu, mais il n'a plus éprouvé ni douleur ni crise.

Après quelques applications d'aimant la force reparaît progressivement dans son membre pour un temps de plus en plus long ; il n'a plus éprouvé une seule fois de crampe douloureuse ni de crise.

III. — Une jeune fille souffrait de névralgies faciales, qui lui occasionnaient la nuit des insomnies et l'empêchaient dans la journée de se livrer à son travail. Elle fut guérie par trois applications d'aimant.

IV. — Un homme se plaignait de douleurs très violentes dans le bras gauche. Ces douleurs ont débuté il y a six mois, elles semblent résider dans les masses musculaires, mais elles n'ont pas de point absolument fixe, leur maximum se fait sentir tantôt dans l'avant-bras, tantôt dans le bras, tantôt dans l'épaule.

Les douleurs ont toujours été en augmentant d'intensité, et depuis quinze jours, elles sont devenues insupportables. C'est un homme énergique, mais il ne peut s'empêcher de se plaindre quand il éprouve ces crises douloureuses. Les douleurs sont plus fortes et plus fréquentes la nuit que le jour, elles commencent avec une violence extrême dès qu'il s'étend dans son lit, de sorte que ce malade passe ses nuits à se promener dans toute sa maison.

Ce malade a consulté plusieurs médecins depuis six mois.

Je relève, dans ses traitements antérieurs, des prescriptions d'analgésine, des applications de salicylate de méthyle, des pointes de feu, des pilules calmantes... Rien ne lui a procuré le moindre résultat, je vois qu'il n'a plus grande confiance en aucune médication.

Je lui fais une application d'aimant pendant douze minutes.

Le reste de l'après-midi, il éprouve une sorte de somnolence, dès la nuit suivante il peut rester couché et dort d'un sommeil calme. Ses douleurs, sans avoir totalement disparu, ont été tellement atténuées qu'il me dit lui-même qu'elles ont diminué de 95 0/0.

Application de l'aimant tous les deux jours, puis tous les trois jours.

Après trois ou quatre applications toute douleur a disparu, il n'existe qu'un peu d'engourdissement dans le membre à la suite des applications. Le malade passe de bonnes nuits et peut se livrer à ses affaires.

V. — Je dirai encore quelques mots d'un cas qui nous montre une voie nouvelle pour les applications de l'aimant.

Un jeune étudiant d'une de nos facultés vient se plaindre

d'une inaptitude au travail, qu'il éprouve depuis un certain temps, et qui le tourmente d'autant plus qu'il a à préparer des examens.

Quand il a travaillé environ vingt minutes, me dit-il, il se sent accablé de fatigue, son esprit se trouble, se distrait et il n'est plus capable de faire un travail utile.

Après une première application de l'aimant, il se sent reposé, il lui semble que sa tête se dégage, et lorsqu'il revient trois jours après, il reconnaît que déjà le travail lui a été beaucoup plus facile, qu'il comprend mieux ce qu'il étudie et s'est trouvé moins fatigué.

Cette amélioration fait de rapides progrès, grâce à des applications de l'aimant faites à intervalles de trois, six, puis huit jours.

Bientôt il peut travailler plusieurs heures de suite sans fatigue, et après sept ou huit séances, il a repris toute sa vigueur intellectuelle, et trouve même à son grand étonnement le travail plus facile qu'autrefois.

Dans les cas que je viens de citer, il s'agissait de sujets chez lesquels la suggestion avait peu de prise, ou qui, pour une cause ou pour une autre, auraient rejeté la suggestion hypnotique.

J'ai choisi, pour le plus grand nombre, des cas variés, afin de montrer plusieurs catégories de malades chez lesquelles l'application thérapeutique de l'aimant peut donner des succès. Il ne faudra pas s'embarrasser de ce procédé plus compliqué quand on pourra employer la suggestion, soit à l'état léger, soit à l'état profond d'hypnose, car on obtiendra dans la majorité des cas des résultats plus sûrs et plus rapides par la suggestion ; mais dans des cas particuliers, comme ceux que j'ai cités, je crois que nos malades pourront obtenir de l'application thérapeutique de l'aimant des résultats vraiment utiles.

Ces effets produits par l'application de l'aimant sont de véritables effets hypnotiques, nous avons montré qu'ils ne sont dus ni à une auto-suggestion ni à une suggestion inconsciente.

L'aimant agit donc à titre d'agent curatif direct, dans l'état hypnotique qu'il provoque, ou par le résultat de cet état même.

On constate du reste dans certains cas que l'aimant provoque simplement un état d'hypnose, quand il n'y a pas d'effets directs à produire au point de vue de la sensibilité ou de la motricité.

Dans ces cas, on peut utiliser l'état hypnotique produit par l'aimant, comme tout état d'hypnose produit par un autre procédé.

TABLEAU SYNOPTIQUE DU CHAPITRE X

Procédés accessoires pour favoriser l'état d'hypnose.

<table>
<tr><td rowspan="4">ACTION SUR LES SENS</td><td rowspan="2">Vue</td><td>Lumière colorée.</td></tr>
<tr><td>Figures géométriques.</td></tr>
<tr><td colspan="2">Odorat.</td></tr>
<tr><td colspan="2">Ouïe.</td></tr>
</table>

<table>
<tr><td rowspan="6">PROCÉDÉ DU Dr P. FAREZ</td><td rowspan="6">Transformation du sommeil normal en état d'hypnose</td><td>1er temps.</td></tr>
<tr><td>2e temps.</td></tr>
<tr><td>3e temps.</td></tr>
<tr><td>4e temps.</td></tr>
<tr><td>5e temps.</td></tr>
<tr><td>6e temps.</td></tr>
</table>

<table>
<tr><td rowspan="6">EMPLOI DE L'AIMANT</td><td>Transfert.</td></tr>
<tr><td>Action de l'aimant sur la sensibilité.</td></tr>
<tr><td>Action de l'aimant sur les nerfs moteurs.</td></tr>
<tr><td>Action calmante de l'aimant.</td></tr>
<tr><td>Guérisons par l'aimant.</td></tr>
<tr><td>Action hypnotique de l'aimant.</td></tr>
</table>

CHAPITRE XI

DE LA SUGGESTION MENTALE

Un certain nombre d'auteurs qui s'occupent d'hypnologie avaient souvent exprimé le regret de ne pouvoir se procurer des observations personnelles exactes, faites dans l'état hypnotique. La difficulté venait de ce que le sommeil hypnotique profond rend en général l'observation personnelle impossible à cause de l'amnésie qui y règne. Même quand il s'agit d'hypnose légère qui n'exclut pas toute mémoire, il est difficile de se procurer des renseignements de personnes sincères et habituées à l'observation psychologique. Enfin, la plupart du temps, l'on n'a affaire comme sujets qu'à des malades, tout au moins des névrosés, qui ne voient dans les expériences qu'un prétexte à la mise en scène, et dont par conséquent les témoignages sont toujours fort sujets à caution. Il résultait de là qu'il semblait presque impossible d'analyser la suggestion, ou du moins certains genres de suggestion, la manière dont elle est perçue par le sujet, et le mécanisme par lequel il l'exécute. Je pense être arrivé à écarter ces difficultés dans l'étude de la suggestion mentale, d'abord en ne prenant pas des malades comme sujets, mais des personnes habituées aux études physiologiques et aux analyses exactes ; ensuite en simplifiant autant que possible les suggestions, de façon que des phénomènes accessoires ne viennent pas y prendre une part prépondérante et masquer le phénomène principal ; enfin, en plaçant le sujet dans un état qui, s'il n'est pas l'état de veille normal, n'est pas non plus un état profond d'hypnose; tout au moins, dans lequel il conserve absolument toute sa liberté d'esprit, ses facultés d'attention et d'analyse, enfin où la mémoire n'est ni abolie ni même affaiblie.

Considérant aussi que le trop grand nombre d'auditeurs ou de spectateurs est nuisible souvent à la réussite de ces expériences, et presque toujours à l'exactitude rigoureuse des observations, j'ai divisé mes élèves en plusieurs groupes que j'ai appelés successivement à prendre part à ces expériences, de façon à n'admettre jamais à ces études plus d'une quinzaine de personnes à la fois. Il faut, en effet, pour bien réussir ces expériences, que les spectateurs soient attentifs au résultat que l'on veut obtenir. Tout au moins, il ne faut pas qu'ils puissent distraire, de quelque façon que ce soit, l'opérateur ou le sujet. Or, il est quelquefois nécessaire d'attendre, pendant un temps plus ou moins long, la manifestation de l'expérience en cours, et il faut pendant ce temps éviter le bruit ou les distractions qui résulteraient de conversations particulières, il faut éviter aussi les contre-suggestions venant des spectateurs, car celles-ci, sans être un obstacle invincible, nuisent considérablement à la réussite de l'expérience.

Nous nous réunissions donc par groupes, comme je l'ai indiqué, et ces réunions avaient lieu à 8 h. 1/2 du soir dans une grande salle, située au premier étage et éclairée au gaz. J'indiquerai du reste pour chaque séance les conditions particulières dans lesquelles nous nous trouvions.

Première séance le 7 mai à huit heures et demie du soir. Étaient présents : M. le Dr Chrétien et seize étudiants appartenant la plupart à la faculté de médecine, quelques-uns aux facultés de droit et des lettres.

M. C..., étudiant en médecine, se présente pour servir de sujet pour les expériences de suggestion mentale. Je lui couvre les yeux avec un bandeau que j'ai fait confectionner exprès pour cet usage. Ce bandeau, en drap noir double, affecte à peu près la forme du masque appelé loup. Une fente pratiquée pour laisser passer le nez s'applique exactement sur lui, et de chaque côté un gros bourrelet de drap vient s'appuyer entre les pommettes et l'os du nez, et combler complètement ce creux pour empêcher de voir par en bas.

Le sujet ainsi préparé se tient debout au milieu de la salle. Je lui fais alors des passes longitudinales devant la figure, puis tout le long du corps, et je termine en lui tenant pendant quelques instants les mains dans les miennes et le regardant fixement.

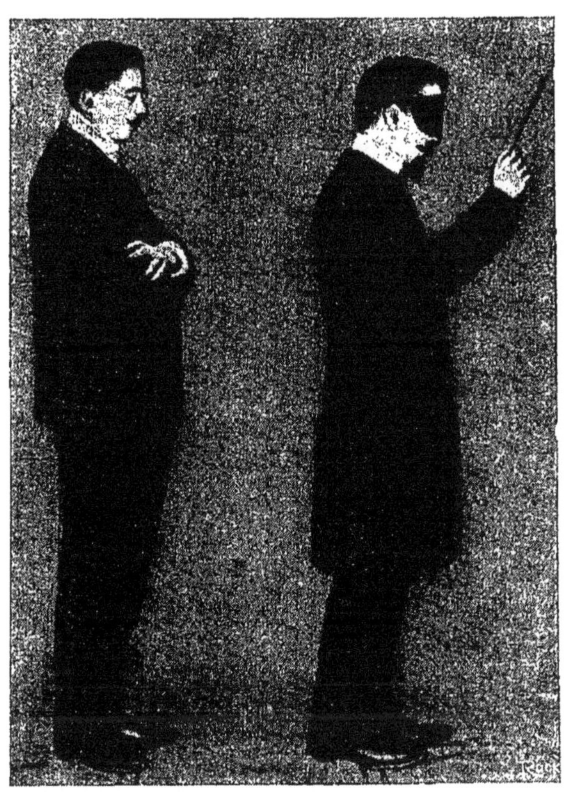

Fig. 24. — On fait au sujet la suggestion mentale de mettre la main sur la tête. Le sujet suit l'impulsion qu'il ressent.

Je m'éloigne alors et je me tiens debout derrière lui, à trois ou quatre mètres environ. Je lui fais à ce moment la suggestion mentale de lever le bras gauche. Au bout de quelques secondes, ce bras qui pendait le long du corps se montre le siège de quelques petits mouvements successifs. On dirait les contractions légères que produirait un faible courant électrique, passant dans les muscles fléchisseurs de la main et pronateurs. Après ces quelques mouvements, le bras s'écarte franchement du corps et se soulève d'une seule pièce, comme mû par un ressort invisible, jusqu'à prendre la position horizontale.

Pendant que le bras gauche est ainsi levé, je suggère mentalement au sujet de lever le bras droit, et bientôt celui-ci exécute le même mouvement, sans indécision, avec une précision remarquable (fig. 24).

Par une suggestion mentale analogue, je fais revenir les bras à leur position première et ils retombent ensemble lentement, toujours avec ce même mouvement automatique, et non pas comme des membres inertes ou fatigués qui retomberaient par leur propre poids.

Tout ceci se passe, bien entendu, en pleine lumière et dans le plus grand silence.

Cette première expérience terminée, je m'approche du sujet et je lui débande les yeux.

Il nous rend compte alors des sensations qu'il a éprouvées.

D'abord, pendant les passes faites sur la tête et le long des membres, avant de commencer les suggestions, il a éprouvé une sorte d'engourdissement général ou de vertige dont il ne se rend pas compte. Plus tard, il a senti le bras gauche qui subissait l'influence d'une impulsion étrangère, et qui était entraîné par une force qui le portait en avant et en haut. Ensuite cette force a cessé de se faire sentir et le mouvement du bras s'est arrêté.

La même force a été ressentie aussi nettement par le sujet, s'exerçant sur le bras droit et le portant dans une direction analogue en avant et en haut. Après quelques instants cette force s'est exercée sur les deux bras à la fois et en sens inverse, et a déterminé l'abaissement des bras et leur retour à la position normale.

Seconde expérience faite le même soir.

M. B..., étudiant en médecine, se présente pour servir de sujet. Je n'insisterai pas sur les préparatifs qui sont exactement les mêmes. On lui applique le bandeau et les passes habituelles lui sont faites.

Le sujet est placé debout au milieu de la salle, bien en lumière, je me tiens à trois mètres environ en face de lui. Je m'appuie avec les mains sur le dos d'une chaise placée derrière moi. Ma suggestion mentale porte sur la jambe droite du sujet que je veux faire lever et porter en avant. Pendant que je lui suggère mentalement le mouvement, je l'esquisse moi-même avec ma jambe, j'agis souvent ainsi parce qu'en fixant plus profondément dans mon esprit le mouvement que doit accomplir le sujet, cela donne plus de force à la suggestion. Au bout de quinze à vingt secondes, on voit le sujet porter le poids du corps sur la jambe gauche, puis son genou droit se fléchit légèrement en se soulevant sur la pointe du pied, enfin le pied droit quitte le contact du sol et se porte nettement en avant.

J'enlève le bandeau du sujet et lui souffle sur les yeux. Il nous rend compte de ce qu'il a éprouvé. Il n'insiste pas sur l'engourdissement qu'il affirme pourtant avoir ressenti avant la suggestion, mais il a senti nettement une contraction inattendue et involontaire des muscles antérieurs de la cuisse, qui a amené le mouvement de soulèvement du genou dont nous avons parlé. Il a senti ensuite ce mouvement s'accentuer et le pied complètement soulevé, la jambe se porter en avant.

Remarques sur ces deux expériences :

Ces premières expériences, très simples en apparence, empruntent la plus grande partie de leur intérêt à ce fait, que c'étaient les premières expériences de ce genre que je faisais avec ces élèves. Aucun des spectateurs qui se trouvaient là n'avait assisté à mes expériences des années précédentes, et aucun d'eux n'avait vu ailleurs non plus d'expériences de ce genre.

Par conséquent, aucun des sujets que je prenais là au hasard, parmi ces élèves, ne pouvait avoir d'idée préconçue, ni se douter en aucune façon de ce que j'allais lui commander mentalement. Aucun d'eux, pas plus les spectateurs que ceux qui servaient de sujets, ne pouvait imaginer à l'avance ce qui allait se passer, par conséquent, il n'y avait pas d'auto-suggestion possible. Ces premières suggestions ont pourtant réussi de la façon la plus complète, car il n'y a pas eu la moindre hésitation de la part des sujets, qui ont accompli immédiatement et avec la plus grande exactitude le mouvement que je leur suggérai de faire.

J'ajouterai encore ceci : le fait d'opérer avec des sujets absolument neufs me fait attacher la plus grande importance au récit qu'ils me font de leurs impressions et de leurs sensations; car, n'ayant jamais entendu d'autres personnes faire de récit analogue, et eux-mêmes éprouvant ces phénomènes pour la première fois, je suis autorisé à admettre que ce qu'ils me racontent est bien l'expression exacte de ce qu'ils ont éprouvé. Quand je rapproche ces témoignages de ceux qui m'ont été donnés par d'autres sujets dans des expériences antérieures, et vous allez voir qu'il en est de même dans les expériences suivantes dont nous allons parler, la concordance est véritablement frappante.

Seconde séance, le 14 mai à huit heures et demie du soir. Même salle, fenêtres fermées, éclairage au gaz. Présents : M. le Dr Chrétien, onze étudiants.

Je prends d'abord un des jeunes gens qui m'a servi de sujet la semaine précédente. Lui ayant bandé les yeux et fait les passes comme d'ordinaire, je me place à trois ou quatre mètres de lui et veux lui faire la suggestion de croiser les bras sur la poitrine. Il porte d'abord très nettement les deux bras en avant, et les soulève en suivant fidèlement le mouvement que j'accomplis par la pensée; puis, les bras parvenus à la position horizontale, il les rapproche l'un de l'autre et fait un mouvement pour les fléchir (fig. 25). Après avoir commencé ainsi le mouvement, il s'arrête et ne va pas plus loin dans la suggestion qui lui est faite. On voit que la suggestion n'est plus assez forte, le sujet est distrait, il laisse tomber les bras, en disant qu'il ne sent plus rien et reprend son état normal.

Je m'approche de lui et lui fais de nouveau quelques passes pour le remettre en état de suggestionnabilité. Après avoir repris ma place à trois mètres environ devant lui, je lui fais mentalement la suggestion de porter les deux bras en arrière.

Ce mouvement est assez difficile à exécuter, cependant au bout de quelques instants, on voit le sujet relever légèrement les coudes en arrière, et alors il se met à reculer de plusieurs pas.

Je l'arrête et, après lui avoir ôté le bandeau, je lui demande ce qu'il a éprouvé. Il déclare qu'il s'est senti comme tiré en arrière par les deux bras, et c'est alors qu'il a reculé. Cette sensation correspondait bien à la suggestion qui était faite pour porter les bras en arrière, mais le sujet a suivi en totalité l'impulsion partielle qui était donnée aux membres. Nous verrons du reste, dans d'autres expériences, qu'il n'est pas rare qu'un sujet fasse un mouvement plus étendu que celui qui lui est suggéré, en généralisant une impulsion partielle.

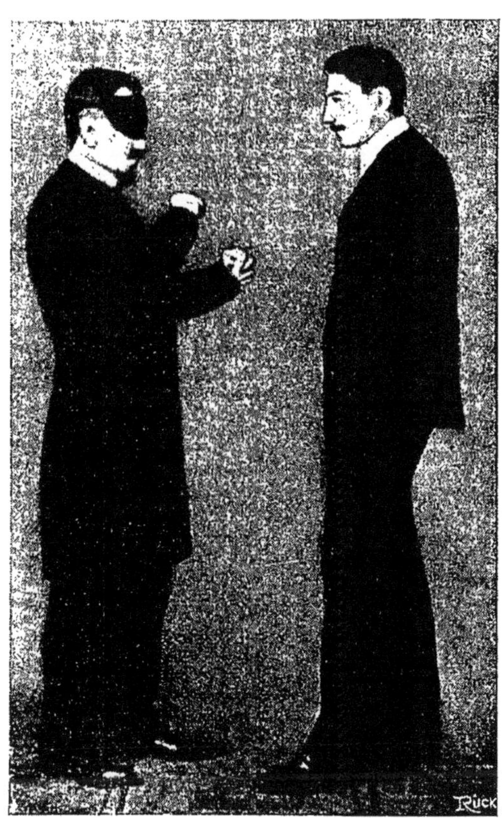

Fig. 25. — Le sujet reçoit la suggestion mentale de croiser les bras et l'exécute.

Un étudiant en médecine, M. X..., qui n'assistait pas à la première séance et qui voit ces expériences pour la première fois, me dit qu'il n'est pas convaincu de la réalité de l'impulsion que prétendent éprouver les sujets en expérience. Il ne suspecte leur bonne foi en aucune façon, mais il pense que, par une sorte d'auto-suggestion, ils accomplissent spontanément un mouvement quelconque, et que ce mouvement se trouve être par hasard celui qui a été voulu par moi, mais qu'il pourrait être tout autre. M. X..., ne cache pas du reste qu'il émet cette explication parce que, imbu des idées de la science officielle actuelle, il ne peut admettre que la volonté puisse produire ainsi une force qui se transmette à distance en dehors de tout conducteur matériel.

Je suis très heureux de cette objection faite d'une manière aussi franche et précise. En effet, si je fais ces expériences devant un petit nombre de spectateurs et en petit comité, pour ainsi dire, c'est aussi, pour beaucoup, afin de provoquer, de la part de mes auditeurs, toutes les objections qui peuvent être faites et qui leur viennent à l'esprit; non pas afin d'imposer magistralement une doctrine, ce qui est souverainement ridicule, mais afin de reprendre avec eux les expériences qui ont pu laisser quelques doutes dans leur esprit, et de ne les abandonner que lorsque les auditeurs sont spontanément convaincus par l'évidence des choses.

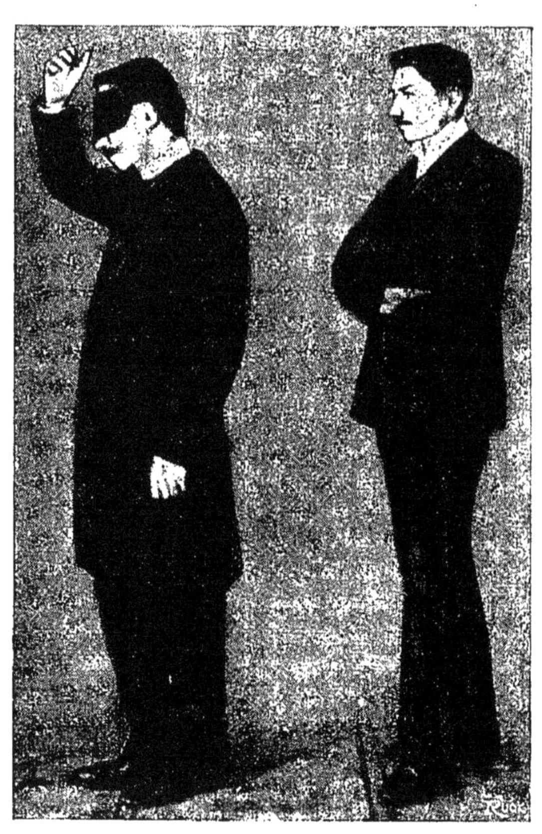

Fig. 26. — Suggestion mentale de mettre la main droite sur la tête. Le sujet l'exécute.

J'aurais pu répondre aux objections de M. X..., par des raisonnements, mais j'aime mieux le convaincre d'une autre façon qui aura aussi, pour moi et pour les autres spectateurs, un grand intérêt. Je lui propose donc de reprendre l'expérience avec lui, il est sceptique et bien prévenu contre l'autosuggestion ; l'expérience, si elle réussit, n'en aura que plus de valeur. J'applique donc le bandeau à M. X..., qui me déclare encore pendant cette opération qu'il n'est pas nerveux du tout, et qu'il est bien persuadé que tenter une expérience avec lui est peine inutile. Après lui avoir bandé les yeux, je lui fais les passes habituelles sur la tête et le corps, et en même temps je lui recommande de ne pas se laisser aller à imiter par souvenir ce qu'il a vu faire ; mais, d'un autre côté, de ne pas apporter une résistance voulue, s'il sent une impulsion nette et précise dans une direction déterminée, et s'exerçant sur une partie du corps bien définie.

Je m'éloigne alors à environ deux mètres du sujet et je commence une suggestion mentale énergique à laquelle je donne pour objectif l'écartement du bras gauche du sujet, dans un plan parallèle au plan du corps, puis la flexion de l'avant-bras sur le bras, puis la main sur la tête (fig. 26). Au bout de très peu de temps, le mouvement se produit, mouvement automatique, lent, mais exempt de toute hésitation, exactement comme il avait eu lieu chez les autres sujets.

Aussitôt après avoir enlevé le bandeau des yeux de M. X..., je lui demande pourquoi il a fait ce mouvement. Il avoue, avec un étonnement visible, qu'il a senti une force s'exerçant sur son bras et l'attirant dans le sens du mouvement qu'il a suivi. Il a d'abord résisté quelques secondes, mais, cette impulsion continuant à agir et devenant tout à fait évidente pour lui, il a laissé le mouvement s'exécuter. Il se montre lui-même très étonné de la sensation qu'il a éprouvée et qu'il ne s'explique pas. Il répète qu'il était absolument sceptique et incrédule tant qu'il avait vu faire ces expériences sur d'autres, mais qu'il est obligé de se rendre à l'évidence, et il se déclare convaincu depuis qu'il a senti lui-même l'impulsion.

Je prends alors un des sujets qui m'a servi dans la séance précédente et je l'emmène hors de la salle. Pendant ce temps, les personnes restées dans la salle doivent tracer sur le plancher une ligne à la craie ; cette ligne aura une direction que je ne connais pas à l'avance et des sinuosités nombreuses. Je mets le bandeau sur les yeux du sujet en dehors de la salle et quand tout est préparé à l'intérieur je rentre avec lui en le guidant par la main.

Je place le sujet à l'extrémité de la ligne, les pieds exactement de chaque côté de la ligne et je me tiens à un pas environ derrière lui, sans contact avec lui. Je fixe bien attentivement mes regards sur la ligne qu'il doit suivre. Cette ligne commence à quelques pas de la porte, décrit d'abord une courbe à gauche, puis tourne à droite et décrit de nouveau une grande courbe sur la gauche.

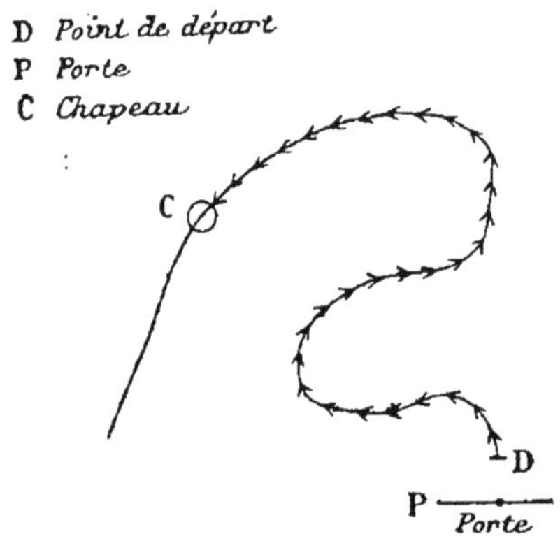

Fig. 27. — Ligne tracée à la craie sur le sol et suivie par le sujet les yeux bandés sous l'influence de la suggestion mentale.

Le sujet en expérience suit la ligne pas à pas, très exactement, il tourne à gauche en suivant la ligne, s'arrête de temps en temps, semblant hésiter un peu, surtout quand il se trouve près d'une courbe. Il tourne à droite, et suit la grande courbe à gauche. Vers le milieu de cette dernière courbe, un élève avait placé un chapeau sur la ligne ; le sujet heurte du pied ce faible obstacle et il semble que cette sensation inattendue le fasse sortir de l'état d'attention dans lequel il était, il parle ainsi que d'autres personnes et arrête là l'expérience.

Remarques sur cette séance. — Je ne dirai rien de la première partie de cette séance, qui était bien conforme aux expériences de la séance précédente et n'a rien présenté de spécial. Par contre, j'attribue une grande importance à l'expérience faite avec une personne qui présentait des objections sérieuses aux expériences précédentes, prouvant que ces expériences ne l'avaient pas convaincu et qu'il ne croyait pas en somme à la réalité des suggestions mentales. Certes, ce sujet n'était pas préparé à se faire une auto-suggestion. Le scepticisme qu'il témoignait à cet égard, le disposait à ne pas se laisser aller à une impulsion imaginaire, mais à y résister plutôt, si elle était faible et indécise jusqu'à ce qu'elle se fasse sentir assez fortement pour qu'il ne puisse douter de sa réalité, il était en tous cas bien décidé à analyser les impressions qu'il ressentirait. La réussite de l'expérience, dans de telles conditions, me paraît présenter un grand intérêt. Non seulement ce jeune homme se déclare convaincu après l'expérience, mais il a obéi lui-même à l'impulsion qu'il reconnaît avoir ressentie, et il décrit cette impression exactement de la même manière que les sujets précédents, et, pour ainsi dire, dans les mêmes termes. Il faut donc que cette impression soit bien réelle.

Je ferai aussi quelques remarques sur la dernière expérience, la ligne suivie par le sujet aux yeux bandés. Le sujet déclare qu'il sent une impulsion qui le pousse dans la direction où il doit marcher, et la chose est bien évidente pour ceux qui sont témoins de l'expérience. Ce fait, que nous avons constaté en passant, d'une certaine hésitation du sujet, quand il s'agit de changer de direction, de décrire une courbe un peu accentuée, offre cet intérêt qu'il semble prouver qu'il y a là un nouvel effort de volonté à faire par le suggestionneur, afin de donner une impulsion nouvelle qui doit être perçue par le sujet.

Troisième séance, le 21 mai à 8 h. 1/2 du soir. Présents : le Dr Chrétien et 16 élèves.

Je prends M. H..., comme sujet et, après lui avoir bandé les yeux, je lui fais les passes habituelles. On place à cinq mètres environ de lui et à sa gauche, une montre sur une table. La suggestion devra consister à le faire marcher vers la table et lui faire prendre la montre. Je me place à la droite du sujet et environ à deux mètres de lui. Après quelques secondes, M. H..., se penche en avant et un peu à gauche et s'avance bien directement vers la table. Arrivé à une petite distance, il s'en écarte un peu en se dirigeant trop à gauche; mais bientôt, sous l'influence du nouvel effort de ma volonté, il s'arrête, revient dans la bonne direction et arrive devant la table. Je cherche alors à lui suggérer mentalement de lever la main et d'avancer le bras pour prendre la montre; il lève bien la main et la place sur la table, mais l'impression du froid du marbre le rappelle à l'état normal et il ôte le bandeau.

Avec ce même sujet, je répète l'expérience qui consiste à lui faire suivre les yeux bandés, une ligne tracée sur le plancher.

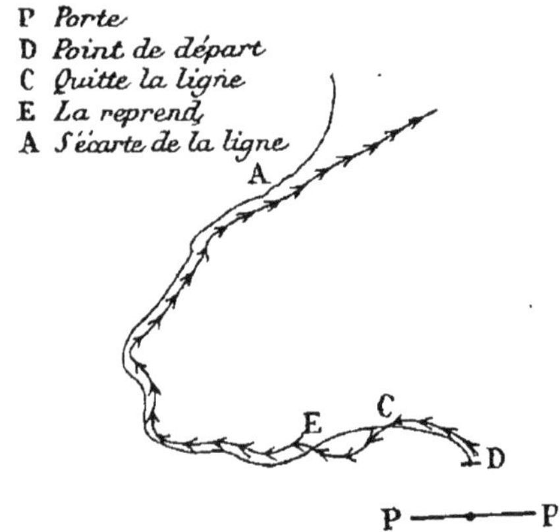

Fig. 28. — Ligne tracée à la craie sur le sol et suivie par le sujet les yeux bandés sous l'influence de la suggestion mentale.

Le croquis ci-contre indique la ligne tracée et la marche suivie par le sujet. Les conditions sont exactement les mêmes que dans la séance précédente. Le sujet, placé à l'extrémité de la ligne, au bout de quelques secondes, se penche en avant dans la direction qu'il doit suivre.

On voit qu'à chaque pas son corps s'incline d'abord dans la direction voulue, absolument comme si on le poussait en avant par les épaules. Le tracé vous indique qu'il suit fidèlement la ligne depuis la porte jusqu'au point C. A ce moment il s'en écarte vers la gauche, mais il y revient presque aussitôt au point E et la suit jusqu'au point A, qui se trouve à 2 mètres environ de l'extrémité terminale de la ligne; j'éprouvais moi-même à ce moment une certaine fatigue de la suggestion soutenue que je venais de faire, le sujet a marché tout droit alors en s'écartant de la ligne.

Je citerai encore de cette même séance une expérience qui tire son intérêt de la difficulté même avec laquelle elle s'est exécutée. Le sujet était M. C..., qui n'avait pas encore pris part directement à ces expériences. Les yeux lui sont bandés et les passes lui sont faites comme d'habitude.

La suggestion devait consister à l'amener devant une table qui était située à gauche de son point de départ. Le chemin qu'il devait suivre, dans ma pensée, était une ligne courbe qui l'amenait sans changement brusque de direction au point d'arrivée.

Le croquis ci-joint indique bien le chemin direct suggéré et le chemin réellement parcouru.

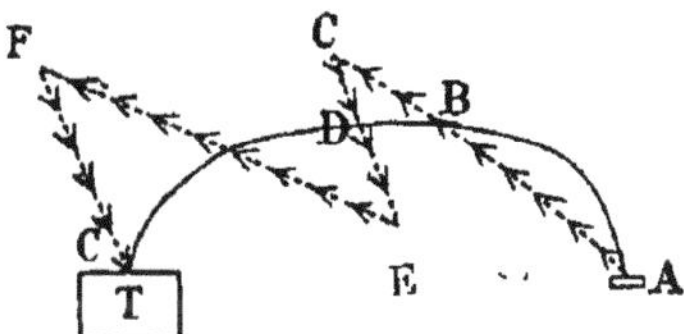

Fig. 29. — Suggestion mentale dirigeant le sujet les yeux bandés vers une table. Chemin suivi par le sujet.

En effet, M. C..., part immédiatement dans une direction oblique vers sa gauche (c'était bien à gauche en effet qu'était le but à atteindre), mais suivant toujours cette première impulsion il va beaucoup trop loin. Dès que je m'aperçois qu'il dépasse sa direction, je fais un effort de suggestion pour l'arrêter et le faire retourner dans la bonne voie. En effet, arrivé au point C, il retourne presque complètement sur ses pas, se rapprochant toujours de la table, mais il va encore trop loin dans cette direction jusqu'au point E, où je suis obligé de l'arrêter encore mentalement. Il reprend là une ligne parallèle à la première et dépasse cette fois le but à atteindre. Arrivé en F, une suggestion mentale parvient à l'arrêter et à le diriger en ligne droite sur le point fixé où il arrive exactement.

La séance est terminée par quelques mouvements partiels, suggérés mentalement à un troisième sujet. Cette suggestion s'accomplit exactement comme dans les séances précédentes, je n'y insisterai pas.

Remarques sur cette séance. — Je signalerai surtout, dans cette séance, la troisième expérience, le sujet conduit à une table. Il est évident que ce sujet, qui exécutait pour la première fois des suggestions mentales, y était très sensible. Mais, une fois qu'il avait reçu une impulsion, il s'y laissait aller en s'élançant pour ainsi dire plus loin que la suggestion qui lui était faite. J'ai eu à ce moment l'impression d'un sujet qui éprouverait un retard dans la sensation suggérée. Il recevait avec une certaine lenteur l'impulsion suggérée ; mais celle-ci, une fois perçue, persistait trop longtemps et ne disparaissait pas assez vite pour laisser place à une nouvelle impulsion.

Quoi qu'il en soit, ce fait nous a permis de vérifier l'efficacité de plusieurs suggestions successives, qui se sont montrées capables d'arrêter le sujet dans sa marche, de le faire revenir sur ses pas, lui faire reprendre de nouveau sa direction ; enfin par plusieurs suggestions successives, nous avons pu malgré tout l'amener au but.

Le sujet après cette expérience, reconnut du reste qu'il s'était bien senti arrêté dans sa marche, repoussé en arrière par une force nouvelle, et que, tous ces changements de direction qu'il avait effectués, il les avait accomplis sous l'influence d'impulsions qu'il avait bien nettement ressenties.

Quatrième séance, du 4 juin à 8 h. 1/2 du soir. Présents : MM. Le Dr Chrétien J..., plus 10 élèves. Je prends pour sujet M. M..., qui assiste pour la première fois à nos séances et n'a jamais été témoin d'expériences de ce genre. Nous avons donc encore avec ce sujet les mêmes avantages que dans la première expérience, il n'y a à craindre de sa part, ni auto-suggestion, ni simulation inconsciente.

M. M... se révèle aussitôt, comme un sujet exceptionnellement favorable à ce genre d'expériences. En effet, après les passes habituelles et m'être placé devant lui pour lui faire la suggestion, à peine ai-je fixé les yeux sur lui et lui ai-je ordonné mentalement de porter le bras en avant, qu'il avance immédiatement le bras visé par la suggestion, et penche en même temps le corps, très nettement, dans la même direction.

Je prie alors les personnes présentes de former un cercle autour du sujet, pendant que je me mets de nouveau en rapport avec lui. Puis, quand j'ai repris ma place à 3 ou 4 mètres derrière le sujet, un des assistants me fait un léger signe de la main et je suggère mentalement au sujet de se diriger vers lui. Au bout de trois ou quatre secondes, nous voyons le sujet se pencher dans la direction indiquée, comme s'il y était attiré par une force qui lui fait perdre l'équilibre, puis il marche droit vers cette personne, sans hésiter et vient se placer devant elle.

La même expérience est répétée à plusieurs reprises, avec le même sujet, sans lui enlever le bandeau des yeux. On le replace au milieu du cercle, et la personne vers laquelle il doit se diriger, changée chaque fois, se trouve au hasard, tantôt à sa droite, tantôt à sa gauche, une fois même un peu derrière lui, de sorte qu'il est obligé de faire un quart de tour pour aller vers elle. Chaque fois l'expérience réussit et le sujet, sous la seule influence de la suggestion mentale, se dirige sans hésitation vers la personne désignée, aussi directement que s'il y allait les yeux ouverts ou guidé par la main.

Cette expérience semble bien concluante. Par moment, le sujet fait un mouvement brusque, se redresse et soupire profondément comme pour reprendre possession de lui-même; puis, aussitôt on le voit de nouveau se courber, sous l'influence de la suggestion, dans la direction où il lui est mentalement ordonné de marcher, et il avance droit vers le but, sans s'écarter de sa route.

Quand on a débarrassé M. M... de son bandeau, il semble d'abord comme ébloui et étonné de l'endroit où il se trouve; on dirait qu'il s'éveille. Il a analysé parfaitement toutes ses sensations et nous en rend compte très exactement. Les passes du début ont pour effet, dit-il, de l'isoler en quelque sorte de tout ce qui l'entoure; il oublie ce qui se trouve autour de lui et n'éprouve plus que des sensations vagues, il ressent comme des fourmillements dans tout le corps. Puis, à un moment donné, il se sent poussé en avant par une impulsion très nette, un genre d'impulsion qu'il n'a jamais ressentie, mais qui est très nette, affirme-t-il encore. Par moments je croyais, dit-il, que vous me tiriez par la manche. Il sent cette impulsion le pousser dans la direction où il doit marcher et il n'a qu'à se laisser aller.

Je prends comme second sujet M. L..., qui a assisté à toutes les expériences des séances précédentes. C'est un sujet peu impressionnable. Après lui avoir bandé les yeux, je lui fais les passes habituelles pour le mettre en état de rapport avec moi. Il dit qu'il ne sent rien de particulier. Je l'ai à peine quitté pour me placer devant lui qu'il se met à lever les bras alternativement comme il l'a vu faire à d'autres sujets. Il se fait évidemment de l'auto-suggestion. Après qu'on lui a enlevé le bandeau, il déclare qu'il n'a presque rien éprouvé, qu'il a senti ses bras attirés et qu'il les a laissés aller. Or il faut remarquer que je ne lui avais fait aucune suggestion, cette sensation venait donc de lui-même, et il l'avait éprouvée parce que c'était le mouvement qu'il avait vu faire le plus souvent par les autres sujets.

Un autre sujet M. M... auquel je suggère le mouvement des bras en avant, éprouve très vivement l'impulsion; après avoir avancé les mains vers moi, il penche le corps en avant et marche dans ma direction. Il déclare qu'il s'est senti attiré par les bras en avant, comme si quelqu'un le tirait par la manche; il demande même si je ne l'ai pas réellement tiré par la manche de son vêtement.

C'est évidemment un sujet très sensible, mais qui ne sait pas décomposer l'impulsion, qu'il a suivie comme une personne dont on prendrait la main pour le porter en avant, et qui se mettrait immédiatement à marcher dans cette direction.

Je prends un troisième sujet, avec lequel je fais encore l'expérience de le diriger les yeux bandés vers une des personnes formant le cercle. Ces expériences réussissent encore très bien, quoique ce sujet, moins sensible que le premier aux suggestions mentales, obéisse plus lentement et soit parfois obligé de corriger sa direction. Il finit toujours, sous l'influence de la suggestion, faite avec un effort plus considérable, par arriver jusqu'à la personne qui lui a été désignée.

A la demande de quelques-unes des personnes présentes, je veux encore faire avec M. M... qui s'est montré tout à l'heure si sensible à la suggestion, l'expérience de la ligne à la craie. Préparée dans les mêmes conditions que les précédentes, cette expérience se montre bonne dans les deux tiers du chemin tracé. Je sens alors que j'ai plus de peine à ramener le sujet quand il s'écarte de la direction voulue ; je suis visiblement fatigué et je vois que le sujet lui-même commence à s'énerver, je lève la séance qui a du reste été très bonne et très instructive.

Remarques sur cette séance. — J'attirerai surtout votre attention sur les premières expériences faites avec M. M... Ce sujet se livrait pour la première fois à ces expériences qu'il ne connaissait pas encore ; avantage très considérable au point de vue de l'observation des phénomènes. De plus, il s'est montré très sensible à la suggestion mentale. J'attache aussi la plus grande importance au récit que M. M... nous a fait des différentes sensations qu'il a éprouvées, car il s'est observé avec un grand soin et nous a donné des renseignements bien précis.

Les observations qu'il a faites sur ce qu'il éprouve pendant les manœuvres préliminaires nous montrent l'importance réelle de ces passes, qui ne sont pas du tout une manœuvre destinée à frapper l'imagination. Il se produit un véritable état de rapport, entre le suggestionneur et le suggestionné, qui rend celui-ci plus sensible aux suggestions qui lui sont faites mentalement.

Cinquième séance du 10 juin à 8 h. 1/2 du soir. Présents: M. et Mme Lecr..., M. J..., huit élèves.

Cette séance ne donne aucun bon résultat; les expériences ne réussissent pas ou ne réussissent qu'à demi. Ainsi, M. M..., qui s'était montré si bon sujet dans la séance précédente, lorsque je lui suggère de se diriger vers une chaise, fait quelques pas dans cette direction, puis il hésite, s'arrête et déclare qu'il ne sent plus rien, qu'il n'a plus d'impulsion. Les causes qui ont pu s'opposer à la réussite des expériences de ce soir peuvent être de plusieurs sortes.

Causes extérieures : Le temps est singulièrement refroidi, il a plu une partie de la journée avec grand vent, et j'ai déjà observé que ces conditions atmosphériques sont défavorables. Plusieurs fenêtres de la salle ont été ouvertes sur le désir de quelques personnes, et l'air de la salle a pris le froid et l'humidité du dehors. Le bruit de la rue venait encore nous troubler et s'ajouter à l'influence de la température.

Causes particulières : M. M..., dès son arrivée ce soir, m'a dit: je me sens mal disposé pour les expériences aujourd'hui, je ne crois pas que nous réussissions. Éprouvait-il l'effet de la température, ou faut-il voir là un état physiologique d'origine inconnue, fatigue ou autre chose, c'est possible.

Je dois reconnaître que moi-même je me rendais compte de la faiblesse de mes suggestions, faiblesse que je ressens toujours, quand il y a ainsi un abaissement de la température accompagné de troubles atmosphériques. Je me trouvais aussi fatigué ce jour-là par plusieurs hypnotisations faites dans la journée.

Quoi qu'il en soit, cette séance, toute négative, n'est pas sans nous fournir matière à quelques remarques instructives. En effet, elle nous donne une preuve nouvelle de l'influence réelle qui s'exerce à distance par la suggestion mentale.

En effet, s'il y avait simulation inconsciente, ou un simple effet de l'imagination du sujet, celui-ci agirait dans toutes les circonstances. Mais, remarquez qu'ici le sujet sent d'avance qu'il n'est pas bien disposé, cependant il éprouve quelque chose au début, mais cette influence s'épuise vite et finit par être presque nulle. C'est bien là le caractère d'une force physiologique, qui, à certains jours, peut être plus considérable, et à d'autres jours se trouver affaiblie sous l'influence d'une disposition particulière.

Sixième séance du 18 juin à 8 h. 1/2 du soir. Présents: M. et Mme Lur... M. J..., douze élèves. Je répète, dans cette séance, une partie des expériences déjà faites: suggestion

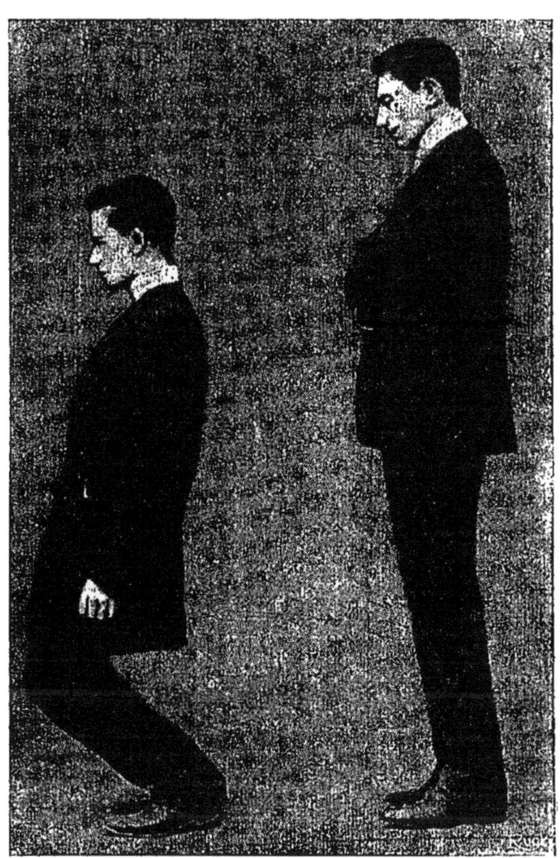

Fig. 30. — Le sujet tombe à genoux sous l'influence de la suggestion mentale.

de mouvements divers des bras ; suggestion de suivre une ligne les yeux bandés; suggestion de marcher successivement vers plusieurs personnes placées en cercle.

Toutes ces suggestions réussissent, comme les premières que j'ai décrites, je n'y insiste pas.

J'en ajouterai seulement une nouvelle, faite avec M. H. Ce jeune homme, placé dans les conditions habituelles, ne savait pas ce que j'allais lui suggérer, il ne pouvait que penser aux suggestions qu'il avait déjà vu faire. Je lui suggérai de se mettre à genoux. Aussitôt que je lui eus commandé mentalement, on le vit fléchir les deux genoux ensemble, lentement comme se font tous les mouvements suggérés ; il se baisse en fléchissant de plus en plus les deux genoux et se tenant en équilibre sur la pointe des pieds ; enfin il met les deux genoux à terre.

Le sujet, interrogé après l'expérience, affirme s'être senti forcé de plier les genoux par une puissance nouvelle à laquelle il ne pouvait facilement résister.

Observations générales sur ces diverses suggestions mentales : Je n'ai fait, comme vous venez de le voir, que des expériences très simples, que j'ai réduites au nombre de cinq ou six tout au plus ; mais j'ai tenu à répéter plusieurs fois les mêmes expériences avec des sujets différents. La simplicité de l'action suggérée, rend en effet plus facile l'analyse de la suggestion ; de plus, cela me permettait de recueillir les diverses impressions de sujets, dans des conditions absolument identiques. Cette manière d'opérer m'a donné des résultats très remarquables, vous avez pu voir, en effet, que tous les sujets ont éprouvé les mêmes sensations, les ont analysées de la même façon ; et traduites presque dans les mêmes termes.

Le fait a la plus grande importance, étant donné cette circonstance, que plusieurs des sujets, pris dans des séances différentes, n'avaient ni vu les expériences, ni entendu les sujets qui en avaient rendu compte précédemment. Ils ne pouvaient donc pas agir par imitation ni par auto-suggestion ; les sensations qu'ils signalaient devaient donc être exactes, et se trouvent corroborées par leur concordance parfaite.

Il est encore du plus grand intérêt, dans ces expériences, de rechercher dans quel état se trouvent les sujets au moment où ils reçoivent et exécutent les suggestions mentales. En apparence, les sujets sont en état de veille, et de fait si vous les interrogez après l'expérience, unanimement ils vous répondront qu'ils n'ont pas dormi. En réalité, ils ne dorment pas, en ce sens qu'ils ne sont pas dans un sommeil profond, mais ils ne sont pas non plus dans l'état de veille normale. Pour le prouver, il suffira de nous rappeler ce que la plupart des sujets ont signalé de leurs impressions, quand on leur fait les passes au début des expériences. Ils constatent qu'ils éprouvent un changement d'état, quelque chose qui les isole de tout ce qui les entoure (c'est leur propre expression), ils signalent une sorte d'engourdissement vague de tous les membres, quelques-uns indiquent des fourmillements. Le sujet se trouve placé là dans cet état que j'ai décrit sous le nom d'état médianique passif. Son attention pour tout ce qui vient du suggestionneur se trouve exaltée, à un point qu'elle ne pourrait pas atteindre s'il était dans l'état normal, s'il ne se trouvait pas, comme il le dit, isolé des autres choses environnantes ; c'est cette modification du sujet qui permet d'établir entre lui et le suggestionneur un état de communication ou de rapport, grâce auquel il peut être impressionné par une influence purement psychique. Si, dans certains cas, comme nous l'avons vu, des influences extérieures ou certains troubles physiologiques des sujets sont capables de diminuer ou de supprimer l'influence du suggestionneur sur le sujet, ces expériences négatives viennent encore s'ajouter aux preuves de cette relation psychique qui existe entre eux.

J'ajouterai que cette correspondance psychique entre plusieurs individualités ne me paraît pas constituer un fait anormal ni même spécial à cet état d'hypnose ; mais, dans l'état médianique qui est un véritable état d'hypnose, il y a une orientation particulière de cet influx nerveux, et en même temps concentration de toutes ses forces vers un même individu. J'ai constaté, en effet, que la présence d'une autre personne entre le suggestionneur et le sujet, ou même une personne trop rapprochée du sujet, surtout si elle fait un effort contraire à la suggestion, trouble considérablement les expériences et peut même les empêcher complètement de réussir.

Au sujet de la manière de faire les suggestions mentales, je dirai qu'elles demandent, de la part du suggestionneur, un effort considérable de volonté ; effort qui doit être soutenu sans interruption pendant tout le temps que doit durer la suggestion si l'on veut qu'elle réussisse.

Avec un de mes bons sujets, j'ai pu constater des efforts nouveaux de volonté qui étaient faits pour accentuer une suggestion. Dans une chambre tout à fait obscure, je lui faisais la suggestion très simple de plier les bras, et de parti pris, après un effort de suggestion considérable, je laissais la volonté s'affaiblir pour la reprendre par à-coups successifs. Mon sujet put chaque fois me prévenir de l'impression qu'il ressentait au moment où je faisais un nouvel effort de volonté.

J'ajouterai que cet effort constant de la volonté, cette fixité de toute l'attention concentrée sur un même objet, n'est pas chose aussi facile qu'on pourrait le croire, et demande une certaine éducation qui se perfectionne par l'entraînement. Ainsi, quand je suggère une action, qu'elle soit simple ou plus ou moins compliquée, je décompose l'acte en un certain nombre de mouvements, et chaque mouvement en une série de contractions de groupes musculaires. C'est pourquoi j'ai donné à ces expériences le nom de suggestions mentales, et non pas de transmission de la pensée. En effet, je n'ai pas cherché ici, ce qui pourrait se faire et de ce que je me propose de faire dans d'autres expériences, à imposer à mes sujets l'idée de l'acte à accomplir, en leur laissant ensuite la liberté des moyens à employer pour accomplir cet acte ; mais je les conduis à l'exécuter inconsciemment et en détail par une série de suggestions mentales successives.

TABLEAU SYNOPTIQUE DU CHAPITRE XI

Suggestion mentale

État des sujets
- Médianique passif.
- Sujets normaux.
- Sujets intelligents.

Différence entre suggestion mentale et transmission de pensée
- **Suggestion mentale**
  - Décomposer les mouvements.
  - Agit directement sur les muscles.
  - Sujet passif
    - *Doit se laisser aller.*
    - *Eviter de penser.*
  - Expérimentateur
    - *Actif.*
    - *Grande attention.*
    - *Habitude nécessaire.*
- **Transmission de pensée**
  - Idée transmise directement. Complète en détails.
  - Sujet
    - *Actif.*
    - *Doit apporter toute son attention.*
    - *Cherche à saisir la pensée.*
  - Expérimentateur : agit différemment suivant les sujets
    - *Doit bien connaître le sujet.*
    - *Visuels.*
    - *Auditifs.*
    - *Moteurs.*
    - *Correspond plus ou moins avec le type du sujet.*
    - *Succès très variable.*

Ne pas confondre la suggestion mentale avec cumberlandisme
- Conduits par mouvements musculaires.
- Contact quelconque.

Expériences qui prouvent la suggestion mentale
- Mouvements simples
  - *Aussi probants qu'un acte compliqué.*
  - *Le premier mouvement, inconnu, exclut auto-suggestion.*
- Ligne suivie sans contact.
- Direction dans un cercle de personnes et double suggestion fortuite.

CHAPITRE XII

L'HYPNOTISME ET LA SUGGESTION AU POINT DE VUE THÉRAPEUTIQUE

Le traitement hypnotique est encore bien loin d'être connu et appliqué comme il devrait l'être. Cela tient en partie à ce que trop de personnes, même des médecins, croient encore avoir affaire à un agent de nature mystérieuse, bon à employer à tout hasard, quand on a essayé en vain toutes les autres méthodes de traitement.

L'hypnotisme est, tout au contraire, une méthode de traitement qui s'appuie sur les principes les plus certains, et dont les applications, pour être très nombreuses et très étendues, n'en sont pas moins bien précises.

Si un certain nombre de médecins, après avoir fait quelques essais de la méthode hypnotique, ont éprouvé des mécomptes et ont cru devoir y renoncer, c'est aussi en partie parce que ces médecins, se faisant illusion par quelques exemples de guérisons très rapides et exceptionnelles dont ils avaient été témoins, ont cru que cette méthode était tellement simple qu'il suffisait de l'avoir vue employer pour obtenir le même résultat. Ils ne font pas attention que, lorsqu'un médecin veut traiter avec succès les maladies d'un organe délicat, se faire oculiste, par exemple, il ne se contente pas des notions d'anatomie générale qu'il a reçues dans les écoles de médecine; il parcourt les cliniques, suit les leçons d'un spécialiste en renom, et commence seulement à s'intituler oculiste, après avoir ainsi complété son instruction médicale.

N'est-il pas absurde, après cela, de croire que l'on peut connaître à fond tout le fonctionnement du système nerveux, bien plus complexe et bien plus délicat que n'importe quel organe des sens, et appliquer une méthode de traitement, qui n'est même pas enseignée dans les écoles, sans en avoir fait une étude spéciale, et sans avoir acquis l'expérience nécessaire à tout traitement dont on veut obtenir du succès.

Le Dr Bérillon, qui est le véritable créateur de la thérapeutique hypnotique, a écrit lui-même il y a longtemps : « De même qu'il est admis que la pratique courante donne seule au chirurgien la dextérité de main indispensable pour réussir les opérations délicates, de même il est juste de reconnaître que l'expérience journalière peut seule contribuer à conférer une réelle sûreté dans l'application de la suggestion hypnotique comme moyen thérapeutique. »

« Nous avons pu nous assurer, ajoute-t-il plus loin, que ceux qui se plaignent de n'avoir eu à enregistrer que des insuccès, le doivent uniquement à leur défaut de méthode, à leur inexpérience et à leur incompétence. »

Pendant longtemps, on a limité à l'hystérie le domaine de la thérapeutique hypnotique ; plus tard, on a étendu son rôle à la neurasthénie et à quelques autres troubles nerveux ; mais cela n'est pas encore suffisant, et cette limitation montre que, pour beaucoup, l'hypnotisme est encore mal connu, mal manié et n'est pas mis au rang qu'il doit occuper.

Dans toute affection, même organique, il y a une part considérable due à des troubles fonctionnels de motricité ou de circulation. Or, tout mouvement musculaire est sous la dépendance du système nerveux ; le système circulatoire tout entier est sous la dépendance de fibres musculaires, et, par conséquent du système nerveux lui-même, soit que l'on considère les organes spéciaux vaso-moteurs, destinés à produire directement la constriction ou la dilatation des vaisseaux, ou l'influence qu'exerce indirectement sur ces mêmes vaisseaux la contraction des muscles qui avoisinent les divers organes.

On voit, par ce simple aperçu, quel vaste champ d'action s'ouvre à cette méthode thérapeutique, et l'on comprend pourquoi nous disions qu'elle est trop méconnue et trop peu appliquée.

Si le raisonnement nous montre la puissance que l'hypnotisme peut avoir sur les troubles morbides qui paraissent les plus indépendants de l'influence morale, l'expérience vient confirmer le raisonnement, et les exemples, mieux que tout autre chose, seront de nature à convaincre de cette vérité.

Voyons maintenant l'énumération des différentes affections et maladies auxquelles le traitement hypnotique peut être appliqué avec succès.

Nous allons les diviser en un certain nombre de groupes distincts.

En tête de ces affections nous placerons tout naturellement le groupe des maladies nerveuses.

L'hystérie et tout ce qui s'y rattache. On sait que l'hystérie présente les formes les plus variées, nous en parlons dans un chapitre spécial, nous n'avons pas à y insister ici.

La neurasthénie, comme l'hystérie, est reconnue depuis longtemps, comme justiciable du traitement hypnotique.

L'épilepsie est plus contestée par certains auteurs. Cependant, les résultats que nous avons pu constater par nous-même, nous prouvent que l'on peut obtenir une amélioration et parfois même une guérison.

Le nervosisme ; l'affaiblissement du système nerveux, qu'il se manifeste dans les organes moteurs, les fonctions des sens, ou l'état psychique ; enfin les affections mentales, quand elles ne reconnaissent pas pour cause une lésion anatomique, peuvent, à des degrés divers, être soumis à cette méthode de traitement.

Après les maladies du système nerveux, nous allons citer un groupe de maladies organiques diverses, dans lesquelles le traitement hypnotique s'est montré efficace, soit comme agent curatif, soit au point de vue symptomatique.

La tuberculose. Dans cette affection, la suggestion peut combattre efficacement, la perte d'appétit ; les troubles digestifs et les vomissements, qui sont si souvent une cause d'affaiblissement rapide ; les insomnies, les douleurs, la toux. En combattant tous ces symptômes, on peut arriver à relever les fonctions de nutrition et à rendre du poids aux malades.

Le rhumatisme est une affection dans laquelle on songe rarement à employer l'hypnotisme. C'est, le plus souvent, dans des cas chroniques ou subaigus que nous avons pu l'expérimenter. Dans ces cas, nous avons pu constater la facilité avec laquelle on peut faire disparaître la douleur. De plus, dans quelques cas, nous avons pu constater, d'une façon très nette, la diminution progressive du gonflement articulaire.

Coliques hépatiques. Dans la crise de coliques hépatiques le phénomène douleur est un des plus importants, et c'est déjà beaucoup de pouvoir, par l'hypnose, diminuer et même supprimer cette douleur. On peut encore arriver à enrayer les crises et à les rendre plus rares. Une observation très concluente a été présentée à ce sujet à la société d'hypnologie, et publiée dans la *Revue de l'hypnotisme.*

Les maladies cutanées elles-mêmes, surtout quand elles évoluent sur un terrain nerveux, n'échappent pas à l'influence du traitement hypnotique. La *Revue de l'hypnotisme* a signalé la guérison de plusieurs cas d'eczéma, de dermatite grave, de dermite causée par le froid; enfin l'observation très curieuse d'un cas de sycosis, publiée par un médecin russe qui était lui-même le sujet de la guérison.

Nous devons aussi rattacher aux affections cutanées la disparition des verrues et excroissances de la peau sous l'influence de la suggestion, dont les cas sont assez nombreux.

Les effets de la suggestion sur la circulation sont assez prouvés, soit par des expériences, soit par des observations cliniques ; nous y consacrons, du reste, un chapitre spécial. Cette influence est très fréquemment utilisée avec succès pour régulariser la menstruation.

Nous arrivons maintenant à d'autres groupes, où le traitement hypnotique porte son action sur l'état psychique des sujets.

Nous ferons d'abord un groupe des défauts, ou même vices, qui peuvent être guéris par l'hypnotisme.

Tout d'abord l'alcoolisme, qui mérite que nous lui consacrions un chapitre spécial, et sur lequel nous n'insisterons pas ici. Mais nous en rapprocherons l'abus du tabac, qui doit être traité exactement de la même façon.

L'onycophagie, dont nous citons plus loin des exemples, rentre dans le même ordre des faits.

Dans un grand nombre de maladies diverses, les malades sont astreints à suivre un régime spécial, dans lequel on leur interdit surtout l'usage de certains aliments qui leur sont nuisibles. Le plus souvent, ce sont précisément des aliments dont ils ont abusé, comme l'alcool, le vin, le café, les épices, le sucre, etc... Il leur est souvent très difficile de vaincre l'habitude acquise, et la privation leur est très pénible. La suggestion est de la plus grande utilité chez ces malades, pour leur permettre de se débarrasser d'une habitude, qui en soi peut n'être pas un défaut, mais dont il est indispensable de se défaire à cause de ses conséquences dans leur cas particulier. Ce que leur volonté est parfois impuissante à accomplir, la suggestion y arrive aisément en leur supprimant même toute lutte pénible.

La kleptomanie est la manie du vol, mais surtout du vol qui consiste à dérober de petits objets qui attirent les regards et excitent la convoitise plutôt que la cupidité. C'est une véritable maladie, qui peut être rangée parmi les obsessions et les impulsions irrésistibles. Nous l'avons placée ici, parce qu'elle est, comme l'alcoolisme, sur la limite des vices et des obsessions.

Elle doit aussi être traitée par la suggestion hypnotique, car elle est essentiellement curable par ce moyen.

Nous arrivons au groupe des phobies.

Les phobies sont des craintes exagérées, ayant un objectif spécial et provenant d'un sentiment émotif anormal ; elles mettent le sujet dans un état d'infériorité relativement à ce qu'il devrait être.

La timidité est une phobie; la peur, générale chez les enfants, et si fréquente, par rapport à un objet spécial, chez les femmes, est encore une phobie. Le trac, auquel nous consacrons un chapitre tout entier, à cause de sa fréquence et de la gravité de ses conséquences. La crainte exagérée de certains accidents et surtout de certaines maladies, est une phobie que l'on observe chez beaucoup de personnes. Le manque de confiance en soi, ou le doute, est la source de phobies diverses et doit prendre place dans ce groupe.

Toutes ces affections doivent être traitées par la suggestion hypnotique.

Nous formerons un autre groupe des applications utiles de l'hypnotisme sous le titre de : faiblesse de certaines facultés.

Certaines personnes, surtout parmi celles qui se livrent à des travaux intellectuels, se plaignent de la faiblesse de leur faculté d'attention, et, plus souvent encore de l'affaiblissement de cette faculté à la suite d'études qui leur ont occasionné un certain surmenage cérébral.

Chez d'autres, c'est la faculté de raisonnement, qui est ou trop faible pour le genre de travaux auxquels elles se livrent, ou qui se fatigue rapidement après certains genres d'études plus ou moins difficiles.

La suggestion hypnotique, en concentrant toute l'activité intellectuelle dans une seule voie et vers un but précis, relève et développe même l'attention ; en même temps, elle augmente la capacité du raisonnement, et, comme nous le montrons dans quelques observations, elle met le sujet en état de comprendre des choses qui se montraient absolument inaccessibles à son intelligence normale.

La mémoire est une faculté pour laquelle, avec beaucoup de raison, on a souvent recours au traitement hypnotique. Soit que la mémoire se montre insuffisante pour le genre de travaux auxquels on veut se livrer ; soit que, momentanément, on ait besoin, pour une cause déterminée, d'une capacité plus grande de mémoire ; que l'on ait perdu une partie de la mémoire que l'on possédait antérieurement, ou que l'on veuille accroître l'étendue de la mémoire que la nature nous a donnée.

Je citerai encore l'application à l'étude ou le goût pour le travail. L'effet du traitement consistera à faciliter le travail en éloignant toute distraction, en concentrant toute l'activité de la pensée, diminuant ainsi la somme d'efforts nécessaires et faisant aimer le labeur auquel on s'est consacré.

Dans le groupe des applications spéciales du traitement hypnotique, nous trouvons la réunion dans un même but de plusieurs des applications que nous avons déjà indiquées.

Ainsi, l'application de l'hypnotisme aux études, comprend à la fois le développement de l'attention, de la mémoire, du raisonnement, de la facilité pour le travail.

L'application aux examens comporte en plus la disparition de la timidité, du trac, du doute de soi-même.

D'autres applications sont plus spéciales encore, ce sont les applications à l'étude des arts. Nous verrons que le traitement hypnotique facilite l'étude du dessin, de la peinture, qu'il donne des résultats surprenants dans l'étude de la musique; soit qu'il s'agisse de développer et de modifier la voix, soit qu'il s'agisse de faciliter le jeu des instruments. Nous traiterons cette question des applications de l'hypnose aux arts dans un chapitre spécial.

Enfin, le dernier groupe a trait à l'action de l'hypnotisme sur les sentiments. C'est là une des applications les plus élevées et les plus utiles de la thérapeutique hypnotique. Que de fois ne constatons-nous pas que le bonheur de la vie entière d'un individu dépend de l'exagération, de l'anomalie, ou même de la présence de certains sentiments dont il ne sait se défendre. La suggestion hypnotique peut agir sur les antipathies, sur l'amour et la haine, sur la légèreté et l'inconstance du caractère, sur les chagrins, sur les idées tristes et la mélancolie; en modérant, en réglant tous les sentiments pour les faire rentrer dans l'ordre normal, l'hypnotisme trouve une de ses applications les plus belles et les plus utiles pour le soulagement et le perfectionnement de l'humanité.

TABLEAU SYNOPTIQUE DU CHAPITRE XII

Applications thérapeutiques de l'hypnotisme

MALADIES NERVEUSES	Hystérie. Neurasthénie. Epilepsie. Nervosisme. Affaiblissement du système nerveux.
MALADIES DIVERSES	Tuberculose. Rhumatisme. Coliques hépatiques. Maladies des organes digestifs. Maladies cutanées.
TROUBLES CIRCULATOIRES	Organes de sécrétion. Menstruation.
DÉFAUTS OU VICES	Alcoolisme. Abus du tabac. Onycophagie. Régime. Kleptomanie.
PHOBIES	Timidité. Peur. Trac. Manque de confiance. Doute. Maladies.
FAIBLESSE DE CERTAINES FACULTÉS	Attention. Raisonnement. Mémoire. Application au travail. Goût pour le travail. Dégoût. Paresse.
APPLICATIONS SPÉCIALES	Études. Examen. Arts : *Dessin. Peinture.* / *Musique : Voix. Instruments.* / *Théâtre.*
ACTION SUR LES SENTIMENTS	Antipathies. Amour et haine. Légèreté. Inconstance. Chagrins. Idées tristes. Mélancolie.

CHAPITRE XIII

LA SUGGESTION THÉRAPEUTIQUE A DISTANCE

On se trouve parfois amené à employer en thérapeutique la suggestion à distance. Quelques cas récents, dans lesquels nous l'avons utilisée avec beaucoup de succès, nous ont amené à étudier la technique de cette méthode. Nous pouvons tout d'abord affirmer que l'on peut attendre d'excellents résultats de ce procédé; mais il faut se placer dans les meilleures conditions, et, pour cela, bien connaître les règles à observer.

La suggestion à distance se fait ordinairement par correspondance; nous écrivons au sujet les suggestions que nous voulons lui voir réaliser.

La suggestion à distance n'est pas autre chose qu'une suggestion hypnotique, et la première chose pour cela c'est de placer le sujet en état d'hypnose. Souvent, il suffira de produire un état hypnotique léger, comme cela se pratique du reste pour beaucoup de suggestions thérapeutiques, il n'en est pas moins indispensable que cet état hypnotique soit produit.

Certains auteurs, en parlant de suggestions faites dans les états hypnotiques superficiels, que nous appelons le premier degré de l'état somnambulique, les ont improprement appelées suggestions à l'état de veille.

La suggestion à l'état de veille n'existe pas; le mot même est un véritable contre-sens, pour quiconque a pris la peine d'étudier les états hypnotiques et se rend compte de ce qu'est la suggestion.

Pour qu'un sujet reçoive une suggestion, il faut évidemment qu'il soit dans un état de suggestionnabilité. Or, la suggestionnabilité est un phénomène qui ne se présente pas à l'état de veille normale. On peut persuader un sujet à l'état de veille, on ne peut pas le suggestionner, et la différence est grande entre la persuasion et la suggestion. Et cela, ce n'est pas parce que le fait suggéré est un fait dont le sujet ne pourrait pas être persuadé, mais bien parce que la persuasion ne produirait pas du tout les effets de la suggestion. Je ne suis pas de l'avis de M. Babinski, quand il dit que le mot suggestion, dans le sens médical, exprime l'action par laquelle on cherche à faire accepter à autrui ou à lui faire réaliser une idée manifestement déraisonnable. Sans doute chacun peut donner aux mots le sens qu'il veut, et, si un auteur veut nous prévenir que par le mot suggestion il exprimera l'idée « chose absurde » il est libre de le faire; mais habituellement on s'appuie sur la définition des mots pour les employer rationnellement, et c'est ainsi que nous faisons pour nous entendre en français. Quand, ayant mis en état d'hypnose, un individu atteint de paralysie des jambes, on lui suggère qu'il peut remuer ses membres, cela n'est pas absurde ni même déraisonnable, puisqu'on le voit immédiatement, au commandement donné, lever les pieds, allonger les jambes, etc... Quand on lui dit encore qu'après son réveil, il pourra se lever et marcher, cela n'est ni absurde ni déraisonnable, puisqu'il se lève et qu'il marche.

Quand je prends un homme qui a une phobie et qui n'ose aller dans tel ou tel endroit; si, après l'avoir hypnotisé, je lui suggère qu'il n'a plus peur, ce que je lui dis n'est ni absurde ni déraisonnable, car, en réalité, il n'a plus peur; et la preuve c'est qu'après son réveil il ira, sans aucune émotion, partout où il n'osait aller autrefois.

C'est bien là essentiellement la vraie suggestion hypnotique, on voit qu'elle n'est en rien absurde ni déraisonnable.

Mais, pour que la suggestionnabilité se développe, il faut nécessairement que le sujet passe de l'état de veille dans un état d'hypnose. Cet état d'hypnose peut être très léger, le passage peut même être imperceptible pour les personnes qui n'ont pas une grande expérience des états hypnotiques, il n'en est pas moins réel ; c'est ce qui se présente pour les états les plus superficiels du premier degré de somnambulisme. Dans la circonstance qui nous occupe, quand nous voulons faire une suggestion à distance, comment allons-nous faire pour placer le sujet dans l'état d'hypnose.

Tout d'abord, il faut considérer deux cas bien différents :

1° Le cas où nous connaissons antérieurement le malade, où nous l'avons déjà hypnotisé directement ;

2° Le cas où nous ne connaissons le malade que par sa correspondance, où nous ne l'avons jamais vu.

Il est évident que, dans le premier cas, la chose est beaucoup plus facile, surtout si nous avons déjà pu prévoir, dans une hypnotisation antérieure, la circonstance où nous aurions à traiter le sujet à distance, et si nous lui avons fait des suggestions appropriées. Il suffit alors de lui rappeler la suggestion faite antérieurement, l'état d'hypnose est facilement produit comme une suite de cette première suggestion directe.

Le second cas présente un peu plus de difficulté, et il faut savoir agir suivant ce qu'on peut connaître du plus ou moins de suggestibilité du sujet, et suivant que l'on veut le mettre dans un état d'hypnose plus ou moins profond, pour obtenir la réalisation des suggestions qui lui sont faites.

Il faut d'abord prescrire au sujet de s'entourer des circonstances extérieures les plus favorables pour obtenir la production d'un état hypnotique. Pour cela on lui ordonnera de se retirer dans une chambre, isolée, autant que possible, des bruits du dehors ; où il soit seul, tranquille, sans que personne puisse venir le déranger. Là, après avoir pratiqué une demi-obscurité, il devra s'asseoir bien à l'aise dans un fauteuil, la tête appuyée, et avoir devant lui une table sur laquelle il puisse placer les suggestions écrites qui lui sont envoyées et les avoir commodément sous les yeux.

Ces préparatifs préliminaires doivent être prescrits dans toutes les circonstances, ils ne sont pas indifférents, car ils produisent déjà sur le sujet une impression utile.

Ceci bien établi, on peut par différents moyens provoquer

l'état d'hypnose. Il est bon d'en avoir un certain nombre présents à la pensée, afin de pouvoir les varier suivant les circonstances. Si l'on a affaire à un sujet que l'on sait facile à hypnotiser et sensible à la suggestion, le moyen le plus simple consiste, après qu'il s'est bien installé dans le fauteuil et ayant placé les suggestions écrites bien à sa vue sur sa table, à lui ordonner : de fermer les yeux pendant cinq minutes, de garder une immobilité complète, de respirer lentement et profondément, et de concentrer toute sa pensée et son attention sur ce qu'il va faire. Il est même bon de lui conseiller de s'exercer à plusieurs reprises à se placer dans cet état, avant de lire les suggestions, afin de s'habituer à s'abstraire de toute distraction et chasser toute pensée étrangère.

Ces différentes manœuvres, exécutées ponctuellement par le malade sur l'ordre qu'il en a reçu par écrit, produisent un état d'hypnose suffisant pour lui donner la suggestionnabilité nécessaire.

Il ne faut pas oublier, après les détails de cette prescription, d'ajouter que, quelles que soient les circonstances, au bout d'un temps que l'on fixe par écrit, ses yeux s'ouvriront spontanément, il s'éveillera de lui-même complètement et retrouvera son état normal. Cette dernière partie est une suggestion qui se fixera dans l'esprit, s'imposera au cerveau du sujet, en même temps que l'état d'hypnose se produira et qu'il deviendra suggestionnable ; qui se réalisera enfin à l'instant prescrit.

Elle produira deux effets, l'un indispensable, l'autre simplement utile.

Le premier effet, sera de bien replacer le sujet dans son état normal et d'éviter les désagréments que j'ai vus se produire avec certains médecins, qui, ayant voulu hypnotiser sans savoir le faire, n'ont pas pris la précaution de bien éveiller leur malade, et l'ont laissé sans s'en douter dans un état d'hypnose auquel ils ne comprenaient absolument rien. Le second effet, qui n'est pas inutile, est de donner confiance au malade, qui, voyant que cette suggestion du réveil se réalise à la minute prescrite, ne doute plus de l'efficacité des suggestions qui lui sont faites.

Cette suggestion pour amener le réveil sera faite en tout

état de cause, quel que soit le procédé que l'on aura employé pour produire l'hypnose.

Il arrivera quelquefois que, soit pour produire un état d'hypnose plus profond, soit parce que l'on sait que le sujet n'est pas aussi facilement hypnotisable, on voudra employer un autre procédé, jugeant utile, en même temps que l'on provoque l'attention du sujet, d'agir sur un organe des sens.

On peut d'abord agir sur le sens de l'ouïe, et voici un des meilleurs procédés. On prescrit au sujet de placer, non loin de lui, une horloge dont les battements soient assez lents et assez forts, comme un réveil-matin, ou, mieux encore, un métronome; puis, après avoir fermé les yeux, de compter les battements jusqu'à cent par exemple. L'attention est ainsi plus facilement fixée sur un point déterminé, et l'on ajoute à la concentration de la pensée la monotonie du son répété.

On peut agir aussi sur le sens de la vue, ce qui est non moins efficace, et présente, comme nous allons le voir, dans certains cas, un double avantage.

Pour agir sur le sens de la vue, on peut employer un objet brillant quelconque, ou même tout artifice capable d'attirer le regard et de fixer l'attention, par exemple un carton blanc avec une tache noire, etc....

Toutefois, il y a un procédé que je conseille tout particulièrement, parce que, en même temps qu'il provoque l'hypnose, il permet de renforcer la suggestion. Ce procédé consiste dans l'emploi d'une boule de cristal, comme celle qui est employée en Angleterre pour faire l'expérience que les Anglais appellent « Cristal gazing ». C'est une boule pleine, en cristal très pur, de six centimètres de diamètre environ ; on place la boule sur un tapis noir. A défaut de cette boule de cristal, on pourra employer, dans les mêmes conditions, une carafe ronde remplie d'eau, ou mieux, un de ces petits ballons sphériques, dont on se sert en chimie, que l'on remplira d'eau distillée ou tout au moins bien limpide, que l'on bouchera de façon qu'il n'y ait aucune bulle d'air entre le bouchon et le liquide ; on le placera sur un support, le goulot en bas, et l'on procédera de la même façon qu'avec le globe de cristal.

Quel que soit l'objet employé, on prescrira au malade de le placer bien en face de lui, sur la table recouverte d'un tapis sombre. Le sujet tiendra à la main le carton ou le papier, sur lequel sont écrites les suggestions.

Il est alors ordonné au malade de fixer bien attentivement les yeux sur le globe transparent, comme s'il cherchait à regarder à son centre.

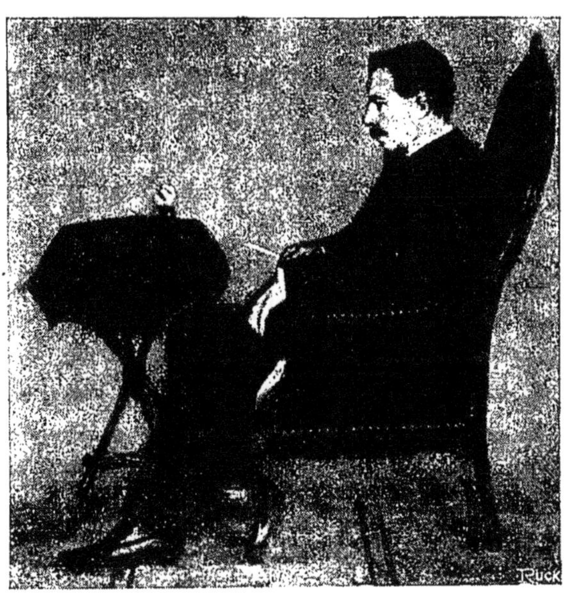

Fig. 31. — Suggestion à distance. Le sujet devant le globe de cristal, tient à la main les suggestions écrites et les voit se reproduire dans le cristal.

Pendant les dix premières minutes, le sujet tiendra les regards fixés sur le même point, cela produira un premier état d'hypnose. Les cinq minutes suivantes, il regardera et lira attentivement les suggestions qu'il tient à la main. Puis, pendant cinq minutes, il regardera de nouveau le centre du globe, pensant fortement aux suggestions qu'il vient de lire, et cherchant à percevoir l'image des lettres et des mots écrits, dans la transparence du cristal. Il continuera ainsi, de cinq en cinq minutes, et, le plus souvent au bout de peu de temps, il percevra l'image hallucinatoire des suggestions écrites, par suite des multiples jeux de lumière qui se font dans le globe transparent. Il les regardera alors attentivement pendant dix minutes ; puis, il fermera les yeux et, au temps fixé, il s'éveillera.

Ce procédé est excellent, surtout dans les cas où l'on craint une certaine difficulté à faire réaliser les suggestions par le malade.

En effet, l'état d'hypnose est assez profond, et les suggestions, ainsi renforcées par la vision hallucinatoire, ont une intensité très grande.

Une observation par laquelle je terminerai, montrera l'efficacité pratique et l'utilité des suggestions à distance.

Je m'étais trouvé à plusieurs reprises en relations par correspondance avec un monsieur habitant les environs de Cannes. Ce monsieur est un Italien que je n'ai jamais vu, mais je connais assez bien son état psychique par la correspondance assez longue que j'ai eue avec lui.

Il y a quelque temps, il m'écrivit pour me demander si je pouvais lui indiquer un traitement de la peur.

Je transcris de sa lettre la description qu'il me fait de sa phobie :

« Dans mon enfance, j'avais l'habitude d'être peureux ; à l'âge de quinze, dix-huit ans, j'avais peur de sortir seul de la maison le soir. Plus tard, si j'étais obligé de sortir à la nuit, je le faisais, mais j'avais peur.

« Plus tard, j'avais surtout peur des morts ; dans les circonstances où j'ai eu à me trouver auprès d'un malade ou à m'approcher d'une personne décédée, j'avais tellement peur que je n'aurais pu y rester seul. J'ai toujours eu une grande peur d'entrer seul, le soir, dans une chambre où je savais que quelqu'un avait rendu le dernier soupir.

« Depuis deux ou trois ans, cette peur a augmenté, je n'ose passer le soir près d'un cimetière, m'approcher d'un cercueil à un enterrement, ou pénétrer dans un appartement où il y a un mort.

« Une personne étant décédée il y a quelque temps dans la maison que j'habite, je n'ose plus passer devant la porte de la chambre où elle est morte ; si je dois aller dans une chambre voisine, je dois me faire accompagner.

« Cette frayeur augmente tellement que je crains d'en perdre la tête ; si maintenant je me trouve, par hasard, enfermé seul dans une chambre, la frayeur est telle que je me sens la tête en danger. »

Ma réponse fut une suggestion à distance ; je ne reviens pas sur les détails que j'ai donnés plus haut, relativement aux prescriptions destinées à mettre le sujet en état d'hypnose. A cela j'avais ajouté, sur une feuille de papier séparée de la lettre, et bien disposées pour frapper le regard, trois séries de trois suggestions.

Le malade devait lire les trois premières pendant la première semaine, sa seconde série de trois suggestions la seconde semaine, enfin les trois dernières la troisième semaine. La quatrième semaine, il devait lire successivement les trois séries de trois suggestions.

Je transcris les parties importantes de la lettre reçue quelques semaines après, me rendant compte du traitement.

« Votre traitement contre la peur est excellent. En lisant votre aimable lettre où vous m'indiquiez le drôle mais efficace remède, je croyais que monsieur le docteur voulut rire. Je ne me suis décidé à le suivre que sur les instances de ma famille. Le 11 février donc, je me suis mis à l'œuvre ; j'ai pratiqué exactement et à la lettre vos prescriptions... A la fin de la première semaine, je trouvais déjà en moi plus de courage et de force. Aujourd'hui, quatrième semaine, j'ai beaucoup moins peur, et, si je ne suis pas encore entièrement guéri, je sens déjà en moi beaucoup plus de courage.., etc... »

Le début de cette lettre indique bien que le malade ne croyait pas à l'efficacité du traitement, ma lettre ne l'avait pas *persuadé* qu'il allait se guérir.

D'autre part la chose suggérée, la guérison, est-elle une idée absurde. Une chose absurde ne se réalise pas. La lettre suivante nous renseigne à ce sujet.

Un mois après l'envoi des secondes suggestions, le malade nous écrivait.

« Voici le résultat de votre excellent traitement pour guérir de la peur. Mon imagination ne me domine plus ; je me sens beaucoup plus de courage et je suis je pense comme tout le monde. Je prends même plaisir à pénétrer de temps en temps là où j'avais si peur d'aller. J'y vais, je m'y arrête et j'en sors tout simplement... etc... »

Cet exemple, pris au milieu de plusieurs analogues, est très significatif. Il nous donne la preuve de l'efficacité réelle de la suggestion à distance, à la condition de l'appliquer avec la méthode voulue, dont je résume ainsi les principales règles.

Placer le sujet dans de bonnes conditions pour être mis en état d'hypnose.

Bien l'hypnotiser, en choisissant le procédé qui lui convient le mieux.

Prendre les précautions voulues pour bien assurer le passage à l'état d'hypnose et le passage à l'état de veille.

Faire des suggestions courtes, précises et progressives.

Il est évident que, toutes les fois que cela est possible, il vaut mieux employer la suggestion directe; voyant par nous-même l'effet produit par les suggestions, nous pouvons mieux les graduer et en obtenir un résultat plus rapide et plus certain. Mais, à l'occasion, il y a tout intérêt pour nos malades à ne pas négliger le mode de traitement de la suggestion à distance qui peut nous donner aussi de très bons résultats.

TABLEAU SYNOPTIQUE DU CHAPITRE XIII

Suggestion thérapeutique à distance

SUGGESTION A DISTANCE. — Ordinairement par correspondance.

MALADE	Déjà hypnotisé antérieurement. Non hypnotisé antérieurement.
A. — PLACER LE SUJET DANS DE BONNES CONDITIONS POUR ÊTRE HYPNOTISÉ	Chambre isolée. Silence. Lumière modérée. Calme.
B. — HYPNOTISER LE MALADE	Entraînement. Métronome. Boule cristal. Prévoir réveil.
C. — SUGGESTIONS	Écrites à part. Gros caractères. Très lisibles. Suggestions courtes. Suggestions nettes. Suggestions précises.

CHAPITRE XIV

DE L'HYSTÉRIE

Nous ne sommes plus, actuellement, à l'époque où l'on voyait dans les manifestations de l'hystérie quelque chose de surnaturel. Au moyen âge, on croyait voir dans les hystériques des manifestations d'esprits, de forces ne dépendant pas de la nature humaine, de sorte qu'on prenait les hystériques pour des gens possédés du mal ; et, ces hystériques, qui n'étaient que des malades, étaient traitées comme de véritables coupables.

C'est pourquoi on a vu, au moyen âge, un si grand nombre d'hystériques emprisonnées comme sorcières, soumises à des tortures, et même condamnées à mort.

Il s'est opéré un changement très grand dans l'opinion que l'on a de l'hystérie, mais cette transformation ne s'est pas faite brusquement.

Il y a quelques années encore, on considérait l'hystérie comme une maladie presque déshonorante, de sorte que l'hystérique était pour ainsi dire mise au ban de la société. Dire à une femme qu'elle était hystérique, dire à une mère que sa fille était hystérique, aurait été l'équivalent d'une insulte véritablement très grave ; parce que l'on croyait qu'il y avait dans l'hystérie une certaine part plus ou moins volontaire, que l'on ne définissait pas très bien, mais qui paraissait au public une chose dont les malades étaient considérés comme responsables.

Un peu à la fois, le domaine médical est entré de plus en

plus en possession de l'hystérie, et on la considère maintenant comme une véritable maladie et pas autre chose.

Cette manière de voir doit être bien caractérisée par la définition que l'on donne de la maladie, de façon à ce qu'il n'y ait pas d'équivoque, que la maladie ne laisse plus planer le moindre soupçon, et qu'on ne fasse plus aucun reproche à ceux qui en sont atteints.

L'hystérie n'a absolument rien à voir avec les appétits génésiques, comme on le croyait autrefois. L'hystérique n'est pas une femme coupable, qui se laisse aller à des désordres au point de vue de sa sensibilité, c'est une véritable malade.

Pour bien comprendre les manifestations si nombreuses et si variées de l'hystérie, il faut se rendre compte exactement de ce qu'est cette maladie, et pour cela en donner une bonne définition, c'est-à-dire une définition claire et précise, qui puisse s'appliquer à toutes les formes que présente cette maladie.

Les anciennes définitions de l'hystérie ne sont que l'énoncé de quelque symptôme clinique ; elles s'appliquent à une ou plusieurs manifestations de l'hystérie, mais il y en a toujours un certain nombre qu'elles ne peuvent expliquer, et surtout aucune ne peut s'appliquer en même temps aux manifestations physiques et à l'état mental des hystériques.

Dans ces derniers temps encore, on s'est beaucoup occupé des origines et de la cause de l'hystérie. Grâce à des observations microscopiques sur les neurones, on a échafaudé toute une théorie nouvelle de cette maladie. Tout cela a-t-il donné quelque résultat bien pratique, c'est-à-dire bien intéressant pour les malades, nous ne le pensons pas. En admettant que l'on ait pu constater l'usage des prolongements appendiculaires des neurones, en supposant encore que l'on ait pu observer des modifications spéciales de ces prolongements chez les hystériques, qui nous prouvera que le sujet est hystérique, parce que ces modifications existent dans ses neurones, et non pas que ces modifications existent parce qu'il est hystérique ? Je dirai même que les probabilités seraient plus grandes en faveur de la seconde hypothèse ; car l'hystérie n'a-t-elle pas dans ses principaux effets de produire des modifications motrices et sensitives sur tous les membres, paralysies, contractures, anesthésies, pourquoi ne produirait-elle pas ces mêmes troubles dans les appendices des neurones ?

Il est bien certain que nous verrions encore beaucoup d'autres choses, et que nous pourrions trouver une foule de modifications microscopiques encore inconnues, du système nerveux ou d'autres tissus, si nous possédions des instruments encore plus puissants et plus parfaits. De même qu'avec des moyens nouveaux, nous pourrions trouver des modifications chimiques des tissus ou des liquides organiques. Mais, en réalité, nous ne pourrions affirmer si ces modifications sont la cause ou la conséquence de l'hystérie.

Il est donc plus sage de laisser ces recherches purement spéculatives et sans issue, pour nous attacher à des faits cliniques, véritablement intéressants pour les malades, parce qu'ils conduisent à des résultats utiles.

Nous considérons ici l'hystérie comme un trouble dynamique du système nerveux. Et d'abord, il n'est pas du tout antiscientifique de supposer que l'organisme peut subir des modifications purement dynamiques. Nous avons trop l'habitude en médecine de nous laisser envahir par une anatomie pathologique, qui veut toujours voir sous son microscope quelque lésion. On oublie trop qu'à côté de l'anatomie pathologique, il y a aussi la physiologie pathologique, et même la psychologie pathologique. Mais, s'il ne fallait admettre que ce que l'on voit sous le microscope, où serait l'hypnotisme et où serait la suggestion? Du reste, les exemples ne sont pas rares, de forces qui existent à l'état de fonction de la matière, sans la modifier quant à son aspect et à ses qualités physiques ou chimiques.

Prenez deux barres de fer de même forme, de même poids, de même volume, coulées de la même matière ; soumettez ces deux barres de fer à l'analyse chimique et microscopique la plus rigoureuse, vous ne trouverez aucune différence entre elles. Et pourtant l'une d'elles, qui est aimantée, possède une force qui est capable de soulever un poids de 10, 15 kilos, tandis que l'autre est inerte. N'est-ce pas là l'exemple d'un dynamisme invisible.

Voyons maintenant ce qui en est de l'hystérie. L'hystérie passe pour être une maladie excessivement compliquée et difficile à décrire; elle est complexe, il est vrai, et très variée dans ses manifestations extérieures; mais c'est peut-être une des maladies qu'il est le plus facile de ramener à un schéma très simple, qui nous permet tout à la fois de comprendre toutes ses diverses manifestations, et, chose plus importante encore, qui nous trace la méthode rationnelle pour la guérir.

Nous définirons donc l'hystérie, en disant que : *c'est une modification de l'équilibre normal du système nerveux, modification telle que l'activité ou le potentiel du système nerveux se trouve diminué sur certains points et augmenté sur d'autres, au détriment des premiers, sans qu'il n'y ait, en réalité, augmentation ni diminution absolue dans le total de l'activité nerveuse disponible.*

C'est cette proposition que nous allons démontrer.

A l'état normal, le potentiel du système nerveux est réparti régulièrement en vue du fonctionnement normal. L'hystérie est un simple trouble de l'équilibre du système nerveux, cela ressort clairement des symptômes principaux que nous constatons.

L'hystérie est une maladie excessivement complexe, présentant des symptômes de tous genres, mais il ne faut pas considérer une hystérique en particulier, il ne faut pas considérer une crise hystérique ni une contracture, il faut considérer ce que tous ces troubles présentent de commun. Or, ils présentent, dans leur ensemble, des symptômes communs, qui sont véritablement les symptômes généraux de la maladie.

Nous allons d'abord diviser en trois groupes toutes les manifestations de l'hystérie, et nous verrons que l'on peut y classer tous les symptômes observés.

1° Groupe des anomalies de la sensibilité ;

2° Groupe des anomalies de la motricité ou de la force ;

3° Groupe des anomalies psychiques.

Voyons en premier lieu ce qui se passe dans le groupe des phénomènes de la sensibilité. Et d'abord, qu'est-ce que la sensibilité ?

On pourrait définir la sensibilité, la faculté qui nous fait percevoir une sensation quelconque lorsqu'une impression vient exciter un nerf.

Cette définition très large comprend à la fois, la sensibilité sensorielle, quelle qu'elle soit, et la sensibilité tactile. Mais, il est évident aussi que cette sensibilité comprend dans ses genres bien des degrés différents. La sensibilité normale devra être considérée comme la région moyenne, au-dessus et au-dessous de laquelle nous trouverons bien des degrés d'exagération ou de diminution de l'état normal; et nous allons voir que ces modifications de la sensibilité, en plus ou en moins, vont nous apparaître s'écartant d'une façon absolument symétrique de la normale.

Qu'est-ce en effet que le premier degré d'exagération de la sensibilité ? C'est une sensibilité telle qu'une excitation qui ne produirait normalement qu'une sensation légère ou une sensation de contact, produit une sensation violente ou pénible ; c'est ce qu'on appelle l'hyperesthésie.

Que trouverons-nous au contraire de l'autre côté de la normale, comme premier degré de la diminution de la sensibilité ? C'est une sensibilité qui perçoit d'une façon trop faible les impressions, ou plutôt, qui a besoin, pour être impressionnée, d'une excitation plus violente ou plus prolongée. Nous pouvons appeler cet état hypoesthésie, pour le mettre en regard de l'hyperesthésie, et nous y joindrons la sensibilité retardée.

Revenons à la sensibilité exagérée ; que trouvons-nous au point extrême de cette exaltation de la sensibilité? Une sensibilité telle qu'une excitation imperceptible produit une impression d'une acuité extrême, ce qui n'est pas autre chose que le phénomène douleur. Douleur spontanée, dit-on bien souvent, pour exprimer la douleur névralgique ; ce qui veut dire seulement que la cause en est si minime qu'on ne peut la découvrir; elle peut du reste être purement psychique.

L'exagération de la diminution de la sensibilité nous conduit à l'autre point extrême. C'est un état tel qu'une excitation quelle qu'elle soit, ne produit plus aucune impression ; car la sensibilité pourra toujours être indéfiniment diminuée jusqu'à ce qu'elle ait totalement disparu. La disparition complète de la sensibilité c'est l'anesthésie.

Si nous récapitulons tout ce que nous venons de dire de la sensibilité, nous voyons que nous avons une progression complète, régulière et ininterrompue, dont les grandes étapes seront :

L'anesthésie ;

L'hypoesthésie ou la sensibilité retardée ;

La sensibilité normale ;

L'hyperesthésie ;

La douleur.

Et si nous voulons exprimer cette progression et la simplifier, par une formule algébrique en fonction de la sensibilité normale, nous pourrons dire :

La sensibilité normale sera exprimée par S ; l'hypoesthésie par $S - n$; l'hyperesthésie par $S + n$; l'anesthésie par $S - {}^2 n$; la douleur par $S + {}^2 n$.

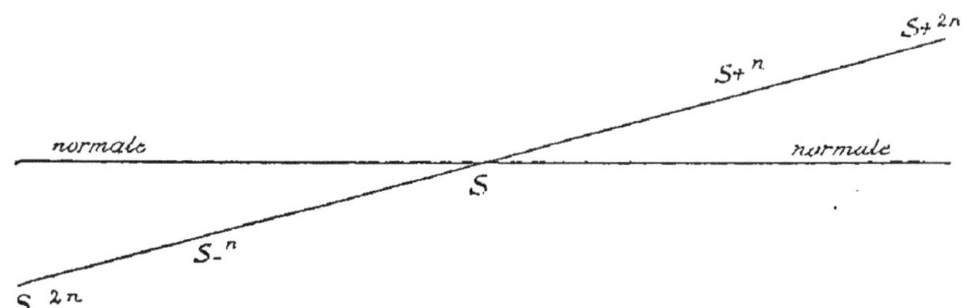

Fig. 32.

Vous pouvez vous figurer un tableau schématique représentant la gamme des divers degrés de la sensibilité. Nous dirons que la sensibilité normale sera représentée par la lettre S. En dessous, l'anesthésie, qui sera représentée par $S - {}^2 n$; l'hypoesthésie, venant au-dessus, $S - n$; puis nous nous élevons aux degrés supérieurs, et nous aurons l'hyperesthésie qui sera représentée par $S + n$; au delà, nous aurons la douleur, que nous représenterons par $S + {}^2 n$.

Évidemment, il y a des gradations infinitésimales entre tous ces degrés, c'est-à-dire que vous pouvez subdiviser tous ces degrés à une échelle infinie ; mais nous en arriverons toujours à ceci, que la sensibilité normale tient le milieu d'une progression qui commence par la sensibilité anéantie, pour arriver à la sensibilité poussée à son extrême limite qui est la douleur.

J'ai dit que l'état nerveux des hystériques se manifeste d'une part par la sensibilité, et d'autre part par la force ou motricité. En effet, non-seulement un corps est sensible, mais aussi il a des mouvements; l'état d'un être vivant, c'est d'agir. Par conséquent, la force est la seconde manière d'être, le second mode de manifestation du système nerveux.

Passons donc maintenant au second groupe, les phénomènes de la motricité ou de la force.

La force normale se manifeste par une contraction musculaire, qui doit être sous la dépendance de la volonté ou d'un automatisme acquis. La force, pour être normale, doit être dirigée dans le sens d'un mouvement à effectuer et bien proportionnée au but à atteindre.

Pour les phénomènes de force comme pour les phénomènes de sensibilité, nous allons trouver des anomalies dans le sens de l'exagération et des anomalies dans le sens de la diminution.

Nous constaterons une diminution anormale de la force, lorsque la volonté ne produira qu'une contraction musculaire insuffisante pour effectuer un mouvement donné, ne dépassant pas le taux de production d'un travail normal, c'est la parésie.

Cette diminution de la force, nous la constaterons au dynamomètre.

Nous observerons encore un autre genre de diminution de la force, lorsque la volonté n'agissant pas sur les groupes musculaires les plus favorables à un mouvement voulu, il y aura déperdition de force dans le travail donné. C'est ce qui se rencontrera dans certains genres d'incoordination des mouvements.

Au contraire, il y aura anomalie par exagération de la force, ou production de force en excès, quand nous constaterons des contractions musculaires, indépendantes de la volonté et ne produisant aucun effet utile. C'est ce qui se produit dans les tremblements, dans les contractions convulsives.

La diminution de la force portée à l'excès, aboutira à

l'impossibilité absolue de contracter les muscles; d'abord sous l'influence de la volonté, puis même sous l'influence d'une excitation réflexe; c'est la paralysie.

D'autre part, l'exagération de la force également portée à l'extrême, sera une contraction musculaire permanente, et telle que la volonté même sera devenue incapable de la modifier ; elle prend alors le nom de contracture.

Nous trouvons donc dans les phénomènes de motricité ou de force, une progression aussi complète et aussi régulière que pour les phénomènes de sensibilité. Cette progression sera :

La paralysie ;
La parésie ;
La force normale ;
Le tremblement et les contractions convulsives ;
La contracture.

Progression que nous pouvons aussi exprimer et simplifier, par une formule algébrique en fonction de la force normale, qui sera :

Force normale exprimée par F ; parésie par $F - n$; tremblement par $F + n$; paralysies par $F - {}^{2}n$; contracture par $F + {}^{2}n$.

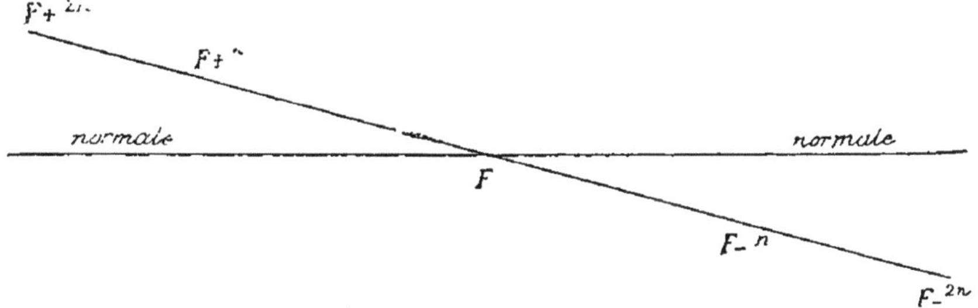

FIG. 33.

Nous pouvons représenter la force par un tableau semblable à celui que nous avons fait pour la sensibilité ;

$F + {}^{2}n$	contracture ;
$F + n$	contraction ou tremblement ;
F	force normale ;
$F - n$	parésie ;
$F - {}^{2}n$	paralysie.

Ainsi, nous avons une progression absolument régulière, depuis l'anéantissement de la force jusqu'à la force poussée à son extrême limite, et tout à l'heure nous verrons que nous reprendrons ces formules pour apprécier ce que nous trouverons chez les hystériques.

Voilà pour l'état physique.

Nous arrivons au troisième groupe, le groupe des anomalies psychiques.

Si nous considérons l'état psychique des hystériques, nous verrons également que l'état psychique peut être troublé par des variations d'exagération ou de diminution dans ses fonctions telles qu'elles doivent se trouver proportionnées pour que l'individu soit normal.

Nous avons à l'état normal, comme régulateurs de l'état psychique, deux grandes fonctions qui doivent être combinées l'une avec l'autre, et se trouver dans de bonnes conditions relatives l'une à l'autre pour que la fonction psychique soit normale ; ce sont la sensibilité psychique ou impressionnabilité et la volonté.

La sensibilité ne doit pas être exagérée, parce que si l'impressionnabilité est exagérée, elle domine les actes volontaires.

Si la volonté est exagérée, nous avons alors une diminution de la sensibilité, et l'état n'est pas normal.

La volonté et le raisonnement doivent dominer d'une façon habituelle, tandis que la sensibilité, qui s'éveille par l'impression ressentie, laisse les impulsions automatiques soumises d'une façon normale à la volonté.

Or, nous devons constater que ces fonctions peuvent être troublées; nous pouvons voir des personnes dont les impulsions automatiques sont supérieures aux facultés psychiques volontaires, des personnes qui agissent sous l'influence de ces impulsions automatiques, sans les soumettre à l'influence modératrice de la volonté.

C'est ce qui se présente chez les hystériques.

Nous pouvons encore exprimer clairement cet état par une formule algébrique.

L'état normal existe lorsque les facultés psychiques supérieures, qui comprennent : l'intelligence, la volonté, le raisonnement, et que nous désignerons par P, font équilibre aux facultés inférieures : impressions sensitives et affectives, sensations, impulsions automatiques, réflexes, dont nous désignerons l'ensemble par la lettre A. Dans le fonctionnement normal, la première catégorie doit dominer la seconde, condition essentielle de l'équilibre que nous exprimerons par la formule : $P = A$.

Dans l'hystérie, l'équilibre psychique est rompu, toujours dans le même sens, c'est-à-dire que le groupe inférieur des sensations, impressions, impulsions, domine le groupe supérieur : volonté et raisonnement ; nous avons A qui devient plus grand que P.

Mais ce trouble peut se produire de trois façons : ou bien P reste normal et il y a exagération du groupe A, ce qui donne la formule : $P < A + n$.

Ou bien c'est le groupe A qui reste normal et P qui est amoindri, nous avons alors : $P - m < A$.

Enfin, on peut avoir en même temps exagération de A et diminution de P, ce qui donne : $P - m' < A + n'$.

Le tableau schématique ci-dessous explique bien ce qui se produit dans ces trois cas :

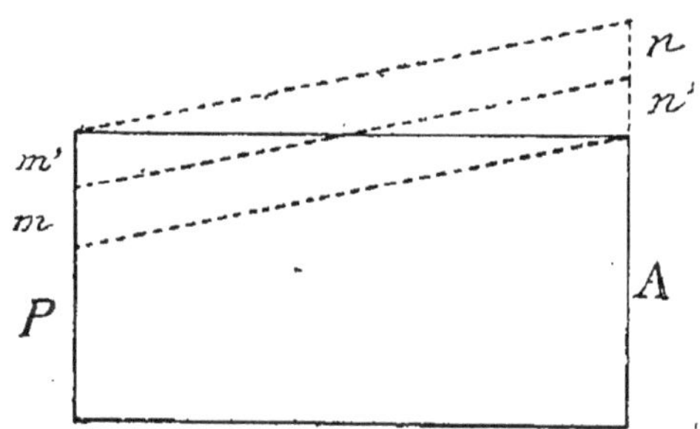

Fig. 33.

État normal. . . .	P	$= A$.
Anomalies 1er genre.	P	$< A + n$.
2e genre.	$P - m$	$< A$.
3e genre.	$P - m'$	$< A + n'$.

Il arrive quelquefois que le déplacement de l'équilibre du système nerveux au point de vue de la force est évident, et que l'on peut facilement constater la compensation. Quand par exemple un membre est paralysé et un autre membre contracturé.

Mais le cas n'est pas toujours aussi facile, quand par exemple, un des facteurs du trouble moteur est interne; ainsi parfois vous trouverez une contracture musculaire dans un membre, vous ne voyez pas tout d'abord de compensation à ce déplacement de la motricité ; mais vous interrogez le malade ou son entourage et vous finissez par découvrir qu'il est atteint aussi d'une constipation opiniâtre qui a débuté en même temps que la contracture. Ce n'est pas autre chose qu'une parésie de l'intestin, compensation de la contracture musculaire constatée.

Il y a encore d'autres combinaisons, plus complexes en apparence, mais qui donnent toujours raison à la formule schématique que nous avons donnée de l'hystérie.

Il faut considérer que la sensibilité et la force ne sont que des modalités différentes de l'activité du système nerveux, elles peuvent par conséquent se compenser l'une par l'autre, et nous pouvons trouver leurs troubles combinés; ainsi, une contracture, augmentation de la force, peut avoir pour contrepartie une anesthésie, diminution de la sensibilité; une douleur, exagération extrême de la sensibilité, peut avoir pour contre-partie une paralysie, disparition complète de la force; une parésie peut être mise en regard d'une hyperesthésie, etc.

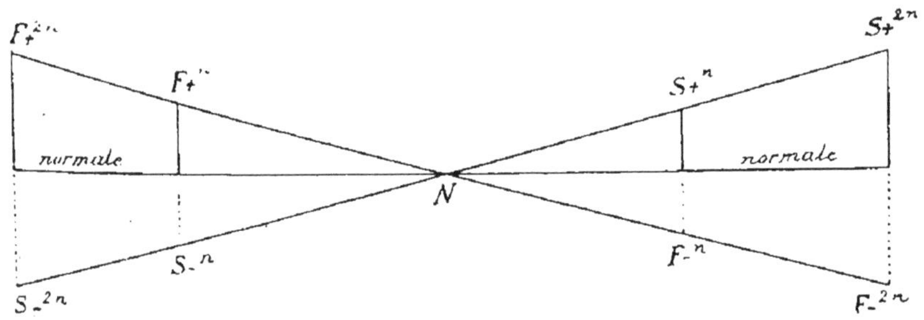

Fig. 34.

La figure schématique ci-dessus nous montre comment la

force et la sensibilité peuvent se compenser mutuellement dans les troubles de l'équilibre du système nerveux.

L'exemple suivant montre une exagération de la sensibilité sous forme de douleurs (névralgies), compensant une anesthésie sensorielle, surdité. Puis une hyperesthésie générale, compensée par de l'anesthésie pharyngienne et oculaire avec perte des réflexes.

Nous voyons en même temps le mécanisme de la guérison par le rétablissement de l'équilibre nerveux.

Il s'agit d'une femme de soixante-trois ans, qui se plaint de douleurs dans tout le côté gauche. Son appétit est nul, elle a considérablement maigri.

Sa respiration est un peu haletante et rapide.

L'examen de la poitrine, sur lequel nous n'insisterons pas, révèle les signes d'une tuberculose au début.

Le cœur bat rapidement et fortement ; il n'existe pas de bruit anormal.

Notons seulement que, pendant l'examen de la poitrine, on a observé que tout le côté gauche est excessivement douloureux à la percussion.

Il existe chez cette malade une hyperesthésie considérable de tout le côté gauche, au point que la moindre pression, le moindre contact du bout du doigt sur le bras gauche ou sur un point quelconque du côté gauche du corps, lui fait faire un mouvement involontaire et presque pousser un cri. Elle a un soubresaut et se retire vivement, affirmant qu'on lui fait mal.

Cette hyperesthésie date de six mois.

Depuis douze ans, la tête est le siège de violentes névralgies, plus prononcées à gauche, mais existant aussi à droite.

Des points névralgiques existent aussi sur le côté gauche du tronc.

Enfin, au membre inférieur gauche, on trouve quelques points de sciatique: point d'émergence, point ischio-trochantérien, point malléolaire.

Depuis une douzaine d'années qu'elle souffre de douleurs névralgiques dans la tête, l'ouïe a diminué considérablement du côté gauche. Il faut élever notablement la voix pour se faire entendre. La montre n'est pas entendue, même à une distance de quelques centimètres de l'oreille gauche.

Le réflexe cornéen et le réflexe pharyngien sont presque nuls.

Le 25 juin, à 9 heures 1/2 du matin, cette malade est amenée pour être endormie et placée devant le miroir rotatif en mouvement.

Elle se laisse faire sans résistance et montre une grande passivité. Au bout de sept minutes, on fait l'injonction de dormir ; ses yeux se ferment, elle dort, elle est en état de petit hypnotisme.

La suggestion de ne plus avoir de sensibilité exagérée du côté gauche lui est faite à trois ou quatre reprises. Pour mieux marquer la suggestion, il lui est prescrit de sentir un peu moins du côté gauche que du côté droit, et il lui est dit qu'on pourra la toucher, pincer et piquer à gauche, qu'elle sentira un peu moins qu'à droite.

En raison de la facilité avec laquelle on peut l'endormir, on lui fait de suite la suggestion de ne pas se laisser endormir sans permission.

Au bout de cinq minutes on l'éveille par suggestion verbale. Aussitôt éveillée, afin d'éprouver, avant même de lui parler et qu'elle ait pu s'en rendre compte, l'effet de la suggestion, on la saisit assez vigoureusement par le bras gauche. Elle ne témoigne aucune douleur, alors que tout à l'heure, en la touchant du bout du doigt seulement, elle criait et se retirait.

Interrogée, elle déclare ne plus avoir de sensibilité douloureuse du côté gauche.

Retournée dans la salle, on s'assure qu'elle est bien guérie en lui touchant plus ou moins fort différents points du côté gauche, en la pinçant, en la piquant ; elle n'accuse aucune sensibilité exagérée. On peut même constater que le bras droit est actuellement plus sensible que le bras gauche.

Il est à noter qu'elle ne croyait pas du tout à la possibilité de sa guérison, et que sa physionomie exprime un étonnement non équivoque et passablement comique en voyant le changement subit qui s'est opéré en elle.

Le 29 juin, on fait revenir de nouveau la malade pour l'endormir.

L'on constate que la sensibilité est restée normale du côté gauche, toute trace d'hyperesthésie a disparu.

La malade déclare de plus que, depuis la première séance d'hypnotisation, l'appétit lui est revenu, elle mange beaucoup mieux qu'autrefois.

Elle se plaint toujours des névralgies, qui depuis douze ans occupent principalement tout le côté gauche de la tête, et demande qu'on l'en guérisse.

Dans la première hypnotisation, en effet, la suggestion avait visé seulement l'hyperesthésie du côté gauche du corps.

On constate de nouveau, avant de l'endormir, que la névralgie est accompagnée de surdité de l'oreille gauche. Elle n'entend pas la montre à cinq centimètres.

On la place devant le miroir rotatif et, au bout de quelques minutes, on lui fait la suggestion de dormir.

Pendant le sommeil et à plusieurs reprises, on lui fait les suggestions de conserver une sensibilité normale dans tout le côté gauche du corps, de ne plus souffrir de névralgies du côté gauche de la tête, enfin d'entendre de l'oreille gauche.

La malade est éveillée par suggestion verbale. Elle déclare se trouver bien, ne plus avoir de douleurs de tête.

On lui fait alors boucher l'oreille droite avec la main, et l'on constate qu'elle entend la voix basse à *trois mètres* de distance. La montre est entendue à *un mètre.*

Le 30 juin, la malade se plaint maintenant de souffrir du côté droit de la tête. Ce n'est pas un transfert qui s'est produit, car il faut se rappeler que la malade souffrait de toute la tête, mais principalement du côté gauche. La douleur du côté gauche ayant disparu, elle sent davantage les névralgies du côté droit. La surdité est revenue pendant la nuit. Endormie comme la veille et soumise aux mêmes suggestions, elle déclare au réveil ne plus avoir de douleurs, et l'on constate qu'elle entend de nouveau la voix et la montre.

Le 1er juillet, la malade se déclare beaucoup mieux ; elle n'a que peu de douleurs dans le côté gauche de la tête. On constate, avant de l'endormir qu'elle entend encore la montre à un mètre de distance de l'oreille gauche.

La malade est endormie par le procédé habituel, et on lui suggère de ne plus souffrir de la tête et de continuer à entendre.

A partir de cette époque la guérison s'est maintenue complètement. La malade fut encore conservée un certain temps en observation, et sortit de l'hôpital quand on eut constaté que sa guérison était définitive.

Parmi les symptômes physiques de l'hystérie, nous trouvons en premier lieu les troubles de la sensibilité. Presque toujours, on trouve chez les hystériques des troubles de la sensibilité cutanée sous forme de zones ou de plaques d'anesthésie ou d'hyperesthésie. Quelquefois, quand il y a à la fois des zones d'anesthésie et des zones d'hyperesthésie, ces troubles se compensent en partie. Mais, le plus souvent, on constate des troubles de la sensibilité cutanée beaucoup plus étendus et plus profonds dans un sens que dans l'autre, il faut alors en chercher d'autre part la compensation. C'est ainsi que l'on trouve parfois des névralgies, qui sont précisément la cause qui amène la malade à consulter un médecin, et à l'exploration de la sensibilité on trouve des zones d'anesthésie plus ou moins étendus. Trouble de la sensibilité en excès jusqu'à la douleur d'une part, diminution compensatrice de la sensibilité d'autre part. Cela répond, on le voit, à la définition et à la formule que nous avons données. Le même phénomène peut se présenter sous des formes d'une variété infinie.

Quand nous avons un traitement hypnotique à entreprendre chez un malade, ou, plus généralement, quand un nerveux se présente à notre examen, il est de la plus grande importance de bien faire le diagnostic de l'hystérie.

Parmi les troubles de la sensibilité qui sont les premiers éléments de diagnostic à envisager, les réflexes oculaire et pharyngien sont de ceux que l'on interroge le plus fréquemment, et leur importance est telle qu'un clinicien sérieux ne saurait les négliger. Je veux insister ici sur l'importance de cet examen bien fait, et sur la manière dont il faut le pratiquer pour cela, importance qui m'a été démontrée par un grand nombre d'observations qui viennent aussi confirmer les idées que je soutiens depuis longtemps sur les troubles de la sensibilité compensés chez les hystériques.

On se bornait autrefois à toucher la cornée avec un corps mousse et à chatouiller le pharynx avec un abaisse-langue, le manche d'une cuillère ou un instrument quelconque. Un examen aussi grossier ne peut plus être admis dans l'état actuel de nos connaissances cliniques, car cette exploration superficielle peut très bien provoquer des réflexes oculaires et pharyngiens, alors qu'il existe des troubles certains de la sensibilité qui passseront ainsi inaperçus et induiront en erreur.

J'ai constaté, en effet, relativement au réflexe oculaire, que dans un certain nombre de cas, le bord ciliaire de la paupière est le siège d'une hyperesthésie, de sorte que le moindre contact de l'instrument provoque un réflexe très violent, tandis que la cornée elle-même est insensible si on la touche isolément. Dans d'autres cas, j'ai constaté l'anesthésie de la cornée pour un seul œil, tandis que de l'autre côté la sensibilité était normale ou exagérée. Enfin, chez d'autres sujets plus rares, on trouve sur la cornée du même œil une zone d'anesthésie et une autre zone de sensibilité normale ou d'hyperesthésie. Ces zones d'anesthésie sont essentiellement variables quant à leur situation, c'est tantôt la région interne, tantôt la région externe, tantôt la région supérieure ou la région inférieure, etc. Ces zones irrégulières, constatées sur un seul œil, ne peuvent en aucune façon permettre de préjuger l'état de la sensibilité de l'autre œil, qui peut être normal ou anesthésié, en totalité ou en partie.

La présence de zones partielles d'anesthésie cornéenne a tout autant d'importance, au point de vue du diagnostic qu'une anesthésie totale. Il est donc évident qu'un examen trop rapide ou superficiel, ou fait avec un instrument grossier est capable d'induire en erreur, soit parce qu'il se bornera à constater la sensibilité d'un point, soit parce qu'il portera tout à la fois l'excitation sur un point anesthésié et sur un point sensible qui provoquera le réflexe.

Pour ce qui concerne le réflexe pharyngien, je signalerai

les diverses observations suivantes : chez certains sujets, j'ai constaté une anesthésie de toute une moitié latérale du voile du palais, avec hyperesthésie ou sensibilité normale de l'autre moitié. Chez d'autres, anesthésie de la partie supérieure du voile du palais et hyperesthésie du bord inférieur, y compris la luette, ou l'inverse réciproquement. Dans d'autres cas, la muqueuse horizontale du palais est sensible et la muqueuse verticale du voile du palais est insensible. D'autres fois, il y avait insensibilité du voile du palais, mais une hyperesthésie très prononcée de la base de la langue, de sorte que si l'on touchait quelque peu la langue en explorant le voile du palais on provoquait un réflexe énergique. Enfin un phénomène encore plus délicat consiste en des plaques d'anesthésie, qui siègent indifféremment sur un point quelconque du voile du palais. Ces plaques d'anesthésie peuvent avoir la dimension d'une pièce d'un ou de deux centimes, et laissaient une sensibilité normale ou exagérée sur toutes les autres parties de la muqueuse.

Par conséquent, pour tous ces cas, comme pour ceux que je signalais tout à l'heure concernant le réflexe oculaire, une exploration peu attentive, ou faite avec un instrument trop volumineux, devait le plus souvent provoquer le mouvement réflexe, et empêchait de constater un trouble de sensibilité existant en réalité.

En résumé, quand il y a le phénomène douleur, ou toute autre exagération de la sensibilité, toujours vous trouverez une diminution de la sensibilité dans un autre point du corps, qui se manifestera sous une forme quelconque, de sorte que l'ensemble de la sensibilité se retrouve toujours : ce qui est exagéré d'un côté est en diminution d'un autre côté; il n'y a pas augmentation mais déplacement.

A côté de ces troubles de la sensibilité nous avons aussi les troubles de la motricité ou de la force.

Les contractures hystériques sont une des manifestations les plus fréquentes de la maladie; il y a des contractures qui sont absolument classiques. Vous voyez par exemple ce que l'on appelle le pied bot hystérique et n'est pas autre chose qu'une contracture musculaire. Il en est de même de la coxalgie hystérique, qui fait que bien des hystériques restent couchées pendant quelques années.

Ce sont là des exagérations de la force normale, comme nous l'avons vu tout à l'heure.

Les paralysies ne sont pas moins fréquentes. Un bras, une jambe sont paralysés; d'autres fois, c'est une main qui ne peut servir : c'est une véritable paralysie.

En voici un exemple dont la guérison rapide par la suggestion est remarquable :

Il s'agit ici d'une femme qui entre à l'hôpital, pour des douleurs dans les jambes et une paralysie qui l'empêche absolument de marcher et de se tenir debout.

Elle a maintenant 24 ans, et, seulement au mois de décembre dernier, elle eut un enfant qui est mort très jeune.

A part un rhumatisme qu'elle eut à 15 ans, sa santé générale a toujours été bonne ; mais elle est sujette à des malaises nerveux. Très impressionnable, elle est prise de tremblement à la moindre contrariété. Elle éprouve parfois la contracture pharyngienne avec étouffement, qui lui donne la sensation de la boule hystérique. Elle est sujette à des maux de tête et, parfois, à des tremblements sans cause.

Le 19 juin, dans la nuit, elle eut des accidents gastriques, vomissement et diarrhée qu'on peut rapporter à une indigestion.

En même temps, il se déclara des douleurs dans les jambes, qui persistèrent après les troubles gastriques, et furent assez intenses pour lui rendre, dès ce moment, la marche impossible.

Cet état ne s'améliorant pas les jours suivants, on l'a conduite le 23 juin à l'hôpital.

L'examen des différents organes ne révèle rien de notable.

Les réflexes cornéen et pharyngien sont abolis.

Le champ visuel ne paraît pas rétréci.

Il n'y a pas de *clou* hystérique, ni d'hyperesthésie épineuse.

On trouve des zones de diminution de la sensibilité.

Les ovaires sont peu douloureux.

Il y a de l'hyperesthésie aux cuisses.

Le 25 juin, à 9 heures du matin, la malade est amenée et placée devant le miroir rotatif.

Pour la faire venir de la salle où se trouve son lit et lui faire traverser les salles intermédiaires, plusieurs infirmières sont obligées de la porter ; car elle chancelle à chaque pas et n'avance qu'avec la plus grande difficulté.

Placée devant le miroir rotatif en mouvement, au bout de cinq minutes à peine, elle a un soubresaut et tombe profondément endormie. Cette malade n'est pas restée longtemps, comme les autres, en état de petit hypnotisme pour n'arriver que progressivement à un sommeil plus profond. Le mouvement convulsif que nous avons constaté chez elle, alors qu'elle se trouvait déjà en état de fascination et de petit hypnotisme, a marqué l'instant précis où elle est entrée dans la période de grand hypnotisme. Du reste, nous pouvons constater que l'on obtient chez elle, par les procédés ordinaires, la rigidité et l'hyperexcitabilité neuro-musculaire caractéristiques de l'état de grand hypnotisme.

Pendant le sommeil, on lui fait trois ou quatre fois la suggestion de ne plus souffrir des jambes et de marcher facilement.

La suggestion de ne se laisser endormir par aucune autre personne étrangère, non désignée pour le faire, ni par aucun objet, lui est faite aussi et renouvelée plusieurs fois, en raison de sa facilité à tomber en grand hypnotisme. Au bout de cinq minutes on l'éveille par simple suggestion verbale.

Elle paraît un peu étonnée, puis, sur l'invitation qui lui en est faite, elle se lève très facilement, affirme qu'elle ne souffre plus, et regagne seule son lit, d'un pas ferme, au grand étonnement de tous ceux qui l'ont vue tout à l'heure passer, soutenue avec peine par plusieurs personnes.

Toute la journée elle marche facilement et sans douleur, elle descend au jardin et se promène, ce qu'elle n'avait pu faire depuis son entrée à l'hôpital.

Le 26 au matin, on lui dit de revenir se faire endormir de nouveau.

Elle se lève seule sans difficulté, marche seule, et vient sans avoir besoin de s'appuyer en route.

Placée devant le miroir elle s'endort comme la veille, présentant toujours un mouvement convulsif au moment où elle passe en état de grand hypnotisme, au bout de quatre minutes.

Les mêmes suggestions que la veille lui sont répétées, mais de plus on la laisse dormir une demi-heure.

Les deux jours suivants on ne l'endort pas, la guérison se maintient complète, elle marche toujours sans difficulté et se promène comme tout le monde

Le 29 juin, on la rappelle pour l'endormir de nouveau. Elle se plaint d'un point névralgique dans la région droite du front depuis la veille. La pression au niveau du nerf sus-orbitaire est très douloureuse.

On l'endort, toujours par le même procédé, et, au réveil, non seulement elle affirme qu'elle ne souffre plus, mais il est facile de constater que le point sus-orbitaire, tout à l'heure si douloureux à la pression, est maintenant tout à fait insensible.

Cette malade a été suivie pendant un certain temps et revue plusieurs mois après ; sa guérison s'est maintenue complète comme à sa sortie de l'hôpital ; elle est définitive.

Il y a dans l'hystérie des symptômes qui se rapportent aux organes des sens, des troubles de la sensibilité sensorielle. Nous pouvons avoir des troubles de la sensibilité des organes des cinq sens.

Les troubles de la vue sont très ordinaires ; d'abord, il y a les grands troubles de la vue, qui sont une véritable manifestation d'hystérie, quelquefois toute la manifestation de la maladie, la suppression de la vue, l'amaurose hystérique. Les malades qui ont une véritable amaurose hystérique, sont atteintes de la suppression de la faculté visuelle de l'œil.

On constate plus souvent encore, le rétrécissement du champ visuel. Dans l'état normal, chacun de nos yeux a un certain champ, c'est-à-dire que quand nous tenons l'œil immobile, en regardant un point fixe, nous voyons simultanément un certain nombre d'objets, parce qu'il y a un rayon dans lequel notre œil perçoit les objets.

Ce champ visuel vient de ce que notre rétine est sensible, et de ce que tous les rayons lumineux qui partent des objets sans qu'il y ait d'obstacle interposé viennent l'impressionner.

Il arrive chez les hystériques qu'il y a suppression d'une partie de cette sensibilité, cela produit ce qu'on appelle le rétrécissement du champ visuel. Cela signifie qu'une hystérique, au lieu de voir autour du point central, un cercle aussi grand qu'elle devrait voir, ne voit qu'une partie de ce cercle. Il y a donc déformation du champ visuel, qui, au lieu de former une circonférence, forme un dessin plus ou moins régulier.

Ce trouble est très fréquent.

On constate également des troubles de l'ouïe ; ils sont moins fréquents. Toutefois, il n'est pas rare de trouver que la sensibilité auditive est diminuée ou exagérée.

L'exagération de la sensibilité de l'oreille fait que ces personnes se plaignent du moindre bruit. On voit quelquefois des personnes qui ne sont sensibles qu'à un bruit particulier, qui ne peuvent pas entendre un sifflement, par exemple, ou un bruit quelconque. Il y a une véritable hyperexcitabilité du sens de l'ouïe, exagération de la sensibilité auditive.

Les troubles de l'odorat sont assez fréquents, mais il est beaucoup plus rare de les constater, parce qu'il n'y a que l'hystérique qui le constate. C'est souvent une imperfection du sens de l'odorat, qui se manifeste sous forme de diminution de la sensibilité pour certaines odeurs ; vous verrez des hystériques qui ne manifestent pas de sensation pour des odeurs très vives quelquefois, ou qui éprouvent une sensation olfactive agréable pour des odeurs désagréables, ou bien encore une sensation olfactive pénible pour certaines odeurs.

Certaines hystériques sont dans l'impossibilité de supporter l'odeur d'une rose ou d'une violette dans une chambre.

Le sens du goût peut être rapproché du sens de l'odorat.

Quant au sens du toucher, il se confond avec la sensibilité ; la plupart du temps, le sens du toucher n'est pas autre chose que la sensibilité normale très développée par les extrémités nerveuses des doigts, et cette sensibilité troublée, vous la trouvez souvent chez les hystériques.

Parfois des hystériques ont de l'insensibilité des mains ou des doigts, et l'on constate ce fait la plupart du temps quand elles se brûlent. Des hystériques touchent un objet très chaud et ne s'en aperçoivent pas, et vous voyez alors des gens qui se sont brûlés sans le sentir.

Le point le plus important à retenir, dans tous ces troubles des organes des sens qui sont sous la dépendance de l'hystérie, c'est qu'ils sont absolument curables.

Qu'il s'agisse d'amaurose hystérique ou de tout autre trouble de la vue causé par cette maladie ; qu'il s'agisse de surdité, de troubles du goût ou de l'odorat, ces affections, comme toutes celles qui sont sous la dépendance de l'hystérie, peuvent toujours être guéries par la suggestion hypnotique.

Je citerai ici pour exemple un cas très curieux de surdi-mutité hystérique, guéri en une seule séance de suggestion hypnotique.

Il s'agit d'un homme de 40 ans, atteint de surdité et de mutisme absolus, il avait présenté déjà quelques crises d'hystérie, quand un jour il eut une discussion au sujet de sa paye. Se croyant frustré dans ses droits, songeant à sa femme et à ses enfants, il entra dans une violente colère. Il rentre chez lui, en proie à des douleurs dans la tête et dans l'épigastre ; percevant, vers la région précordiale, une sensation de froid sur laquelle il insiste.

Toute la journée suivante, qui est un dimanche, il reste sombre, ne voulant voir personne ; il a des frissons, il tremble ; il lui semble qu'il va devenir fou ; il refuse toute nourriture.

Le lundi matin il retourne travailler ; mais il se sent mal à l'aise. A neuf heures il abandonne son travail, poursuivi par une idée de persécution, il s'imagine qu'on veut faire mourir sa famille de faim. Arrivé chez lui, il se couche ; mais bientôt, il se sent pris de si violentes douleurs dans tout le côté gauche qu'il fait chercher un médecin qui ordonne un vésicatoire. Le vésicatoire posé, le malade se lève, mais il tombe lourdement à terre comme une masse. Cela se passait vers onze heures ; il reste ainsi, absolument étranger à tout ce qui se fait autour de lui, jusqu'à une heure et demie. Quand il revint à lui il était sourd et muet. C'est alors qu'on l'apporta à l'hôpital ; il fut encore au moins une heure, l'œil hagard, essayant d'articuler des mots qu'il ne pouvait prononcer.

A l'examen on trouve que son intelligence est intacte ; il répond très bien par écrit ; on répète à dessein les mêmes questions sous plusieurs formes, il ne se contredit pas. La mémoire a conservé son intégrité.

Organes des sens. — Le goût et l'odorat sont intacts. Le sens de la vue n'est pas troublé. Le champ visuel n'est pas rétréci ; il distingue les couleurs.

L'ouïe et la parole sont complètement abolis. On remarque que l'oreille externe est complètement insensible au chatouillement ; on peut introduire impunément un morceau de papier jusqu'au tympan.

Le malade ne perçoit absolument aucun son, quelle que soit l'intensité du bruit que l'on produise à son oreille. Si l'on place une montre entre ses dents, ou si on l'applique sur son front il n'en perçoit point le bruit. Il n'a point de cécité verbale, car il répond très bien par écrit, et même il comprend à peu près au mouvement des lèvres un de ses voisins de lit. Il faut remarquer cependant que lorsqu'il a écrit pendant quinze ou vingt minutes, il n'a pas ce qu'on pourrait proprement appeler de l'agraphie, mais plutôt de l'amnésie. Il cherche, on le voit à ses gestes, la fin d'un mot, et ne pouvant le trouver, il continue sa phrase. Ainsi le mot comprendre, qu'il avait très bien écrit au début des questions qui lui étaient faites au moyen d'une ardoise, il ne sait plus l'écrire, vers la vingtième ou vingt-cinquième ligne ; il écrit comp... simplement et ainsi pour d'autres mots.

Motilité et sensibilité. — Il n'y a pas d'atrophie musculaire. La force dynamométrique est conservée et normale.

Les membres supérieurs sont absolument intacts, mais il n'en est pas de même des membres inférieurs ; il existe une véritable paraplégie qui est caractérisée par la perte des synergies musculaires qui assurent l'équilibre de la marche. Il faut que deux hommes soutiennent le malade ; c'est surtout quand il veut marcher que l'impotence se manifeste ; ses jambes fléchissent et sont prises de tremblement.

Le réflexe cornéen est diminué.

Le réflexe pharyngien est complètement aboli.

Le réflexe rotulien est aussi aboli.

On trouve une zone assez étendue d'anesthésie cutanée sur le devant de la poitrine et un peu à droite ; tandis que sous le sein gauche on trouve une zone qui paraît hyperesthésiée. Je dis, qui paraît, car c'est le siège d'un vésicatoire récent, et on ne peut actuellement se rendre compte de ce qu'était la sensibilité normale en ce point.

A la face antérieure de la cuisse droite, une plaque d'anesthésie, de forme triangulaire, en avant du grand trochanter. Sur le même membre, une autre plaque d'anesthésie, en forme de triangle dont le sommet serait à la rotule et la base au milieu de la cuisse. Un peu au-dessus, une zone plus petite où la sensibilité est simplement retardée.

Une grande plaque d'anesthésie occupe presque toute la face antérieure de la cuisse gauche, et au niveau du genou gauche une plaque allongée d'hyperesthésie.

La sensibilité à la température est aussi profondément altérée.

Il s'agissait de soumettre ce malade au traitement hypnotique et à la suggestion. L'on voit de suite qu'il s'élevait là une grande difficulté. Comment entrer en communication, pendant le sommeil hypnotique, avec un sujet absolument sourd; car on pouvait crier de toutes ses forces à son oreille, il n'entendait absolument rien; il était plus sourd qu'un sourd-muet même, car souvent ceux-ci perçoivent certains bruits éclatants ?

Il s'agissait d'abord de trouver un moyen de lui intimer l'ordre d'entendre, pour lui faire faire une auto-suggestion qui, aussitôt commencée, serait facilement développée.

A l'état de veille, nous communiquions bien avec lui par l'écriture, mais je ne voulais pas employer ce moyen pour la suggestion pour plusieurs raisons.

Si la suggestion par le geste impératif peut être aussi rapide, aussi profonde et aussi efficace que la suggestion par la parole, il n'en est pas de même de la suggestion par la parole écrite. En effet, l'écriture ne peut évoquer directement une idée dans le cerveau, elle évoque seulement l'image d'un mot, qui, lui-même, représente l'idée que l'on veut communiquer. Il s'ensuit un retard dans la transmission de la pensée, qui affaiblit nécessairement beaucoup l'effet de la suggestion et la rendrait inévitablement moins efficace dans un cas comme celui-ci où il faut un ordre rapide et un effet subit.

Il y avait encore un autre inconvénient à employer la suggestion par la vue dans notre cas particulier. La salle où je devais endormir le malade était très éclairée ; en lui ouvrant les yeux, je me trouvais exposé à le faire passer en état de catalepsie, état dans lequel la suggestion eût été impossible.

Enfin, je voulais me mettre dans les conditions où je me serais trouvé si ce malade n'avait su ni lire ni écrire, et je me décidai à employer le sens du toucher pour développer en lui une auto-suggestion capable de le faire entendre.

Le malade fut donc placé devant le miroir rotatif et, sans lui expliquer en aucune façon ce qu'on en attendait et ce qui devait arriver, je lui fis seulement signe de regarder.

Au bout de dix minutes environ, il était évident que le malade commençait à s'hypnotiser ; la poitrine était soulevée de temps en temps par une inspiration profonde, les yeux étaient fixes et les paupières battaient par moments. Je lui fermai les yeux avec les doigts, et aussitôt une inspiration plus profonde m'avertit qu'il était bien plongé dans le sommeil hypnotique.

Je me plaçai bien en face du malade, et brusquement j'appliquai un doigt sur le conduit auditif externe de chaque côté, de façon à le fermer complètement. Je restai ainsi quelques secondes, afin de laisser cheminer dans son cerveau une auto-suggestion encore vague relative au sens de l'ouïe ; puis, subitement, écartant les mains je lui criai en même temps : « entendez ». La même manœuvre fut répétée trois fois, et, après la troisième fois, la malade faisait signe avec la main qu'il commençait à entendre de l'oreille droite.

Dès lors, le succès était certain ; je pus développer la suggestion et lui ordonner d'entendre et d'entendre très bien comme par le passé. J'appris alors qu'il avait dit par écrit que depuis longtemps il entendait beaucoup moins bien de l'oreille gauche que de la droite.

Quand je fus assuré par ses gestes qu'il m'entendait parfaitement, je m'occupai de la parole, et commençai à lui suggérer qu'il pouvait parler.

Je lui fis d'abord répondre oui à certaines questions, en l'obligeant à répéter ce mot après moi. Je voulus alors lui faire prononcer son nom et le nom de la rue qu'il habitait ; mais je m'aperçus que la même difficulté se renouvelait pour chaque syllabe nouvelle qu'il fallait lui faire prononcer, pour chaque son qu'il devait émettre. Il semblait qu'il eut à la fois oublié la notion des différents sons, et perdu la faculté de les produire.

Je pris donc le moyen suivant pour rappeler rapidement à sa mémoire toutes les combinaisons possibles de sons, et lui faire faire en même temps une sorte de gymnastique de la parole.

Je le forçai à répéter après moi toute la série des chiffres depuis un jusqu'à trente, puis successivement toutes les lettres de l'alphabet. Au fur et à mesure que j'avançais dans cet exercice je voyais la parole devenir plus facile, et, aussitôt cette série terminée, j'étais certain qu'il pourrait parler facilement. Je lui fis donc quelques questions banales auxquelles il répondit correctement, puis je lui suggérai qu'il continuerait à entendre et à pouvoir parler après son réveil, et je l'éveillai par suggestion verbale.

Toute cette séance, depuis le moment où il avait été plongé dans le sommeil hypnotique, n'avait pas duré plus de quinze minutes.

Je constatai qu'il entendait parfaitement le bruit de la montre placée entre les dents ou sur le front, et qu'il entendait la voix basse à 5 mètres de distance.

Je ne m'occupai pas ce jour-là de la paraplégie et fis reconduire le malade à son lit par les hommes qui l'avaient amené. Le lendemain, le malade fut de nouveau hypnotisé et, par simple injonction verbale, on lui suggéra qu'il pourrait marcher. En effet, dès son réveil, il put se lever et retourner seul dans la salle ; dans la journée il put se promener, n'ayant conservé qu'un peu de douleur et d'engourdissement dans le pied gauche. Ces deux symptômes disparurent complètement à la troisième hypnotisation, et depuis lors le malade marche et se promène comme tous les autres.

Il faut remarquer que, depuis la première séance d'hypnotisation, il n'avait plus été question de l'ouïe et de la parole dans les suggestions. Sa surdi-mutité avait été guérie radicalement en une séance.

Les crises ou convulsions hystériques peuvent être considérées comme des décharges périodiques de la force. Quand ces convulsions sont violentes et générales, on voit presque toujours qu'il leur succède une paralysie, aussi momentanée, de tous les muscles, qui se manifeste par une période de dépression absolue, d'inertie, de sommeil ; et l'émission involontaire des urines montre que les muscles de la vessie eux-mêmes participent à cette paralysie momentanée. La compensation est alors évidente, mais au lieu d'être simultanée elle se fait successivement.

Quand les crises sont moins violentes et se bornent à des tremblements, des accès de rire ou de larmes, ou toute autre manifestation, elles retrouvent toujours leur compensation dans une anesthésie quelconque, que l'on trouve, soit dans les organes internes, soit dans la sensibilité cutanée du sujet.

On voit donc que si l'on soumet l'hystérique à une exploration suffisamment complète de sa sensibilité et de sa force ou motricité, on trouve toujours que le déplacement de l'équilibre de la force nerveuse, diminuée d'une part, augmentée de l'autre, a, dans tous les cas, sa compensation dans un trouble opposé, ce qui donne raison à la définition que j'ai donné de la maladie.

Un nouveau moyen nous permet de plus de constater, d'une façon pour ainsi dire mathématique, ces déplacements de la force nerveuse, c'est l'exploration au moyen du sthénomètre dont nous parlons dans un autre chapitre.

TABLEAU SYNOPTIQUE DU CHAPITRE XIV

L'hystérie

L'hystérie est une modification dans l'équilibre normal du système nerveux, telle que l'activité ou le potentiel du système nerveux se trouve diminué sur certains points et augmenté sur d'autres, au détriment des premiers, sans qu'il y ait en réalité augmentation ni diminution absolue dans le total de l'activité nerveuse disponible.

Sensibilité :		Force :	
Anesthésie. .	N — 2	Contracture .	N + 2
Hypoesthésie .	N — 1	Contractions .	N + 1
Normale. . .	N	Normale . .	N
Hyperesthésie.	N + 1	Parésie. . .	N — 1
Douleur. . .	N + 2	Paralysie . .	N — 2

Troubles de la sensibilité { Il faut les chercher. Exploration délicate. Réflexes.

Troubles de la force { Les rechercher. Sthénomètre. Dynamomètre.

Troubles de la sensibilité sensorielle {
- Vue : *Rétrécissement du champ visuel. Amaurose.*
- Ouïe : *Diminuée ou exagérée. Supprimée.*
- Odorat : *Perversions.*
- Goût : *Perversions.*
- Toucher : *Se confond avec sensibilité.*

Ces différents troubles, par leurs combinaisons diverses, se compensent toujours.

Crises variables de petite a grande attaque. Larmes, convulsions.

Variétés d'attaque : Extase. Léthargie. Catalepsie. Somnambulisme. Délire.

CHAPITRE XV

ÉTAT MENTAL DES HYSTÉRIQUES

L'état mental des hystériques est, tout aussi bien que leur état physique, la conséquence d'un trouble d'équilibre ; c'est là, comme nous allons le voir, ce qui caractérise l'état psychique des hystériques.

De même que nous avons vu, que, dans leur état physique, il y a toujours, d'une part, excès d'influx nerveux, qui se manifeste par une exagération de la sensibilité ou de la force, sur certains points ; et d'autre part diminution de l'influx nerveux, qui se manifeste par un affaiblissement de la sensibilité ou de la force sur d'autres points ; de même, leur état mental est caractérisé par un excès d'activité de certains centres cérébraux, et une diminution égale de l'activité d'autres centres ; ce qui se traduit par l'exagération de certains sentiments et de certaines facultés, et diminution parallèle, aussi considérable, d'autres sentiments et d'autres facultés.

En outre, et comme conséquence de ce manque d'équilibre psychique, un autre fait, qui domine l'état mental des hystériques, c'est le passage facile à des états seconds ou somnambuliques, plus ou moins accentués et plus ou moins momentanés.

Nous avons, dans le somnambulisme, étudié ces différents états dans lesquels un sujet peut passer artificiellement ; l'état de veille, dans lequel il a conscience de tout ce qui se passe ou s'est passé dans les états de veille antérieurs ; et certains états somnambuliques limités ou états seconds, dans lesquels la conscience est beaucoup plus bornée, une partie seulement de la conscience existant, c'est celle qui se rapporte aux états seconds, de même nature, tout le reste de la conscience ayant disparu.

Les hystériques se trouvent presque toujours spontanément dans un de ces états seconds; et ces états, chez eux, peuvent être plus ou moins nombreux et plus ou moins momentanés.

Parmi les troubles psychiques les plus importants qui résultent de ces états seconds des hystériques, il faut placer au premier rang une suggestibilité très considérable. Mais, comme l'hystérique présente une mobilité d'esprit, de caractère, de pensée, une mobilité de sentiments très considérable, sa suggestibilité présente un caractère spécial. L'hystérique est d'une suggestibilité excessivement sensible, mais qui est aussi le plus souvent fugace; c'est-à-dire que l'hystérique reçoit très facilement la suggestion ; mais son état de suggestibilité fait rapidement place à un autre état, dans lequel elle ne présente plus la même suggestibilité.

Cette peine que l'on a pour fixer leur attention, constitue, pour ceux qui n'y sont pas habitués, une certaine difficulté quand il s'agit de faire aux hystériques des suggestions volontaires, des suggestions thérapeutiques ; mais un hypnotiseur expérimenté sait tourner la difficulté et utiliser leur sensibilité à la suggestion.

L'hystérique est donc au premier chef essentiellement mobile et très suggestionnable.

Si nous considérons l'hystérique au point de vue de son émotivité, nous verrons que cette émotivité est excessivement variable, et surtout qu'elle est excessivement bizarre.

L'émotivité doit être examinée au point de vue de sa qualité, c'est-à-dire du point de départ qui la met en jeu, et de son intensité ou de son expression.

La sensibilité des hystériques n'est pas simplement exagérée, comme elle pourrait l'être chez une personne trop sensible ; mais cette sensibilité, très grande pour certaines choses, se trouve au contraire diminuée et presque annihilée pour d'autres choses. La plupart du temps la sensibilité des hystériques se trouve portée sur des objets, sur des événements, sur un genre d'impression, qui n'en valent pas la peine; qui ordinairement ne provoquent chez les individus sains, qu'une émotivité bien légère ; tandis que d'autres sentiments, naturellement plus profonds, des sentiments qui provoquent une sensibilité plus grande chez les individus équilibrés, sont très obnubilés et presque anéantis chez les hystériques.

Si on la considère au point de vue de sa qualité, on voit donc que l'émotivité des hystériques se met en jeu pour des choses futiles et de peu d'importance, et d'autres fois, n'est pas excitée, ne se trouve pas mise en éveil par des impressions beaucoup plus sérieuses et qui devraient être plus considérables.

Quand on considère l'impression que produisent les sensations chez les individus normaux, on voit que l'expression de l'émotivité, est très variée dans sa forme et dans son intensité. Elle dépend tout à fois de la nature de l'objet qui excite l'émotivité et de l'importance de cet objet. La nature de l'objet détermine plutôt la forme de l'expression, et, quelle que soit cette forme, l'intensité varie suivant qu'il s'agit d'un fait important, qui doit toucher d'une façon très vive l'individu, ou d'un fait insignifiant, qui ne doit lui causer qu'une impression légère.

L'expression de l'émotivité se manifeste donc d'une manière variée et plus ou moins intense chez les individus normaux. Chez les hystériques au contraire, on remarque que l'expression de l'émotivité est très peu variée ; ou bien elle est nulle, ou bien, quand elle existe, elle est presque toujours la même et toujours exagérée.

C'est ainsi que vous verrez une hystérique donner toutes les marques extérieures d'une tristesse profonde de la mort d'un oiseau, verser des larmes abondantes, se plaindre à ce sujet de son malheur, en être complètement bouleversée pendant un temps très long, se trouver incapable de parler d'autre chose que de son chagrin et y ramener à chaque instant la conversation, donner en un mot à un événement comme celui-là une importance considérable. Puis, vous pourrez voir la même personne, frappée d'un malheur véritable, perte de fortune, maladie d'un enfant, mort d'un de ses proches, rester beaucoup plus calme sous ce coup, y trouver plus facilement des consolations, en parler avec une résignation froide ; offrir un contraste frappant dans les effets que ces deux causes produisent sur elle.

Si on considère par conséquent le total de leur émotivité, on peut donc dire que les hystériques sont plutôt moins impressionnables, moins sensibles que les autres personnes ; mais leur émotivité, quand elle existe, est toujours exagérée, et surtout elle éclate au dehors avec des manifestations d'une exagération frappante.

Nous sommes loin, on le voit, de la légende et de l'opinion si communes dans le monde, qui voudraient faire des hystériques des sensitives. Mais si nous examinons la succession des choses, et si nous analysons le fond de leur caractère, nous sommes obligés de constater le manque d'équilibre dans leurs facultés psychiques, comme nous avons constaté le trouble de l'équilibre dans le fonctionnement de leur système nerveux.

Il faut noter ici les amnésies ou pertes partielles de la mémoire, qui se présentent, non pas à titre d'exception, mais comme une règle générale dans l'état mental des hystériques. Ces amnésies sont une conséquence des états seconds dans lesquels se trouvent successivement placés les hystériques, par suite de l'influence qu'exercent sur eux les phénomènes extérieurs.

Un individu à l'état normal a une mémoire qui lui permet de se rappeler plus ou moins les choses qu'il a faites ou qui se sont passées autour de lui. Si certaines choses semblent s'effacer momentanément de sa mémoire, le souvenir de certains faits concomitants, ce qui s'est passé avant ou après, rappellent facilement à la mémoire consciente ces choses à demi oubliées ; il n'y a pas d'oubli complet de certains instants. Chez les hystériques au contraire, ces amnésies partielles sont excessivement fréquentes ; il y a dans leur mémoire de véritables trous, qui effacent complètement du souvenir un certain nombre de choses. Ces amnésies tiennent à ce que les hystériques sont passées d'un état dans un autre. Ces changements d'état se font très fréquemment ; ils peuvent ne durer que quelques instants, et surtout ils sont absolument imperceptibles, non seulement pour le sujet lui-même, mais aussi pour les personnes les plus attentives qui les entourent. Or, les hystériques ne se souviennent pas dans l'état premier de ce qui s'est passé dans l'un quelconque des états seconds, et réciproquement. Chaque état est comme un sommeil profond à l'égard des autres états qui le précèdent ou lui succèdent ; le souvenir n'en reparaît que lorsque le même état se reproduit exactement. L'hystérique se comporte donc comme une personne qui aurait dormi profondément pendant quelques instants, malgré l'apparence de veille et l'activité qu'elle n'a cessé de présenter ; ces instants de son existence n'en sont pas moins effacés de sa conscience normale.

Les hystériques présentent aussi des troubles de la volonté. Elles sont atteintes pour la plupart d'une aboulie partielle. Ce n'est pas un affaiblissement complet de la volonté active comme on l'observe chez les neurasthéniques ; la diminution, chez elles, en apparence du moins, ne porte pas sur toute la volonté, mais seulement sur certaines parties de l'activité volontaire, et principalement sur certains actes ou certains groupes d'actes. Aussi il n'est pas rare dans d'autres cas, de constater parfois chez les hystériques une volonté très tenace, lorsqu'il s'agit par exemple de poursuivre une de leurs idées fixes.

Il nous est facile d'expliquer ce trouble de la volonté chez les hystériques, par ce que nous savons déjà de leur état psychique. Lorsqu'une hystérique se trouve sous l'influence d'une suggestion, soit que cette suggestion lui vienne du dehors, de son entourage, ou que ce soit une auto-suggestion, elle fait preuve d'une grande énergie et d'une volonté très ferme pour atteindre le but qu'elle poursuit. En cela elle ne s'écarte pas de la règle générale, et elle agit comme toute personne qui a reçu une suggestion et qui l'exécute. Mais, la conséquence précisément de cette convergence de toutes les facultés mentales vers l'acte suggéré, de cette tension de la volonté vers ce but unique qui est l'accomplissement de la suggestion, c'est l'affaiblissement de l'attention sur tous les autres points, l'indifférence de l'esprit et de la volonté pour tout ce qui n'est pas la suggestion. Et ici encore, l'hystérique ne fait que suivre la règle générale qui s'applique à tout sujet sous l'empire d'une suggestion.

Mais n'oublions pas que l'hystérique paraît extérieurement être dans un état normal ; elle vit et agit comme tout le monde ; personne de son entourage ne s'aperçoit qu'elle est sous l'empire d'une suggestion. Il en résulte que ceux qui l'observent ne constatent que l'impuissance de sa faculté d'attention, la faiblesse de sa volonté pour la majorité des actes qu'elle doit accomplir; d'autant plus que celui qui fait l'objet de la suggestion passe souvent inaperçu. Si l'auto-suggestion porte sur un symptôme maladif ou sur une chose qui lui est nuisible, ou encore si c'est une suggestion négative qui l'empêche de faire ce qu'elle devrait faire, on dit qu'elle n'a pas d'énergie, qu'elle a une volonté faible ou qu'elle n'a pas de volonté ; on dit qu'elle ne sait pas vouloir. Et ceci est vrai, mais seulement dans le sens où nous venons de l'expliquer, et c'est encore une conséquence de sa mobilité et de l'instabilité de son équilibre mental. Sa volonté est portée avec excès par l'auto-suggestion sur un seul point, elle s'épuise sur ce seul point, et il ne lui en reste plus ni pour réagir, ni pour agir utilement d'une autre façon.

Les impulsions, si fréquentes chez les hystériques, ne sont pas autre chose que des suggestions ou des auto-suggestions, résultat de leur passage dans un état second.

On sait que les impulsions qu'elles ressentent sont souvent irrésistibles. Ces impulsions peuvent les porter à agir, à produire certains actes, quelquefois tout à fait inattendus, qui paraissent incohérents, en opposition même avec leur caractère, leurs habitudes, leur éducation, contraires à leurs intérêts. Ces actes peuvent être bons, louables, mais il y en a qui peuvent être aussi les actes les plus pervers, les plus déplorables, des actes criminels.

Ces impulsions peuvent aussi les porter à se passionner pour certaines choses, pour une entreprise, une idée, comme pour une personne ; elles s'y livrent alors complètement et sans aucune modération. D'autres fois, l'impulsion est en sens inverse et leur fait prendre en haine un objet, une œuvre, un individu. Les hystériques sont alors très dangereuses et l'on ne saurait trop s'en méfier, car elles sont capables de tout. D'autres impulsions, moins graves, leur donnent des goûts bizarres, leur font faire des excentricités, ou leur donnent des craintes et des frayeurs exagérées. Certaines choses spéciales leur font peur, comme l'électricité, les armes à feu, l'orage, le vent, la solitude. Sans doute ces mêmes choses peuvent effrayer momentanément certaines personnes, simplement trop sensibles ou pusillanimes; mais, ce qui caractérise la peur de ces choses chez les hystériques, c'est qu'elle est exagérée et les conduit à accomplir des actes déraisonnables. Ce qui est donc chez les individus normaux une simple répulsion est chez elles une véritable phobie ; et l'on voit, à côté de cela, que d'autres choses, quelquefois beaucoup plus dangereuses, ne les touchent pas du tout. Ainsi, vous verrez des hystériques s'exposer sans sourciller à de véritables dangers, les braver même avec imprudence, et, à côté de cela, avoir une véritable frayeur, une peur terrible devant la crainte d'un mal léger ou d'un danger imaginaire.

Nous allons maintenant examiner les défauts et les vices que l'on a reprochés aux hystériques.

Pendant longtemps on a considéré l'hystérie comme exclusivement due à un trouble génésique. Les dénominations de cette maladie dans les auteurs anciens caractérisent bien cette opinion. Personne n'aurait osé avouer cette maladie, on n'osait même pas en parler. Trop souvent encore, on attribue au tempérament des hystériques des défauts et des vices, qui, aux yeux du monde, sont absolument caractéristiques de leur état, de sorte qu'on est disposé à les accuser plutôt qu'à les plaindre.

Il y a trois choses dont on accuse habituellement les hystériques : La coquetterie, la passion érotique et le mensonge. Nous allons voir si ces reproches sont fondés, ou tout au moins de quelle façon il faut les interpréter.

D'abord qu'est-ce que la coquetterie. La coquetterie consiste à chercher à être mieux, à paraître mieux qu'on n'est en réalité; à développer ses avantages, à chercher à plaire.

Quand on dit que la femme hystérique est une femme coquette, ce n'est pas exact; ce n'est pas là le défaut de l'hystérique, elle n'a pas une coquetterie réelle.

La femme coquette se pare de ce qui lui sied le mieux, elle

sait ce qui est capable de faire ressortir ses charmes, ce qui convient à sa beauté et la fait valoir.

Il y a chez elle le goût de l'esthétique et l'amour naturel du beau, qu'elle cultive, d'abord pour elle-même ; elle aime à être bien, même quand elle est seule; elle s'habille, elle se pare, simplement parce que cela lui plaît et pour elle-même, lorsqu'elle ne doit pas sortir et que personne ne doit la voir. En outre, pour ce qui concerne l'extérieur et les autres, elle veut paraître avec tous les avantages possibles, elle aime qu'on loue sa beauté et son bon goût, elle cherche à plaire.

La coquetterie de l'hystérique n'est pas de cette nature, ce n'est pas une coquetterie vraie; l'hystérique ne cherche pas à plaire, elle ne cherche pas à être mieux qu'elle n'est; elle cherche seulement à paraître. Ses goûts ne sont pas des goûts de luxe, de parure, d'ornementation qui lui sied, de quelque chose de plus joli, surtout de plus beau, ce sont des goûts bizarres qu'elle a. Ce qu'elle porte comme toilette, ce ne sont pas des choses qui lui vont bien, ni très élégantes, ce sont surtout des choses voyantes. Elle aime les modes excentriques et les couleurs éclatantes, elle veut paraître et veut paraître n'importe comment. Donnez-lui quelque chose qui tranche sur ce qui l'entoure, elle le prendra. Ce qu'il lui faut, c'est se faire remarquer.

Nous ne pouvons passer sous silence ici une autre manière d'être de l'hystérique, tout à fait opposée à la coquetterie, mais que son état mental nous explique encore parfaitement bien. C'est l'hystérique qui vise à la simplicité; cela n'est pas rare dans un certain monde, mais cet état se présente avec une manière d'être bien caractéristique. N'oublions pas que l'hystérique, par le fait même de sa mobilité et de sa suggestionnabilité n'a aucun cachet personnel. Elle copie tout, elle veut toujours imiter quelqu'un ou quelque chose qui la fascine et qui la suggestionne. Aussi, quand elle croit qu'il est de bon ton d'être simple, elle veut imiter les personnes chez lesquelles elle a cru remarquer de la simplicité. Mais sa simplicité à elle, est une simplicité outrée, absolument exagérée; elle en parle toujours, elle tient à paraître simple; c'est encore une manière de se faire remarquer. Puis, on peut observer en elle un curieux mélange de simplicité et de grandeur, de simplicité et de dignité ; elle veut paraître à la fois simple et digne et le montre avec ostentation, on voit que tout cela est en surface.

On a coutume de faire, en second lieu, aux hystériques un autre reproche ; et ce reproche est précisément celui qui faisait autrefois considérer cette affection comme une maladie ayant quelque racine que l'on n'osait pas avouer. On a dit des hystériques qu'elles avaient un érotisme, une passion excessivement grande. Eh bien c'est encore une erreur, c'est absolument faux ; c'est tellement faux que c'est exactement le contraire qui est la vérité.

Il est bien rare qu'une femme hystérique soit une femme passionnée ; le plus souvent les hystériques sont froides. D'où vient donc leur réputation de femmes passionnées ? Cela procède de tout ce que nous avons vu jusqu'ici de leur état mental, à la base duquel nous retrouvons toujours la mobilité et le manque d'équilibre.

Elles ont des idées fixes, elles sont impulsives, elles sont suggestibles et elles cherchent à paraître, elles aiment à se montrer. Si une personne leur plaît, elles s'exagèrent toutes les qualités de celui qui les charme ; elles lui voient même toutes les qualités qu'il n'a pas. Attirées ainsi par celui qui les fascine, elles ne voient plus rien d'autre ; et toutes les comparaisons qu'elles peuvent faire sont en faveur de leur idée fixe, car elles sont incapables de juger sainement.

Mais n'oublions pas que leur impulsivité et leur suggestibilité fait que ces sentiments se développent très rapidement chez elles ; et, comme elles sont en même temps très mobiles, elles passent très facilement de l'un à l'autre. Comme elles sont sous l'empire d'une suggestion, c'est avec la même sincérité et la même persuasion qu'elles appliquent successivement à l'un ou à l'autre toutes les qualités forgées par leur imagination. Aussi les voit-on toujours passer d'un extrême à l'autre, et aimer ce qu'elles ont détesté quelque temps auparavant, aussi facilement qu'elles détesteront ce qu'elles ont aimé.

Mais tous leurs sentiments ne sont que superficiels, quoique impulsives et suggestionnées, elles veulent encore paraître et aiment par-dessus tout à se montrer.

Cela fait qu'elles exagèrent tout ce qu'elles éprouvent, elles exagèrent toutes leurs impressions ; de sorte que, si une hystérique éprouve une impulsion, un sentiment, une impression sensible d'une intensité moyenne, elle l'exagère à outrance pour elle-même, et surtout elle en pousse l'apparence à l'extrême devant les autres.

Les sentiments de l'hystérique ne sont donc, ni plus intenses, ni plus profonds que ceux des autres personnes ; ils ne sont pas violents, bien au contraire, étant plus mobiles et plus fugaces, ils sont plus superficiels, mais leur expression en est souverainement exagérée.

L'hystérique développe les impressions chez elle d'une façon fictive, elle entre quelquefois si bien dans son personnage qu'elle s'illusionne elle-même, et croit qu'il est réel ; mais il ne faut pas oublier qu'elle joue la comédie, et cette comédie, elle la joue pour paraître.

En troisième lieu, on a coutume de reprocher aux hystériques le mensonge. C'est un reproche qui ne leur est pas seulement fait par les gens du monde, mais vous verrez encore la plupart des médecins accuser couramment les hystériques de simulation et de mensonge ; tout le monde dit qu'elles sont menteuses.

C'est une accusation dont je vais les défendre ici ; car je prétends que l'hystérique ne peut pas être accusée de mensonge. Mais, alors qu'elle trompe si souvent, comment donc allons-nous nous y prendre pour prouver que l'hystérique n'est pas menteuse.

Elle trompe, c'est vrai, mais qu'est-ce donc que mentir ? Mentir, c'est soutenir quelque chose que l'on sait être faux ; c'est tromper avec la volonté de faire croire une chose que l'on sait ne pas être vraie.

L'hystérique trompe souvent, mais elle ne ment pas. Pourquoi ? Parce qu'avant de tromper quelqu'un, elle commence par se persuader elle-même que ce qu'elle dit est vrai. Elle se fait des suggestions à elle-même ; ces suggestions viennent de ce qu'elle désire ou qu'elle craint quelque chose avec exagération ; et ses désirs ou ses craintes sont transformées chez elle en suggestions par suite de sa trop grande suggestibilité. Nous savons avec quelle facilité les suggestions produisent des hallucinations, les hystériques ont très fréquemment des hallucinations, de sorte qu'elles ont réellement vu ou entendu ce qu'elles affirment. Lorsque l'hystérique a occupé son esprit d'un objet quelconque, lorsqu'elle a pensé à quelque chose pendant un certain temps, et nous savons que son défaut d'équilibre lui fait concentrer momentanément toutes ses pensées sur ce qui l'impressionne à l'exclusion de toute autre chose, alors elle se bâtit une histoire, un rêve, qui devient pour elle la réalité, elle croit que cela est arrivé. C'est ainsi que vous voyez les hystériques tromper, ce qu'on appelle généralement mentir, mais tromper avec tant d'assurance, avec une conviction qui étonne véritablement ; elles y emploient alors tant d'habileté qu'elles font partager leur conviction à d'autres, et que beaucoup de personnes sont prises à leurs pseudo-mensonges.

Elles ne trompent avec tant d'impudence que parce qu'elles sont persuadées de ce qu'elles disent, et elles mentent, si l'on peut s'exprimer ainsi, en toute sincérité.

Les hystériques peuvent ainsi tromper sans le vouloir, quand il s'agit de choses sérieuses et qui peuvent avoir les conséquences les plus graves; mais, bien plus souvent encore, on peut le constater au sujet des choses les plus banales de la vie journalière, dans les relations que l'on peut avoir avec des hystériques.

J'ai dit que l'hystérique ne ment pas et qu'elle raconte ce qu'elle croit être la vérité. C'est tellement vrai, que vous voyez souvent des personnes que vous connaissez bien, dont vous êtes absolument certain qu'elles ne voudraient pour rien au monde faire un mensonge, vous raconter, sans y avoir aucun intérêt, des choses que vous savez être fausses. Elles vous racontent cela avec une sincérité véritablement très grande, et elles sont bien convaincues. Vous pouvez les prendre à chaque instant en flagrant délit de mensonge, alors qu'elles ne voudraient en aucune façon dissimuler la vérité.

Ce qui surprend le plus les personnes qui ne sont pas averties, c'est de voir les contradictions et les variations des hystériques. Ces variations et ces contradictions sont dues toujours aux mêmes causes, leur mobilité et leur extrême suggestibilité. Il n'est pas rare de voir une hystérique affirmer une chose, et, quelques instants après, prétendre absolument le contraire ; soutenir une opinion un jour, et le lendemain défendre l'opinion absolument opposée ; et cela avec la même ardeur, la même conviction, la même sincérité.

Il ne faut pas oublier que l'hystérique manque totalement de personnalité ; elle est toujours sous l'empire de la suggestion d'une personne ou d'une idée. Elle ne juge donc rien par elle-même, elle n'a aucune opinion qui lui soit propre, aucun goût qui lui soit personnel. Si elle est d'un avis, c'est parce qu'elle croit que telle personne, qui la suggestionne et qu'elle copie inconsciemment, est de cet avis ; dans ses goûts, elle imite les goûts de ceux qui la fascinent.

C'est pourquoi on voit chez elles tant de bizarreries et d'incohérences. Incohérences d'idées, qui leur font admettre et défendre des idées en opposition complète avec leur vie, avec leurs principes, leur morale. Incohérences de goût, car elles copient ce qu'elles croient être le caractère du bon goût chez des personnes différentes, et outre qu'elles copient très souvent maladroitement, ne jugeant pas par elles-mêmes, elles font aussi les assemblages les plus disparates sans s'en apercevoir.

La tromperie, la simulation, sont donc chez les hystériques le fait de l'inconscience, due à leur mobilité, aux états seconds dans lesquels elles se trouvent placées, et aux suggestions qu'elles subissent.

Mais ces hallucinations, ces rêves, que les hystériques croient être une réalité, c'est précisément ce qui les rend le plus dangereuses ; et c'est là surtout que nous allons voir combien il faut faire attention au rôle que l'hystérique peut jouer devant la justice.

Très souvent les hystériques sont mêlées aux affaires de la justice, et elles ont toujours embrouillé les affaires de la façon la plus complète.

On pourrait tout d'abord se demander comment il se fait

que l'hystérique soit si souvent mêlée aux affaires des tribunaux. Nous nous l'expliquerons très bien en nous rappelant les principaux traits de son état mental. Et d'abord, son désir de paraître en public, de se faire voir, son amour de la mise en scène. N'est-ce pas pour l'hystérique une des plus belles occasions de se montrer, que d'être appelée dans un procès comme témoin, et mieux encore d'y jouer un rôle. Ne voit-elle pas, dans la solennité du tribunal, la plus belle mise en scène qu'elle puisse désirer ; ne trouve-t-elle pas là un public qui la couve des yeux, qui épie ses moindres gestes, qui écoute toutes ses paroles ; ne sait-elle pas que les journaux s'occuperont d'elle, reproduiront son interrogatoire et ses réponses, commenteront sa manière d'être.

Les hystériques arrivent à échafauder une foule de combinaisons, une quantité de choses vraisemblables, à donner une tournure vraie à leurs rêves, à croire que tout s'est arrangé comme elles le pensent elles-mêmes ; de sorte que, quand elles racontent quelque chose, quand elles témoignent en justice, véritablement ceux qui les entendent sont persuadés qu'elles disent la vérité ; et quand, après cela, on s'aperçoit que tout cela est faux, on croit qu'elles ont menti avec habileté.

L'histoire des causes célèbres nous montre d'une façon très fréquente les hystériques en justice, trompant les juges et les lançant sur une voie fausse ; tenant en échec, pendant de longues années, les tribunaux, les médecins, leur famille, sur un échafaudage de mensonges emboîtés avec un art inouï les uns dans les autres.

Une jeune fille (1) de bonne famille prétendait avoir été l'objet d'une attaque en wagon, elle présentait en effet une toute petite plaie au-dessous du sein gauche. La police prit la chose au sérieux et fit des recherches qui restèrent infructueuses. Le magistrat chargé de l'instruction était méfiant à cause de l'attitude de la plaignante. On finit par découvrir que le couteau qu'on avait retrouvé avait été acheté un mois auparavant par la victime elle-même; elle finit par avouer qu'elle avait rêvé cette histoire.

(1) Brouardel, *Leçons de médecine légale*.

Dans son désir d'être remarquée, l'hystérique croit toujours qu'on la regarde, elle croit que c'est d'elle que se préoccupent toutes les personnes qui l'approchent ou qui sont autour d'elle; elle croit donc toujours qu'on la suit, qu'on l'observe, et, dans certains cas, que l'on veut s'attaquer à elle.

Nous avons vu combien les sentiments affectifs sont anormaux chez les hystériques, parfois ils paraissent absolument anéantis, parce que, par suite de leur manque d'équilibre cérébral, leur sensibilité, portée avec excès sur certains points absolument accessoires, les laisse insensibles et indifférentes pour les affections les plus naturelles.

C'est ainsi que Legrand du Saulle nous rapporte des exemples de femmes ayant empoisonné leurs enfants et leur mari.

Nous pouvons citer ici une affaire célèbre, qui a passionné nos pères à un degré que nous ne nous imaginons pas, l'affaire Lafargue. C'était une femme qui vivait isolée, avec un homme d'une autre intelligence et d'une autre éducation qu'elle. Après l'avoir pris en haine, elle avait fini par s'en débarrasser. Elle trompa ensuite ses avocats avec une telle habileté, que ceux qui l'ont défendue, forts de cette éloquence que donne la bonne foi, en sont tous restés célèbres.

Le plus souvent, il y a à l'origine de tout cela une déception ou un désir non satisfait, qui fait que l'hystérique prend en haine l'individu qu'elle poursuit ; puis, il y a mélange par la suite de désir d'être mêlée à une affaire retentissante.

Un exemple remarquable est celui de la Roncière. Ce jeune homme, étant élève à Saumur, fut faussement accusé par la fille du général de s'être introduit chez elle pendant la nuit.

On avait trouvé la jeune fille étendue sans connaissance dans sa chambre, un carreau de sa fenêtre était brisé ; on accepta tous ses dires avec une légèreté inouïe sans les constater. Par une fatalité où il a montré beaucoup de caractère, toutes les circonstances tournèrent contre l'accusé, qui fut condamné à dix ans de travaux forcés.

Le père de la jeune fille ayant ensuite été envoyé à Paris, à chaque instant, elle mettait la police en mouvement. On finit par constater que c'était une grande hystérique, et l'on reconnut tardivement l'innocence de la Roncière.

Souvent, c'est dans les récits qu'elles entendent ou qu'elles lisent, que les hystériques prennent la suggestion à laquelle elles obéissent et l'imagination du rêve qu'elles soutiennent.

Sous l'Empire, une enfant de quatorze ans prétendait avoir été victime d'un enlèvement, avoir été violée, etc... Celui qu'elle accusait était un personnage tout puissant et l'affaire menaçait de prendre les proportions d'un gros scandale. La préfecture de police commençait à s'inquiéter, lorsque M. Lasègue, après plusieurs médecins qui avaient accepté les dires de l'enfant, constata tout simplement qu'elle était vierge.

Lorsqu'une hystérique a fait un rêve, lorsqu'elle a désiré longtemps une chose, avec l'ardeur exagérée qui caractérise tous ses actes, elle finit par prendre ses rêves pour des réalités et par croire que ce qu'elle désire existe, elle arrive même à en convaincre les autres.

Quoi de plus instructif à ce sujet que le procès Humbert. Après avoir rêvé à ses millions et avoir pris pour objectif tout ce qu'elle pourrait faire si elle les avait, Mme Humbert a dû finir par croire à l'existence de son héritage, et je suis persuadé que si, au moment du procès, le fameux inconnu était venu apporter les millions elle n'en aurait pas été autrement surprise.

Par l'exposé de ces procès réels, nous montrant des faits qui se sont passés, des personnages qui ont existé, on voit quels rôles jouent fréquemment les hystériques devant la justice.

Il ne faut pas se le dissimuler, les plus coupables ce ne sont pas les hystériques dont la responsabilité est très limitée; ce sont ceux qui, chargés d'une enquête ou d'une recherche, ne font pas par eux-mêmes les constatations suffisantes pour s'éclairer et découvrir la vérité.

Il faudrait que les juges soient un peu plus instruits de ces questions, et sachent un peu mieux ce que c'est qu'une hystérique. On devrait maintenant être assez au courant de leur état mental pour savoir ce qu'on en peut attendre, et ne pas se laisser tromper par elles.

Il y a quelques années, j'ai fait des expériences sur les faux témoignages, et j'ai constaté que, non seulement les hystériques, mais même des personnes d'une sensibilité nerveuse un peu exagérée, des personnes très impressionnables, peuvent inconsciemment et involontairement faire des faux témoignages.

Ces faux témoignages sont dus au trouble produit chez ces sujets, par l'impression de la mise en scène du tribunal ou de l'enquête, et aussi par la manière dont les questions sont posées par le magistrat.

Que faut-il donc faire pour éviter ce grave danger?

Quand un juge croit qu'il est en présence d'un hystérique; c'est-à-dire, quand il voit qu'il a affaire à un témoin présentant des choses bizarres, il devrait d'abord se faire seconder par un médecin spécialiste; faire constater que le témoin est véritablement hystérique, et ne prendre son témoignage que sous caution, n'en tenir compte que pour contrôler tout ce qu'il peut dire. Je n'hésite pas à poser cette règle absolue : *On ne doit accepter en justice, de la part d'une personne hystérique, que ce qui peut être prouvé en dehors de son témoignage.*

Nous avons déjà dit que les hystériques sont absolument soumises à des impulsions; ce sont des impulsives au premier chef. Ces impulsions viennent de sentiments exagérés ou d'hallucinations, d'idées qu'elles se forgent et qui deviennent des idées fixes. Il ne faut pas oublier que ces mêmes causes, qui produisent d'abord une simple impulsion, peuvent, par une action plus prolongée, donner naissance à une suggestion.

Ces impulsions peuvent conduire les hystériques à des actes coupables, ce ne sont plus des actes criminels, mais toutefois ils peuvent encore leur occasionner des démêlés avec la police. L'impulsion au vol, la kleptomanie, est excessivement fréquente chez les hystériques. Nous avons connu une hystérique de très bonne famille, qui dérobait de menus objets dans les maisons où elle allait en visite, en soirée ou en dîner. Cette manie était connue, et ses amis n'y faisaient plus attention; mais le mari faisait reporter le lendemain par un domestique, les objets que sa femme avait emportés des maisons où elle avait été reçue.

Le vol chez les hystériques est presque toujours le résultat d'une suggestion, et cette suggestion est faite involontairement par les commerçants.

Quelle est donc la tactique de ces grands magasins de Paris et des grandes villes, dans lesquels on expose aux yeux du public les choses les plus variées et les plus séduisantes, où l'entrée est libre, où chacun peut aller se promener, lire des journaux, faire sa correspondance. Que font en réalité ces commerçants, et quel est leur but en attirant ainsi le public chez eux, en étalant sous ses yeux tant de marchandises? Ils veulent suggestionner leurs clients, et en réalité ils y réussissent la plupart du temps.

Tout le monde sait que, quand on va dans un de ces magasins pour acheter un objet dont on a besoin, très souvent on en revient avec trois ou quatre dont la nécessité ne se faisait pas absolument sentir ; mais, c'était une occasion, le bon marché, l'utilité de l'article, sont des excuses que l'on invoque ; en réalité la suggestion a été produite par la manière habile dont l'objet était présenté.

Cette suggestion qui, agissant sur les individus normaux peut les pousser à acheter, entraîne quelquefois les hystériques à s'approprier les objets placés à l'étalage. Il est très fréquent de voir des hystériques, des femmes du monde, de grandes dames ayant de l'argent sur elles et pouvant très bien payer, voler de petits objets comme une paire de gants, une pièce de ruban.

Il faut donc avoir présentes à l'esprit ces impulsions irrésistibles qui se produisent chez les hystériques, résultat de la fascination qu'exercent les objets qui sont placés sous leurs yeux. Quand on a le moindre doute sur l'état de la personne accusée, il ne faut pas hésiter à réclamer un examen médical, qui permettra de constater l'hystérie et changera singulièrement sa responsabilité.

Les impulsions accidentelles que subissent les hystériques sont excessivement variables. Souvent ce sont des craintes imaginaires, des craintes vagues, venant des impressions qu'elles ont reçues. Une hystérique peut être poursuivie par l'idée qu'elle s'est faite concernant une personne, idée qui exagère chez elle ou la sympathie ou la répulsion pour cette personne. Si une hystérique éprouve pour une personne de la répulsion, cela suffit pour lui faire croire que cette personne lui en veut; de là à s'imaginer que l'individu lui a fait du mal il n'y a qu'un pas, et elle le franchit très facilement. C'est pourquoi les hystériques sont presque toujours des persécutées.

De ces idées fixes peuvent résulter des hallucinations; ainsi, une hystérique verra très facilement une personne où elle ne sera pas; elle croira qu'une personne est allée dans tel endroit ou lui a dit telle chose, alors que tout cela ne s'est passé qu'en rêve. Mais ce rêve peut devenir l'origine d'une impulsion qui déterminera un acte plus ou moins violent, plus ou moins coupable, ou une série d'actes se rapportant soit à elle-même, soit à une autre personne ; c'est ainsi que de persécutées les hystériques deviennent fréquemment persécutrices.

Nous avons enfin à étudier un autre acte criminel qui est encore le résultat d'une impulsion, c'est le suicide.

Comment faut-il envisager le suicide chez les hystériques? D'abord le suicide est-il fréquent chez elles ?

On le dit, mais ce n'est pas vrai ; c'est encore une exagération. Les cas de suicide sont excessivement rares, mais les tentatives de suicide sont très fréquentes.

J'en ai vu beaucoup de cas, et j'ai étudié un grand nombre de tentatives de suicide. L'hystérique attente à ses jours comme elle obéit à d'autres impulsions, comme elle accomplit certaines actions coupables, par manque d'équilibre mental et pour attirer l'attention sur elle.

Je vous ai signalé quelques crimes véritables commis par des hystériques, mais c'est assez rare. Le plus souvent elles sont mêlées aux crimes, elles accusent et posent comme victimes ; quelquefois elles s'accusent elles-mêmes de crimes qu'elles n'ont pas commis pour paraître en cour d'assises; mais il est en somme assez rare qu'elles commettent elles-mêmes des crimes.

Pour le suicide c'est la même chose. Comme l'hystérique aime toujours la mise en scène, lorsqu'elle a une peine quelconque, elle appelle la mort, elle fait des scènes terribles dans sa famille, elle menace de se suicider. Très souvent elle s'en tient à la menace, mais de la menace à la tentative il n'y a pas loin, et, surtout si on l'écoute, si on paraît la prendre au sérieux et redouter qu'elle n'accomplisse sa menace, elle va très souvent jusqu'à faire une tentative de suicide ; mais remarquez que les tentatives sont toujours les mêmes.

Jamais vous ne verrez une hystérique se donner la mort quand elle est toute seule ; ce n'est pas au milieu de la nuit et dans l'isolement qu'elle se tuera ; elle n'ira pas se jeter dans la rivière pendant l'obscurité pour qu'on ne la retrouve pas.

Elle fera en sorte qu'il y ait beaucoup de monde qui la voie. Elle se jettera à l'eau dans un endroit fréquenté, on se portera à son secours et on la retirera facilement.

Assez fréquemment elle cherchera à se frapper d'un couteau ou d'un poignard, c'est assez banal ; le geste est tentant, la blessure n'est pas grave car la lame ne s'enfoncera pas bien profondément. Elle fera volontiers ce geste devant une ou plusieurs personnes.

Très souvent elle tentera de s'empoisonner ; c'est encore un beau geste et la chose est très fréquente. Mais encore ici la manière de faire est bien spéciale. Jamais elle ne mettra le poison dans ses aliments pour être empoisonnée sans qu'on le sache ; jamais elle ne prendra une pilule ou un cachet. Elle mettra le poison dans un verre ou le prendra directement dans une fiole ; cela permet le geste et elle le fera toujours devant le monde ; si elle avale le poison dans sa chambre elle laissera sa porte ouverte pour qu'on puisse la voir. Le plus souvent, on arrivera à temps pour lui enlever le poison des mains avant qu'elle l'ait absorbé en entier ; presque toujours elle en aura pris une trop petite dose, ou en aura laissé une partie au fond du vase.

Le coup de revolver est moins fréquent ; cela est trop dangereux, et puis cela défigure. En tous cas, si une hystérique se tirait un coup de revolver, elle ferait en sorte de se manquer ou de se toucher très légèrement.

Les hystériques pourraient encore se précipiter d'un lieu élevé, mais c'est rare et il y a à cela une raison : elles ne veulent pas s'abîmer.

Jamais vous ne verrez non plus une hystérique se pendre ; ce serait une rareté.

Presque toujours par conséquent vous verrez que le suicide de l'hystérique sera un coup sans gravité, une petite quantité de poison, blessure ou mal dont on les guérira très facilement. De sorte que les tentatives de suicide sont excessivement fréquentes, mais que les morts par suicide sont très rares.

La cause des tentatives de suicide des hystériques est encore leur mobilité impulsive et souvent leur suggestibilité. Quand les hystériques agissent par suggestion, ce sont les cas les plus dangereux, et il est curieux de constater alors l'influence qui a été exercée sur elles par le dernier feuilleton à la mode, ou par le fait divers sensationnel reproduit par les journaux illustrés.

Il y a quelques années, une hystérique, petite actrice d'un théâtre de Paris, réunissait chez elle un certain nombre de ses amis ; puis, au dessert, au champagne, elle avala dans une coupe de vin une certaine quantité de poison. Le geste et la mise en scène étaient caractéristiques, malheureusement la dose de poison était trop forte, elle en mourut. Les semaines suivantes on constata un certain nombre de suicides d'hystériques obtenus de la même façon, et le fait le plus remarquable fut celui d'une jeune fille, petite ouvrière de Paris, qui tenta de s'empoisonner de la même façon; or on la trouva inanimée sur son lit, et, sur sa table de nuit, se trouvait étalé le numéro du *Petit Journal* qui contenait l'histoire et la gravure de la scène du succide dont nous venons de parler.

On se souvient de la mort mystérieuse de M. Syveton, et du bruit qui se fit autour de cette mort tragique. Les journaux illustrés ne se firent pas faute de publier des gravures, plus ou moins fantaisistes, représentant la victime, étendue par terre, la tête à proximité d'un appareil à gaz. Il s'ensuivit une petite épidémie de suicides par le gaz d'éclairage. A Rouen en particulier, une jeune fille tenta de se suicider en se tenant la tête au-dessus d'un tuyau par lequel s'échappait le gaz.

Ces exemples montrent la part importante qui revient à la suggestion dans les impulsions des hystériques, et en particulier dans leur impulsion au suicide.

L'étude que nous venons de faire de l'état mental des hystériques démontre que ces symptômes si variés, si contradictoires en apparence, peuvent se ramener en réalité à un schéma très simple. On peut en effet toujours retrouver leur origine dans la mobilité et le manque d'équilibre des hystériques, et dans leur facilité à passer rapidement et successivement dans des états seconds, qui les rendent excessivement suggestionnables.

De même que nous avons reconnu que leur état physique est caractérisé par des troubles d'équilibre de la sensibilité et de la force, tels qu'une diminution de l'une ou de l'autre sur certains points, se trouve compensée par une augmentation parallèle et égale sur d'autres points ; de même, nous trouvons des troubles semblables dans leur état mental : affection diminuée, et perte presque complète de certains sentiments naturels, sentimentalité exagérée et par accès pour des choses banales; manifestations exagérées de la joie, du plaisir, et de la tristesse; mais impressions peu profondes et excessivement fugaces; en un mot exagération ou diminution de toutes les impressions et de tous les sentiments, par conséquent troubles de l'équilibre.

L'état mental des hystériques comme leur état physique nous ramène donc à la définition que nous avons donnée de cette maladie :

« *L'hystérie est une modification dans l'équilibre normal du système nerveux, telle que l'activité ou le potentiel du système nerveux se trouve diminué sur certains points et augmenté sur d'autres, au détriment des premiers, sans qu'il y ait en réalité augmentation ni diminution absolue dans le total de l'activité nerveuse disponible.* »

Il nous reste à dire quelques mots du traitement de cette maladie.

Il ne peut plus être question d'abandonner les hystériques comme on le faisait autrefois; on peut et on doit les guérir.

Ce que nous avons dit de l'hystérie montre immédiatement quelle erreur ce serait de vouloir traiter les hystériques d'après un symptôme de leur maladie. S'attaquer aux crises convulsives, prendre les hystériques pour des agitées et chercher à les calmer, cela ne sert à rien. Ce qu'il faut, c'est rétablir l'équilibre de leur système nerveux.

En regard de l'état mental nous avons toujours un état physique analogue ; de sorte que, en présence de troubles psychiques, nous devons explorer la sensibilité et la force, cette investigation nous dira si nous avons affaire à l'hystérie.

Avec le sthénomètre nous pouvons mesurer et enregistrer l'équilibre de la force nerveuse, sans avoir à craindre la simulation ou la supercherie; dans bien des cas, nous aurons donc intérêt à nous en servir.

Il faut savoir, pour les guérir, employer différents moyens, suivant les cas que nous avons à traiter.

Quand nous voyons dominer les troubles de la sensibilité et de la force, il ne faut pas oublier que nous devons tout d'abord chercher à rétablir l'équilibre des forces nerveuses en agissant sur la sensibilité.

Il est tout indiqué, dans ce cas, d'employer le courant magnétique, au moyen de plusieurs aimants puissants, ou mieux d'un électro-aimant.

L'électro-aimant m'a donné des résultats excessivement remarquables, il rend des services d'autant plus grands qu'on peut en faire varier l'intensité à volonté.

La métallothérapie est très utile dans quelques cas. Ses indications sont spéciales et assez restreintes, mais il ne faut pas l'oublier dans les cas où elle peut rendre des services.

Les rayons lumineux colorés sont déjà un moyen mixte, qui possède une action directe, à la fois sur l'état physique et sur l'état psychique.

Le véritable traitement héroïque de l'hystérie c'est l'hypnotisme. Ce traitement est trop peu employé parce qu'il n'est pas assez connu, et qu'il suscite encore des préjugés chez quelques-uns. Ces préjugés viennent de ceux qui ne savent pas s'en servir, et qui, l'appliquant mal, n'en retirent tout naturellement pas les avantages qu'il peut donner.

Par le sommeil hypnotique, employé suivant les circonstances à tous ses degrés, et surtout au moyen de la suggestion hypnotique, on peut agir tout à la fois sur tous les troubles physiques de la sensibilité et de la force, et corriger tous les troubles d'équilibre de l'état mental des hystériques.

L'expérience a prouvé du reste que, dans tous les milieux où l'on a employé largement l'hypnotisme d'une façon méthodique et rationnelle, on a diminué proportionnellement les cas d'hystérie.

Par conséquent, quand on connaît bien l'hypnotisme et quand on sait utiliser toutes les ressources de cet agent thérapeutique, c'est toujours le procédé de choix auquel on doit s'adresser pour la guérison de l'hystérie.

TABLEAU SYNOPTIQUE DU CHAPITRE XV

État mental des hystériques.

- **Causes de l'état mental particulier des hystériques**
  - État : Fréquence d'états seconds ou somnambuliques
    - Plus ou moins momentanés.
    - Plus ou moins profonds.
  - Suggestibilité
    - Très facile.
    - Souvent fugace.
    - Mobilité.
  - Émotivité
    - Variable. Bizarre.
    - Grande pour certaines choses.
    - Nulle pour certaines choses.
    - Diminuée plutôt au total.
    - Exagérée dans ses manifestations
    - Expression de l'émotivité
      - *Peu variée.*
      - *Toujours la même.*
  - Amnésies fréquentes.
  - Volonté
    - Manque sur certains points.
    - Ténacité pour certaines choses.
- **Défauts ou vices reprochés aux hystériques**
  - Coquetterie : Goûts bizarres. Objets voyants. Désir de paraître.
  - Érotisme : C'est faux. Passion rare. Souvent froides. Expression exagérée.
  - Mensonge
    - Trompent souvent mais ne mentent pas.
    - Se suggestionnent elles-mêmes.
    - Supercherie et simulation souvent inconscientes.
- **Impulsions**
  - Craintes. Perversions instinctives.
  - Impulsion au vol.
  - Mise en scène. Suicide.
  - Impulsions accidentelles. Variables. Conséquence d'idées fixes. Hallucinations.
- **Versatilité**
  - Exagérations.
  - Sentiments peu profonds.
  - Trop mobile pour pénétration.
  - Exagération des impressions présentes et mise en scène.

L'état mental des hystériques est caractérisé comme leur état physique par : exagération sur certains points, diminution sur d'autres; toujours troubles de l'équilibre dont les déplacements se compensent.

CHAPITRE XVI

TRAITEMENT PAR LA MÉDICATION HYPNOTIQUE DE L'ÉTAT MENTAL, DES OBSESSIONS, ET DES IDÉES FIXES DES HYSTÉRIQUES.

Il y a encore bien des cas où l'on pourrait employer avec beaucoup de succès le traitement hypnotique, et dans lesquels on ne fait pas bénéficier les malades de ses avantages. Ces cas sont surtout ceux dans lesquels le mal semble plutôt moral que physique, et cependant je n'hésite pas à dire que ceux qui en sont atteints sont encore plus à plaindre que ceux qui souffrent d'une maladie ou d'une infirmité matérielles. Ces pauvres gens sont, la plupart du temps, abandonnés à leur malheureux sort, et, dans ces conditions, le mal ne fait qu'augmenter et s'aggraver de jour en jour, jusqu'à ce qu'il devienne à la fin tout à fait incurable. Cette situation tient à trois causes différentes : d'abord, le malade lui-même ne se croit pas et ne voudrait pas se croire malade ; mais, comme il est en réalité très malheureux, il trouve tout naturel de se plaindre, et en général il ne s'en fait pas faute ; il accuse les autres, il accuse les circonstances, il s'accuse lui-même de son mal ; mais il ne pense pas qu'il lui soit possible de s'en guérir et il ne cherche pas à le combattre. N'oublions pas non plus que nous avons affaire à des névrosés, et que parfois ces malades prennent un plaisir étrange à entretenir en eux la cause de leur mal, et font d'une façon plus ou moins consciente, tout ce qu'il faut pour l'activer, bien loin de chercher à s'en débarrasser.

Si nous considérons maintenant l'entourage de ces personnes, le spectacle est plus déplorable encore, et nous y trouvons une des causes les plus importantes qui s'oppose à leur guérison. Non seulement on ne les considère pas comme des malades, mais on les accuse d'être elles-mêmes la cause des maux dont elles souffrent, et, au lieu de les plaindre, on les condamne. Et de fait, presque toujours les apparences s'élèvent contre ces malades; bien peu de personnes sont capables de comprendre cet état d'âme, qui fait pâtir à la fois les malades et leur famille ; on s'éloigne d'eux, et les prétextes ne manquent pas. Le monde, plus impitoyable encore, les juge avec ses maximes et ses lois aussi fausses qu'hypocrites, et repousse comme coupables ceux qui ne sont que malheureux.

S'il arrive un jour que ces malades tombent, pour ainsi dire par hasard, entre les mains d'un médecin, il faut avouer que bien souvent le résultat ne sera pas de beaucoup meilleur. Sans doute, le médecin prescrira à son client tout ce qu'il croira pouvoir le soulager, il lui donnera une foule de bons conseils; mais lui-même se laissera bientôt décourager, devant l'inutilité de ses efforts et le peu de résultats qu'il en aura obtenus. Il y a encore en effet un grand nombre de médecins qui, dans ces cas de perturbation mentale, ne songeront pas à employer le traitement hypnotique; soit parce qu'ils se seront trop tôt persuadés que rien ne peut améliorer la situation de leur malade ; soit parce qu'ils manqueront de confiance dans l'action puissante de la médication hypnotique qui leur est trop peu connue. Et pourtant, aucune autre médication ne peut agir sur cet état mental, d'une façon aussi rapide et aussi assurée pour le ramener à l'état normal et lui procurer une guérison définitive.

L'observation que nous allons donner est une démonstration bien remarquable des bons résultats que l'on peut obtenir de la médication hypnotique.

La malade, Mme B.., est amenée chez moi par un de nos confrères, qui m'avait préalablement demandé si l'on pouvait espérer obtenir, par le moyen du traitement hypnotique, quelque amélioration dans l'état de sa cliente. Voici son histoire :

Mme B... est une jeune femme de vingt-sept ans, elle a été mariée très jeune et a perdu son mari après deux ans de mariage. Elle n'a jamais eu d'enfants. Dans une situation de fortune assez belle, elle a dû après son mariage, s'occuper de gérer elle-même ses affaires, de faire valoir ses propriétés; elle paraît en somme avoir été astreinte à un travail cérébral et en butte à des préoccupations industrielles qui excédaient ses forces.

Cette jeune femme devint la maîtresse d'un jeune homme ami de sa famille, qui lui promit le mariage, mais qui brusquement, après un an et demi, rompit toute relation avec elle et refusa de la revoir.

Quand Mme B... se présenta à moi, après m'avoir raconté son histoire, elle ajoute que, pendant tout le temps qu'elle est restée en relations avec M. X.., celui-ci exerçait sur elle une influence à laquelle elle ne pouvait résister. Il était, dit-elle, très bon pour elle, mais, dès qu'elle refusait d'obtempérer à ses désirs, il se fâchait et elle en était arrivée à ne jamais rien oser lui refuser. Elle, qui autrefois, disait-elle, était très énergique, et qui, pour la gérance de ses affaires, était obligée à montrer beaucoup de force de caractère, se trouvait subitement faible et craintive, et n'osait résister aux caprices de M. X... Elle raconte que, sous l'inspiration de M. X..., elle a pris des déterminations très graves au sujet de ses affaires; et, depuis la rupture, elle est tellement poursuivie par l'idée fixe de le revoir que des malheurs de famille qui l'ont frappée l'ont laissée presque insensible.

Actuellement, Mme B... me dit qu'elle se trouve entraînée par une force irrésistible à chercher à revoir M. X... A plusieurs reprises elle s'est rendue chez lui, mais toujours il a refusé de la recevoir, ou l'a repoussée avec dureté. Actuellement encore, elle sent qu'elle cherchera encore par tous les moyens à le revoir, et pourtant elle sait que cela est complètement inutile, elle rougit de sa faiblesse, mais elle ne peut y résister.

Mme B... raconte tout cela avec une volubilité et une passion très grandes; son récit est entrecoupé de larmes et témoigne la plus grande exaltation; mais je remarque pendant ce temps qu'elle n'accuse jamais M. X.., elle invoque une cause étrangère à ses maux; elle cherche, au contraire, toujours à l'excuser comme elle cherche à le revoir; elle n'est pas arrivée à la transformation de l'amour en haine.

Il s'agissait tout d'abord de savoir à quels sujets nous avions affaire, c'est-à-dire quel était l'état pathologique de Mme B... et accessoirement de M. X... Pour Mme B..., il n'y avait pas le moindre doute, j'étais en présence d'une grande hystérique, à forme érotique; les constatations directes que nous pouvions faire confirmaient pleinement mon diagnostic. Quant à M. X..., il était évident qu'il avait exercé une influence considérable sur l'état mental de Mme B..., quelle était la nature de cette influence? Mon premier soin fut donc de demander à Mme B..., si elle n'avait jamais été hypnotisée par M. X... ; elle m'affirma ne l'avoir jamais été, ni par lui ni par personne. Des renseignements que je pouvais obtenir sur M. X.., il résultait simplement qu'il était d'un caractère emporté, enclin à la colère quand on lui résistait.

Mais j'avais quelque chose de plus certain pour établir mon diagnostic, c'était sa correspondance.

Or, ces lettres, tant par la suite des idées que je pouvais y trouver, que par leurs caractères graphologiques, prouvaient qu'elles émanaient d'un hystérique, au type sensitif et violent. Il n'y avait donc pas à rechercher là autre chose que l'influence réciproque de deux hystériques l'un sur l'autre, et le développement progressif et spécial qu'avait pris l'hystérie de ma malade au contact de la même névrose, est un fait d'une observation fréquente chez les hystériques.

Il y avait chez cette femme, outre l'hystérie et sous la dépendance de cette névrose, une obsession auto-suggestive et une idée fixe. Cette idée fixe pouvait facilement dégénérer chez la malade en délire hystérique. Il y avait donc urgence à la traiter immédiatement et à arrêter le mal avant qu'il ait pu faire des progrès plus considérables.

Du reste, les circonstances étaient favorables ; la malade venait à moi avec pleine confiance, ne demandant qu'à être guérie, et décidée à se soumettre au traitement qui lui serait imposé.

La malade ayant été amenée chez moi par mon confrère,

je commençai immédiatement une première séance d'hypnotisation. Mme B... se révéla de suite comme très facilement hypnotisable; cependant, un petit incident se produisit au cours de la première séance. Pendant les premières manœuvres, destinées à obtenir un sommeil hypnotique profond, l'obsession qui poursuivait la malade devint tout à coup plus intense, des hallucinations de la vue et de l'ouïe se produisirent. Mme B...crut voir son amant, l'entendre, lui parler; l'hallucination fut suivie d'une période d'agitation qui bientôt dégénéra en crise hystérique franche. Mais, pendant tout ce temps, j'avais continué mes manœuvres hypnotiques, j'avais complètement soumis la malade à mon influence et j'étais désormais maître absolu de sa crise. Je fis donc cesser la crise en quelques minutes, mais en agissant néanmoins avec prudence. Pour cela je diminuai d'abord l'intensité des hallucinations; puis, m'adressant à l'élément spasmodique de la crise, je fis entrer ma malade dans le calme; enfin, ce calme obtenu, je fis disparaître complètement et définitivement les hallucinations. Agissant ensuite par voie de suggestion verbale, je suggérai à la malade de ne plus avoir de crise convulsive de ce genre dans l'avenir, et de ne plus être le jouet de semblables hallucinations.

J'arrivai ensuite à des suggestions appropriées à la guérison de l'état mental de ma cliente. Je lui suggérai dans ce but d'être davantage maîtresse d'elle-même ; de ne plus sentir l'obsession qui la poussait, malgré elle, à chercher à revoir M. X... et d'avoir le courage de s'occuper de ses affaires. Je cherchai ensuite à lui inspirer confiance dans l'avenir, en lui affirmant que toutes les circonstances tourneraient à son avantage. Je lui suggérai en même temps d'oublier momentanément son amant, et d'être indifférente même si elle le rencontrait fortuitement, jusqu'à ce que les circonstances aient changées.

Je fis à cette malade quatre séances seulement d'hypnotisation; dans les trois séances suivantes, il ne se produisit bien entendu ni crise convulsive ni hallucination, pas plus du reste que dans l'intervalle des séances. J'avais aussi pris la précaution, étant donné les caractères de la névrose chez cette femme, de la faire accompagner, chaque fois qu'elle venait chez moi, par mon confrère, en présence duquel je procédais à l'hypnotisation et aux suggestions. Les suggestions furent répétées de la même façon à chaque séance ; et, au bout de quatre séances, son état mental était totalement changé, elle n'avait plus aucune obsession ni idée fixe, elle était parfaitement calme et raisonnable, et se déclarait très heureuse du résultat obtenu. J'en eus des nouvelles plusieurs mois après, la guérison s'est parfaitement maintenue.

Cette observation doit donner lieu à quelques réflexions particulières. Et d'abord, quand vous faites des suggestions pendant le sommeil hypnotique, qui auront un effet très actif, n'oubliez pas de ne jamais vous départir de la plus grande prudence. J'oserai presque dire que vous pouvez tout pour votre malade, par la suggestion ; mais aussi gardez-vous de dépasser le but et de lui suggérer une chose qu'il pourrait regretter plus tard. C'est pourquoi vous m'avez vu ici ne faire que des suggestions temporaires, et réserver le cas où les circonstances pourraient changer. En second lieu, surtout quand vous avez affaire à une hystérique à forme érotique et sujette à des hallucinations, exigez d'avoir toujours, et pendant tout le temps de vos séances d'hypnotisation, un témoin en qui vous puissiez avoir toute confiance. Ces sujets, en effet, peuvent avoir, malgré vous, et même à votre insu, des hallucinations qu'elles prendront pour des réalités, et cela pourrait ensuite vous attirer toutes sortes de désagréments.

Il va sans dire que, dans ces cas plus encore que dans tous les autres, il faut mettre votre sujet à l'abri des hypnotisations ou suggestions coupables, en lui suggérant énergiquement de ne pas se laisser hypnotiser sans votre permission et de n'obéir qu'à vos seules suggestions.

Au point de vue clinique, ce cas nous prouve l'influence salutaire que peut avoir le traitement hypnotique sur l'état mental de ces sujets, et nous montre qu'il ne faut pas hésiter à l'employer puisque l'on peut ainsi les soulager et les guérir.

TABLEAU SYNOPTIQUE DU CHAPITRE XVI

Traitement de l'état mental, des obsessions et idées fixes des hystériques par l'hypnotisme.

- OBSESSIONS FRÉQUENTES CHEZ LES HYSTÉRIQUES
  - Concernant
    - Phobies
      - *Scrupules.*
      - *Danger.*
      - *Maladies.*
      - *Mort.*
    - Sentiments
      - Attraction
        - *Désir.*
        - *Amour.*
        - *Tristesse.*
      - Répulsion
        - *Crainte.*
        - *Haine.*
        - *Persécution.*
    - Monomanies
      - *Vol. Kleptomanie.*
      - *Ambition.*
      - *Parure.*
      - *Imitation.*

- TRAITEMENT HYPNOSE
  - Prudence.
  - Devant témoin.
  - Combattre agitation.
  - Empêcher hallucinations.
  - Calmer.
  - Suggérer
    - Temporairement.
    - Sous condition.
  - Limiter la suggestibilité.

CHAPITRE XVII

DE L'EMPLOI DE L'ANALGÉSIE HYPNOTIQUE DANS LES ACCOUCHEMENTS

Un des phénomènes qui frappa le plus vivement l'attention des premiers expérimentateurs qui cherchaient à appliquer l'hypnotisme à la thérapeutique, fut l'insensibilité qui accompagne le sommeil hypnotique. A cette époque, on ne connaissait pas encore le moyen d'obtenir l'anesthésie chirurgicale par l'éther ou le chloroforme ; la première idée fut de faire bénéficier les patients qui devaient être soumis à une opération douloureuse de l'insensibilité provoquée par le sommeil hypnotique.

Braid lui-même, dans la conclusion de son premier travail sur l'hypnotisme, dit que « cet agent peut utilement diminuer et même complètement empêcher les souffrances attachées aux opérations chirurgicales. »

Esdaile, contemporain de Braid et sorti comme lui de l'Université d'Edimbourg, fit à Hooghly, le 4 avril 1845, les premières opérations sans douleur. Elles furent suivies de si nombreux succès qu'à la fin de cette même année il signalait cent opérations effectuées dans les conditions les plus satisfaisantes. A la suite d'un rapport favorable fait par un grand nombre de médecins, Esdaile fut placé par le gouvernement à la tête d'un hôpital de Calcutta, pour y mettre en pratique son procédé d'anesthésie. Les malades affluèrent tellement vers ce chirurgien qui opérait sans douleur, qu'en quelques années Esdaille enregistra deux cent soixante et une opérations graves et plusieurs milliers de moindre importance.

En France, Azam, de Bordeaux, et quelques autres profitèrent également de l'insensibilité obtenue dans le sommeil hypnotique pour pratiquer les opérations douloureuses ; on signale en particulier une amputation de cuisse, pratiquée à Poitiers par le Dr Guérineau. Il n'y eut, du reste, en France, que des tentatives isolées, que les procédés d'anesthésie par l'éther et le chloroforme firent bientôt oublier.

A notre époque nous avonsun grand nombre d'observations du Dr Milne Bramwell, de Londres, qui pratique très largement l'anesthésie hypnotique.

Parmi ses cas intéressants, il cite une opération de double strabisme faite sur une jeune fille de vingt ans. Le seul anesthésique employé fut la suggestion hypnotique. Durant toute l'opération, la patiente tourna les yeux dans toutes les positions requises, et les tint dans chaque direction nécessaire pour maintenir la tension des fibres musculaires. Aucune souffrance ne fut observée ni pendant ni après l'opération.

Il cite encore un cas de fracture grave des os du bras et de l'épaule avec nombreuses lésions des parties molles, chez un homme de quarante ans, suivie d'ankylose et d'adhérences articulaires. Ce malade avait été chloroformé plusieurs fois, et avait vu, après chaque intervention, se produire l'inflammation et l'immobilité du bras et refusait d'être anesthésié de nouveau. Il fut hypnotisé une première fois et les adhérences furent alors détachées sans douleur, le malade se rétablit.

Dans la même statistique nous trouvons quarante opérations dentaires. Une entre autres sur une jeune fille souffrant d'une affection cardiaque ; sujet faible, anémique, présentant en un mot tous les caractères de ceux pour lesquels l'emploi des anesthésiques n'est pas sans gravité, et qui fut rapidement et paisiblement rendue insensible. Extraction lui fut faite de deux molaires droites, de deux molaires gauches et d'une prémolaire inférieure. Aucune douleur ni pendant ni après l'opération et aucun trouble dans la suite.

Les relevés que nous avons pu faire dans les travaux récents nous montrent aussi un grand nombre d'opérations faites durant l'anesthésie hypnotique, en voici l'énoncé :

France : Dr Schlmeltz, carcinome du sein ; Dr Bourdon,

fibrome utérin ; Dr Tillaux, colporrhaphie. Allemagne : Dr Grossmann, fractures et entorses. Suède : Dr Sandberg, opérations dentaires. Suisse : Dr Porel, cataracte. Cuba : Dr Diaz, opérations dentaires. Amérique : Dr Wood, nécrose de l'humérus. Hollande : Drs Van Eeden et Van Renterghem, opérations dentaires.

J'ajouterai à cette liste le cas d'une opération dentaire pratiquée par notre confrère le Dr Leplat, sur une jeune fille très pusillanime et qui n'avait jamais voulu se laisser opérer ni chloroformer. Après quelques séances d'hypnotisation préparatoire, je l'endormis très facilement, et le Dr Leplat put aller lui extraire la racine d'une grosse molaire, brisée depuis longtemps. L'opération eût été très douloureuse à l'état de veille, mais la patiente ne sentit absolument rien et ne se doutait pas à son réveil que l'opération était terminée.

Nous avons tenu à énumérer ces différents cas pour montrer que l'emploi de l'anesthésie par l'hypnose, contre la douleur provoquée, n'est pas absolument à dédaigner.

On peut se demander pourquoi, depuis la vulgarisation des procédés hypnotiques et la connaissance plus approfondie de ces phénomènes, ce mode d'anesthésie ne vient pas se substituer au chloroforme, qui n'est pas, on le sait, sans présenter de grands dangers.

Les principales raisons de la rareté de l'emploi de l'hypnotisme, ne tiennent pas à l'insuffisance de la méthode, mais plutôt à des difficultés dans la pratique.

Tout le monde n'est pas assez facilement hypnotisable pour arriver rapidement à une anesthésie absolue. On a signalé, il est vrai, des cas dans lesquels on avait pu obtenir l'anesthésie dans une première séance d'hypnotisation, mais il faut avouer que ces cas sont extrêmement rares et qu'il s'agissait de sujets tout à fait exceptionnels. Ainsi nous ne connaissons qu'un cas dans lequel on a pu, dans une première séance d'hypnotisme, pratiquer sans douleur l'avulsion d'une dent. Il faut donc soumettre le patient à plusieurs séances d'hypnotisation, destinées à amener un certain entraînement hypnotique, qui devra être plus ou moins long suivant les sujets. Cela rend déjà la chose impraticable pour toutes les opérations d'urgence. Les malades eux-mêmes, qui acceptent assez volontiers l'hypnotisme quand il est la base même de la médication, quand chaque séance d'hypnotisation fait partie du traitement qui leur est prescrit et leur procure un soulagement sensible, se soumettraient avec difficulté à une préparation aussi longue, dont le but ne serait encore qu'une partie accessoire de l'opération.

Après ces obstacles, qui viennent du patient lui-même, il y en a d'autres qui tiennent à l'opérateur. Il est certain que le premier venu parmi les médecins, fût-il un prince de la science, n'est pas, par cela même, assuré d'obtenir l'anesthésie hypnotique chez un patient ou capable de faire une suggestion thérapeutique efficace.

Comme l'a très bien dit M. le Dr Bérillon : « Bien que les procédés par lesquels on arrive à déterminer l'état d'hypnotisme soient d'une assez grande simplicité apparente, nous avons le devoir de rappeler qu'on ne s'improvise pas plus médecin hypnotiseur, qu'on ne saurait s'improviser, par exemple, médecin oculiste.

De même qu'il est admis que la pratique courante donne seule au chirurgien la dextérité de main indispensable pour réussir les opérations délicates, de même, il est juste de reconnaître que l'expérience journalière peut seule contribuer à conférer une réelle sûreté dans l'application de la suggestion hypnotique comme moyen thérapeutique ».

L'hypnotisation ne peut donc pas être une méthode générale d'anesthésie chirurgicale, mais devra être réservée à certains cas particuliers; on pourrait, par exemple, s'en servir dans les cas où il y aurait une contre-indication formelle à l'emploi du chloroforme, ou si le sujet refuse le chloroforme et demande lui-même l'hypnotisation. Plus souvent encore ce sera l'aptitude même des sujets qui jugera la question; ainsi, si l'on est obligé de pratiquer une opération sur une personne ayant déjà suivi un traitement hypnotique pour une autre cause, ou chez laquelle on reconnaîtrait une aptitude spéciale aux phénomènes hypnotiques, on pourrait avec avantage profiter de l'entraînement acquis ou de la prédisposition naturelle.

Sans pouvoir rechercher ici toutes les circonstances dans lesquelles l'anesthésie hypnotique pourra être employée avec avantage, il est spécialement un cas dans lequel l'insensibilisation par l'hypnotisme paraît être particulièrement favorable ; c'est dans l'accouchement. Tout ici semble s'y prêter : le sexe et l'âge du sujet ; c'est chez les femmes et les femmes jeunes que l'on obtient le plus facilement les phénomènes hypnotiques. L'entraînement est facile à obtenir pendant les mois de la grossesse ; il présente encore bien des avantages même avant l'accouchement, en permettant de faire disparaître une foule de petits désagréments, auxquels sont sujettes les femmes enceintes, tels que : nausées, vomissements, fatigues excessives, névralgies et douleurs diverses, caprices irréalisables, etc... pour n'en citer que quelques-uns. Rien que pendant l'entraînement méthodique, préalablement nécessaire pour arriver à l'analgésie, on peut concurremment se servir de la suggestion pour remédier à tous ces inconvénients. Voilà ce que nous dit la théorie, voyons ce qui a été fait dans la pratique.

On trouve en effet un certain nombre d'observations, d'accouchements sans douleur pendant l'hypnose. Ces différents cas ont été enregistrés : en France, par les Drs Mesnet, Dumontpallier, Fanton, Le Menant Des Chesnais et Voisin ; en Allemagne, par le Dr Von Schrenk Notzing ; en Autriche par les Drs Pritzl et Karl Braun ; en Belgique, par le Dr Fraipont ; en Suisse, par le Dr Debrovolsky ; en Angleterre, par le Dr Kingsbury, etc.

Voyons d'abord de quelle façon ont procédé les différents auteurs que nous venons de citer, et quelle phase de l'hypnose ils ont obtenue.

L'observation de M. Dumontpallier est très complète et ne nous laisse aucun doute. Il s'agissait d'une jeune femme de 24 ans. La pression sur le vertex ou la suggestion, employées isolément, suffisaient pour produire le somnambulisme.

Nous voyons dans cette observation que le somnambulisme fut d'abord mis en usage, pendant la grossesse, pour calmer et faire disparaître les douleurs utérines qui se répétaient plusieurs fois par jour ; et bientôt ces douleurs cessèrent complètement.

De plus, l'hypnotisme fut encore déterminé chez cette femme jusqu'à la fin de sa grossesse, dans le but de produire un entraînement qui devait rendre plus facile et plus certaine l'hypnotisation au moment de l'accouchement.

Pendant l'accouchement, l'observation nous dit que le somnambulisme fut facilement déterminé par la pression sur le vertex ; les contractions utérines avaient lieu toutes les six à dix minutes, et avaient une durée de une minute à une minute quarante-cinq secondes. La parturiente, pendant le somnambulisme, sentait très bien les contractions utérines, mais elle affirmait que ces contractions n'étaient pas douloureuses. Venait-on à la réveiller, aussitôt que les contractions utérines avaient lieu, la parturiente souffrait, elle criait et demandait à être endormie de nouveau.

Toutefois, pendant la dernière heure de l'accouchement, il fut, paraît-il, impossible d'obtenir le somnambulisme, parce que les douleurs étaient trop vives, nous dit l'observation.

L'observation de M. Mesnet a trait aussi à une jeune primipare de 22 ans. C'était une grande hystérique qui avait présenté de nombreuses manifestations de la névrose et avait été guérie d'une contracture, à la Salpêtrière, par l'hypnotisme.

Elle avait aussi été déjà hypnotisée par M. Mesnet, et est signalée dans l'observation comme très facile à mettre en somnambulisme.

Les premières douleurs furent très facilement dissipées par la suggestion en état de somnambulisme. Mais quand la tête fut descendue, nous dit l'observation, quoique en somnambulisme, les suggestions restèrent inefficaces, la malade se plaignait vivement et poussait des cris.

A son réveil, elle avait complètement perdu la mémoire de ce qui s'était passé et ne savait pas qu'elle avait accouché.

A cette époque (1887) on n'avait pas encore étudié les différents degrés de l'état somnambulique ; mais ces indications (inefficacité de la suggestion contre des douleurs violentes et perte de la mémoire) nous prouvent que la malade se trouvait dans l'état que nous appelons le deuxième degré de somnambulisme.

La malade de M. Voisin avait été guérie par lui de folie lypémaniaque avec hallucinations terrifiantes, en quelques séances, par la suggestion hypnotique ; de plus, par la même méthode, elle avait été guérie d'aphasie, de cécité verbale, d'agraphie et d'hémiopie consécutives à une pleuro-pneumonie grave. Elle avait donc subi déjà un entraînement hypnotique d'assez longue durée. Elle devint enceinte peu de temps après, et M. Voisin l'endormit au commencement du travail.

Le sommeil, dit l'observation, fut un peu difficile à obtenir à cause de la répétition fréquente des douleurs ; cependant elle fut endormie au bout de trois minutes au plus. M. Voisin lui suggère de ne se réveiller que lorsqu'il lui touchera le menton lui-même. Il lui dit qu'elle va accoucher pendant son sommeil, qu'elle continuera à avoir des contractions, mais qu'elle ne souffrira pas, qu'elle continuera à manger et à boire ce qu'on lui donnera et satisfaire ses besoins, et qu'elle obéira aux accoucheurs. Endormie à dix heures et quart du matin, elle n'accouche que le lendemain à sept heures du matin. Dans le sommeil, pendant tout ce temps, le travail se fit d'une façon normale. Elle manifestait de vives douleurs, et, pendant ces douleurs, elle n'a pas cessé de crier.

Avant de l'éveiller, dans la matinée, M. Voisin lui demande si elle est accouchée et elle répond « non » ; elle était très calme. Il l'éveille à onze heures par le toucher du menton. Elle ne savait pas être accouchée et affirme d'une façon nette qu'elle n'a pas souffert.

Cette observation, au point de vue hypnotique, nous paraît pouvoir être complètement rapprochée de la précédente; des deux côtés entraînement hypnotique longtemps avant l'accouchement, état somnambulique au moment du travail avec amnésie complète au réveil, perte de mémoire non seulement de l'accouchement, mais encore des douleurs. Quant à la douleur en elle-même, elle paraît avoir existé dans les deux cas. Dans l'observation de M. Mesnet nous voyons que « quoique en somnambulisme les suggestions restèrent inefficaces, la malade se plaignait vivement et poussait des cris. » Dans l'observation de M. Voisin, il est dit : « Elle manifestait de vives douleurs, et, pendant ces douleurs, elle n'a pas cessé de crier. »

Quel était le degré d'intensité de ces douleurs dans l'état hypnotique où se trouvaient ces malades? Étaient-elles moins fortes qu'elles n'eussent été à l'état de veille. Il nous paraît impossible de le savoir, en raison de ce que les malades avaient une amnésie complète au réveil et n'ont pas été interrogées sur ce point pendant le sommeil somnambulique.

Voyons maintenant l'observation de M. Le Menant des Chesnais. Sa malade est une jeune femme de 20 ans, très nerveuse, elle est enceinte de son quatrième enfant; elle n'a jamais été hypnotisée. Déjà dans la nuit elle a éprouvé des douleurs assez fortes intermittentes, lorsque notre confrère la voit à onze heures du matin.

La malade est déjà très agitée à la pensée qu'elle va peut-être souffrir encore longtemps, et son mari, qui a entendu parler de femmes que l'on hypnotisait pour les faire accoucher sans souffrance, demande si l'on ne peut agir de même dans cette circonstance.

M. Le Menant des Chesnais endort très facilement le sujet, qui arrive rapidement au sommeil profond du somnambulisme au troisième degré. En effet, quelques expériences, faites immédiatement, prouvent qu'elle obéit fatalement et avec une insconscience absolue aux suggestions post-hypnotiques.

L'opérateur lui suggère alors que toute douleur va dispaparaître, mais que les contractions continueront régulièrement et que l'accouchement s'achèvera sans douleur. Toute l'après-midi elle a des contractions, mais elle affirme qu'elles ne sont pas douloureuses et en effet elle ne se plaint pas.

Vers le soir M. Des Chesnais la rendort et lui suggère qu'elle accouchera à dix heures, et que, comme il sera là, même la dernière période de son accouchement se fera sans douleur.

Revenu quelques minutes après dix heures, on lui apprend que jusqu'à l'heure fixée tout a été bien, les contractions étaient fortes et fréquentes, mais la malade ne se plaignait pas. Depuis dix heures, au contraire, elle crie, s'énerve et dit qu'elle souffre.

M. Des Chesnais endort rapidement la parturiente, et quelques instants après la tête s'engage dans la vulve qui se dilate bien régulièrement, pendant que la malade pousse sans paraître souffrir, et l'accouchement se termine dans le plus grand calme et sans la moindre plainte.

Cette dernière observation est bien différente des précédentes; quoique dans toutes il soit dit que les malades étaient en état de somnambulisme, dans celle-ci seulement le sujet s'est trouvé dans ce que nous appelons le troisième degré du somnambulisme, et ici seulement on peut affirmer qu'il n'a pas souffert.

Nous avons des renseignements moins précis sur les cas qui ont été signalés à l'étranger. Toutefois nous savons que dans trois observations de la clinique du Dr Karl Braun, de Vienne, l'accouchement s'est fait très rapidement pendant la période de léthargie, et sans que la femme ait conscience de l'accouchement.

Si nous considérons l'ensemble de ces observations, nous sommes frappés de la rareté des cas dans lesquels on a fait bénéficier les parturientes de l'anesthésie hypnotique. En effet, une douzaine d'observateurs à peine, tant en France qu'à l'étranger, en ont publié des observations, et cela est bien peu, surtout si l'on considère qu'un certain nombre de ces observations sont déjà anciennes. Celle de M. Mesnet remonte à 1887, celle de M. Dumontpallier est à peu près de la même époque; les autres sont un peu plus récentes. Nous devons nous demander à quoi tient cette extrême rareté, car on a dû, en tout temps, chercher à soulager par tous les moyens possibles les douleurs si pénibles auxquelles sont sujettes les femmes dans la fonction physiologique de l'accouchement, et il semble que la médication hypnotique est un des moyens les mieux indiqués dans cette circonstance.

Nous constatons d'abord que, dans les quelques observations que nous possédons, deux états hypnotiques bien différents ont été employés par les opérateurs. A Vienne, ainsi qu'il résulte des observations rapportées par le Dr Pritzl, assistant du professeur Karl Braun, c'est l'état léthargique qui a été employé. Dans la léthargie il y a anesthésie absolue, inconscience complète de tout ce qui se passe pendant que le sujet est dans cet état, et amnésie totale au réveil. Mais pendant la léthargie le sujet n'est pas suggestionnable, il n'entend pas les ordres qui lui sont donnés et n'y répond pas. On ne peut ni régulariser ni provoquer les contractions utérines si elles sont irrégulières et trop lentes, on ne peut pas non plus en atténuer la violence, si, dans les derniers moments de l'accouchement, elles deviennent trop fortes.

Dans la plupart des autres observations, et en particulier en France, c'est plutôt l'état somnambulique qui a été employé. Mais l'état somnambulique présente des degrés bien divers; c'est pourquoi nous voyons que, dans les différentes observations qui nous sont connues, les résultats ont été des plus variables. Disons tout de suite que l'état somnambulique présente sur l'état léthargique un avantage considérable, c'est que le sujet est essentiellement suggestionnable. L'accoucheur peut donc diriger pour ainsi dire à son gré les différentes phases de l'accouchement. Malheureusement, pour le sujet, l'état somnambulique ne se montre pas avec autant d'avantages. En effet, dans la plupart des cas, nous avons vu qu'il s'est montré impuissant à produire l'analgésie ; car, malgré l'amnésie qui a suivi le réveil des malades dans certaines observations, leurs cris et leurs plaintes ont démontré suffisamment qu'elles ressentaient les douleurs. L'observation de M. Le Menant des Chesnais seule s'est montrée pleinement satisfaisante. En effet, sa malade a accouché sans la moindre douleur, obéissant aux suggestions post-hypnotiques, au point de n'éprouver aucune sensibilité des contractions qui avaient lieu, même à l'état de veille, et, à la fin du travail, témoignant une insensibilité absolue à la douleur et retenant la violence des contractions quand il le fallait. C'est que la malade de M. Le Menant des Chesnais était dans un état hypnotique beaucoup plus profond que les autres, elle était arrivée d'emblée à ce que nous appelons le troisième degré du somnambulisme.

Nous pouvons conclure de ces observations que, dans les

cas où l'on a cherché l'anesthésie hypnotique dans le travail de l'accouchement, on s'est toujours appliqué à produire les états profonds de l'hypnose. Parmi les opérateurs, les uns ont employé la léthargie, et les observations démontrent que dans cet état l'analgésie est complète et que les violentes contractions utérines ne déterminent pas le réveil. Les autres ont employé le somnambulisme, et dans les premiers degrés de cet état l'analgésie est incomplète, car les violentes contractions utérines déterminent le réveil ou l'expression de la douleur ; le somnambulisme au troisième degré au contraire procure une analgésie absolue, tout en laissant la malade sous la dépendance de la suggestion.

C'est précisément dans les procédés mis en œuvre jusqu'ici et dans la phase d'hypnose recherchée dans ces observations, que nous allons trouver la principale cause de la rareté des cas dans lesquels on a employé l'analgésie hypnotique dans les accouchements.

Les résultats obtenus, dans les états légers et moyens de somnambulisme, n'ont pas été assez satisfaisants pour encourager leurs auteurs à persévérer dans cette voie et pour y entraîner des imitateurs.

Reste donc l'état léthargique et l'état de somnambulisme profond ; ces deux états correspondent à des phases très avancées du sommeil hypnotique, la difficulté d'y arriver est grande. On arrivera à produire rapidement l'état léthargique ou l'état somnambulique profond chez les sujets exceptionnellement prédisposés aux manifestations hypnotiques ; ce seront encore le plus souvent des sujets présentant des accès de somnambulisme spontané, ou tout au moins d'un nervosisme porté au plus haut degré. Tel est le cas de l'observation de M. Le Menant des Chesnais, qui est arrivé d'emblée, dans une première hypnotisation, au somnambulisme profond.

Ce n'est pas qu'il soit absolument impossible d'y arriver avec d'autres sujets ; mais, dans ce cas, il faudrait les soumettre à un entraînement plus ou moins considérable, et cette préparation peut être quelquefois très longue. L'accoucheur ou l'hypnotiseur serait obligé de s'y prendre longtemps, plusieurs mois à l'avance, et pendant toute cette période d'y consacrer beaucoup de temps. Ce n'est encore qu'après avoir produit à plusieurs reprises chez son sujet l'état léthargique ou l'état somnambulique profond que l'opérateur serait assuré de pouvoir y arriver au moment de l'accouchement. Jusque-là il aura toujours à craindre que l'émotion du moment, l'énervement, la douleur ne viennent mettre obstacle à son action lorsqu'elle sera le plus utile.

Il pourra encore se faire que le sujet se montre moins sensible aux manœuvres hypnotiques que pouvait l'espérer l'opérateur ; que, malgré les prévisions, le temps consacré à l'entraînement se trouve trop court et qu'il n'arrive qu'aux premiers degrés du somnambulisme. Tout ce travail et tout ce temps auraient donc été dépensés en pure perte, et l'échec dans ce cas serait d'autant plus regrettable qu'on ne manquerait pas, bien à tort le plus souvent, d'en faire retomber la responsabilité sur l'opérateur.

Il faut encore ajouter à cela que, pour bien diriger un entraînement permettant d'arriver à l'état léthargique ou au troisième degré de l'état somnambulique, et surtout pour manier sans danger ces états profonds de l'hypnose, il est indispensable d'être un véritable médecin hypnotiseur, c'est-à-dire de connaître à fond toutes les ressources à utiliser et tous les dangers à éviter dans les manœuvres hypnotiques, ce qui ne peut exister que si l'on a acquis une très grande habitude et beaucoup d'expérience dans l'emploi de ces moyens.

Ces différents inconvénients nous montrent pourquoi les médecins, même les hypnotiseurs, ont si peu employé l'hypnotisme dans la pratique des accouchements.

Du côté des malades, nous allons trouver également différents motifs qui ont fait que ceux-ci n'ont pas non plus réclamé l'avantage de l'analgésie hypnotique.

Cette longue préparation qui doit, par l'entraînement, faciliter l'hypnotisation du sujet, l'oblige à se soumettre à des séances d'hypnotisation plus ou moins longues et en tous cas très souvent répétées. L'entraînement durera généralement plusieurs mois, si l'on n'a pas affaire à un sujet favorablement disposé pour l'hypnose. Au début tout au moins, les séances devront être journalières ; cela occasionne au malade un dérangement considérable, qui gêne les habitudes, et bien peu se soumettront à tout cela, pour obtenir seulement une chose qu'ils ne considèrent pas comme indispensable.

En second lieu, il ne faut pas oublier que les malades, quand on leur parle d'hypnotisme, éprouvent encore, pour la plupart, une certaine répugnance pour les états de sommeil profond. Or, dans les circonstances dont nous parlons, il fallait, avec les méthodes employées jusqu'ici, amener les sujets à un état de sommeil profond et les malades le savaient bien. Il faut remarquer que, dans la plupart des cas où nous employons la thérapeutique hypnotique, nous employons la suggestion, dite à l'état de veille, pour laquelle les malades n'ont aucune répugnance. Dans d'autres cas encore très nombreux, des états de sommeil relativement léger, comme le premier et le second degré du somnambulisme suffisent. Enfin, quand il est nécessaire d'obtenir un sommeil plus profond, les sujets y arrivent insensiblement, et ils ont le temps de s'accoutumer à l'idée de l'hypnose, ils perdent leurs préventions en constatant les avantages qu'ils en retirent.

Si le sujet lui-même n'éprouve pas ces préventions absurdes contre le sommeil hypnotique, il est bien rare qu'il ne se trouve pas dans son entourage, dans sa famille, quelque personne animée de ces préjugés qui ne trouve une foule de prétextes pour le détourner de recourir à l'hypnotisme. Un malade, animé d'un réel désir de se soulager, et espérant trouver dans l'hypnose une guérison qu'il aura vainement cherchée ailleurs, trouvera encore parfois en lui-même assez d'énergie pour persévérer dans la décision qu'il aura prise, malgré la pression qu'il pourra subir de la part de son entourage. Mais la femme enceinte, dont l'impressionnabilité est développée outre mesure par suite de la grossesse, n'écoute que trop les conseils des ignorants et le verbiage des amies, elle se laisse décourager par tout ce qu'on lui dit, au lieu de suivre les avis éclairés des personnes compétentes.

Il faut encore tenir compte, chez les sujets, d'une illusion qui se produit de deux façons opposées, mais pour aboutir au même résultat, suivant que l'on a affaire à une primipare ou à une femme qui a déjà eu des enfants. La primipare ne craint pas l'accouchement parce qu'elle n'a aucune idée des douleurs qui l'accompagnent ; c'est pourquoi on en voit souvent qui arrivent à ce moment avec une confiance et une sécurité exagérées et qui, déçues par la réalité, souffrent et se plaignent plus que les autres. Celles-ci trouvent que ce n'est pas la peine de se gêner à l'avance, et de s'assujettir à une préparation qui les dérange en vue d'un événement qui ne leur cause aucune crainte.

Les femmes, au contraire, qui ont déjà accouché et qui ont souffert beaucoup, en éprouvent du découragement. Si le souvenir de douleurs très vives est resté dans leur mémoire, elles se figurent que rien ne pourra atténuer la violence de ces douleurs. Elles ne croient pas que l'analgésie hypnotique soit assez puissante pour vaincre la souffrance, et considèrent comme peine perdue les moyens qu'on leur propose.

Avant d'aborder la question du procédé de choix à employer pour anesthésier les parturientes, il n'est pas inutile de discuter la question de l'anesthésie en elle-même, et de voir les quelques objections qui ont été soulevées à ce sujet.

Tout d'abord, la douleur n'est pas nécessaire et elle n'a aucune utilité pour la fonction physiologique de l'accouchement. La douleur est toujours une chose anormale, et, partout où elle existe, le rôle du médecin est de la combattre, la supprimer s'il est possible, ou tout au moins la diminuer. Nous savons que, dans des cas toujours trop nombreux, le médecin est impuissant à guérir, mais ce qu'il peut toujours faire c'est soulager. Malgré la coïncidence et l'identité apparente de la douleur avec les contractions utérines, il est prouvé que ce sont deux phénomènes différents et, jusqu'à un certain point, indépendants l'un de l'autre puisqu'ils peuvent se produire séparément. Souvent en effet, les contractions débutent avant la douleur, et les premiers temps du travail sont marqués par des contractions indolores. On peut s'en rendre compte en plaçant la main sur le ventre de la femme, on constate la contraction par la dureté plus grande que présente le globe utérin d'une façon intermittente. On peut encore le constater par le toucher ; en plaçant le doigt dans le col, on sent les membranes se raidir et bomber au moment où se fait la contraction, et cependant ce n'est que quelques secondes après que la femme se plaint ; nouvelle preuve de l'indépendance de la douleur et de la contraction.

L'indépendance de la douleur et de la contraction étant démontrée, certaines personnes disent encore que malgré cela la douleur n'est pas inutile, car elle pourrait, disent-ils, provoquer de nouvelles contractions, entretenir celles qui sont commencées et augmenter leur intensité. Cette objection aboutit à dire que la suppression ou la diminution de la douleur diminuerait la fréquence et la force des contractions, et consécutivement rendrait l'accouchement plus lent. Nous n'avons pas à discuter cette opinion, nous n'avons qu'à examiner les faits et nous constaterons simplement : 1° qu'à l'état normal et sans aucune intervention les accouchements les plus douloureux ne sont pas ceux qui se font le plus rapidement, et réciproquement, ceux dans lesquels le travail dure le plus longtemps ne sont pas ceux dans lesquels les douleurs sont moins violentes ; 2° que dans les faits que nous avons spécialement en vue, lorsqu'on atténue la douleur par la suggestion, l'expérience nous a démontré, dans des observations bien précises, que l'accouchement, loin d'être ralenti, s'opère au contraire, dans la plupart des cas, d'une manière plus rapide que sans intervention.

Je ne pense pas qu'il vienne à l'esprit de personne de demander si l'anesthésie hypnotique ne peut avoir de conséquences fâcheuses sur les suites de l'accouchement. Outre l'absurdité qu'il y aurait à admettre que le phénomène douleur puisse être un préservatif pour des complications consécutives quelconques, nos observations sont là qui prouvent que les suites de couches sont des plus normales après l'emploi de l'anesthésie hypnotique.

Si donc il n'y a aucun inconvénient à utiliser l'anesthésie hypnotique dans les accouchements, puisque d'autre part nous avons vu que les procédés anciens, dans lesquels on employait la léthargie ou le somnambulisme, ne répondent pas absolument aux conditions qui peuvent les rendre pratiques et acceptables à la fois pour les malades et pour les opérateurs, il s'agit de rechercher si l'on ne peut trouver un procédé meilleur.

Nous avons vu que les états de sommeil profond éveillent chez les malades des craintes plus ou moins raisonnées, et en même temps soulèvent parfois dans les familles des préjugés que nous n'avons pas à discuter. Il faut donc que ce nouveau procédé soit accepté volontiers par les malades, et aussi que leur entourage ne puisse, sous aucun prétexte, les détourner de son emploi.

Il faut encore que ce nouveau procédé soit à la portée de tous les accoucheurs. Tous les médecins ne peuvent pas être hypnotiseurs, cela est bien certain, et, quand une affection exige un traitement hypnotique, il est nécessaire d'adresser le malade à un spécialiste, car l'habitude et l'expérience sont nécessaires pour la réussite d'un traitement un peu délicat. Mais, comme d'autre part, tous les médecins peuvent être appelés à pratiquer des accouchements, on ne peut admettre que le bénéfice de l'analgésie soit réservé aux seuls malades qui pourraient avoir en même temps un accoucheur et un hypnotiseur. Il est donc à désirer que le procédé employé soit assez facile à mettre en œuvre pour que tout accoucheur puisse l'appliquer sans avoir la pratique journalière de l'hypnotisme.

Pour cela, il faut que ce procédé ne demande ni aide ni longue préparation.

Au moment même de l'application, il importe aussi que ce procédé ne présente aucun appareil effrayant pour la malade. L'esprit des parturientes est souvent surexcité et porté aux craintes excessives, de sorte que la moindre chose les impressionne. L'administration du chloroforme est toujours entourée de préparatifs et de précautions nécessaires à cause des accidents qui peuvent se présenter, même avec les plus petites doses de l'anesthésique, et tout cela inquiète plus ou moins les malades.

J'ajouterai enfin, que le moyen à employer doit être rapide et efficace. Rapide, parce que les sujets manquent de patience dans les circonstances dont nous parlons, et seraient incapables de se prêter à de longues manœuvres. Efficace, parce que si l'on promet aux patientes de les soulager, et si la douleur n'est pas diminuée, on encourra de justes reproches, la déception leur fera paraître les souffrances plus grandes.

Ces diverses qualités, je les ai trouvées dans la suggestion dite à l'état de veille. Je sais que cela étonnera beaucoup ceux qui n'ont pas l'habitude de la suggestion dans les états superficiels de l'hypnose, car ils ignorent sa puissance et ne se seraïent jamais figurés que l'on pût obtenir par elle l'anesthésie. Pour ceux qui ont, au contraire, quelques connaissances de la thérapeutique, hypnotique, ils savent que nous employons très fréquemment ce genre de suggestion avec succès. Du reste, il ne faut pas oublier que la suggestion, dite à l'état de veille, ne s'opère pas en réalité à l'état de veille normale, mais dans un état hypnotique léger, quoique suffisant pour rendre les sujets aptes à recevoir les suggestions.

Quoi qu'il en soit, les faits que je vais signaler démontreront que tous les médecins peuvent facilement apprendre à employer la suggestion à l'état de veille, de sorte que les bienfaits de l'anesthésie hypnotique pourront être étendus à la plus grande partie des paturientes. Il n'y a, à aucun moment, de sommeil profond, ce qui fait que cette méthode ne présente pas les dangers des états profonds de l'hypnose, qui ne peuvent être maniés avec sécurité que par ceux qui ont une grande habitude de l'hypnotisation.

Il n'y a, pour employer ce procédé, aucune préparation à faire subir préalablement à la malade; il n'est même pas nécessaire de la prévenir ni de lui dire d'avance qu'on se propose de l'insensibiliser. Les plus timorés ne craindront donc pas de causer une déception à leur cliente si le succès n'était pas complet. Du reste, même si, pour une cause ou pour une autre, la douleur n'était pas complètement supprimée, elle serait tout au moins notablement diminuée, et il y aurait toujours intérêt pour la patiente.

Cet emploi de l'anesthésie hypnotique présente de grands avantages, d'abord pendant le travail, et aussi après l'accouchement.

Pendant l'accouchement, l'anesthésie est obtenue rapidement, on pourrait même dire instantanément; il ne faut pour cela aucun aide ni aucun préparatif, ce qui est un avantage, même sur le chloroforme. Le réveil est facile ou plutôt il existe spontanément dès que l'on cesse la suggestion ; on provoque ainsi l'anesthésie rien qu'au moment où se produirait la contraction douloureuse,et seulement pendant le temps que pourrait durer la douleur. Dans l'intervalle de chaque contraction le sujet est tout à fait à son état normal, il parle, il cause, il s'occupe comme il veut.

Non seulement on obtient ainsi la cessation de la douleur, mais encore, par la même suggestion,on peut obtenir la régularité des contractions, les rendre plus fréquentes si elles se ralentissent, augmenter leur intensité ou la diminuer suivant qu'elles seront trop violentes ou trop faibles. Cette régularisation des contractions utérines, je dis qu'on l'obtient le plus souvent et jusqu'à un certain point ; mais non pas d'une manière absolue.

On n'aura donc pas,chez les malades ainsi traitées, à craindre cet épuisement des forces si fréquent ; soit épuisement dû à des contractions et à des efforts inutiles, puisqu'on aura pu les limiter à ceux qui sont nécessaires ; soit épuisement des forces par la douleur, puisque celle-ci sera presque nulle. Il n'y aura pas non plus d'énervement des malades à la fin du travail, puisque cet énervement résulte aussi des deux mêmes causes, douleurs prolongées et contractions multiples.

Après l'accouchement, ce qui domine aussi le plus souvent, c'est l'énervement et l'épuisement qui, dans ces cas, seront remplacés par un repos calme et tranquille. Le sommeil qui suivra l'accouchement n'aura donc pas ce cachet d'accablement qu'il présente souvent.

Dans un certain nombre de cas, nous trouverons encore après l'accouchement un emploi utile de la faculté de provoquer des contractions de l'utérus par la suggestion, quand il s'agira de combattre l'inertie utérine et les hémorragies qui en sont la conséquence. Une de mes observations m'a démontré la possibilité réelle d'utiliser cet avantage.

La facilité avec laquelle se fait l'accouchement ne peut qu'en rendre les suites plus normales et éviter les complications; c'est du reste ce qui est prouvé par les diverses observations que j'ai entre les mains.

J'avais déjà depuis longtemps remarqué l'action efficace de la suggestion à l'état de veille, sur les contractions utérines pendant l'accouchement. Avant de publier ce travail, j'ai voulu réunir des observations très minutieusement observées et se rapportant à des sujets présentant des conditions aussi différentes que possible, afin de pouvoir en tirer des conclusions s'appliquant à la grande généralité des cas qui peuvent se présenter.

J'ai donc choisi d'abord une primipare. La difficulté de l'accouchement est habituellement plus grande, la longueur du travail plus considérable, les douleurs sont beaucoup plus violentes. Mais l'objection que l'on peut présenter à ce cas, c'est que toutes ces choses sont essentiellement variables suivant les sujets, les uns souffrant beaucoup et longtemps, les autres ayant relativement un accouchement facile et peu pénible; enfin, la sensibilité générale entre ici en jeu et fait que certaines femmes, moins habituées à souffrir, se plaignent beaucoup d'une douleur qui paraît très supportable à d'autres.

Pour répondre à cela, j'ai donc pris comme second sujet d'observation une multipare. Chez celle-ci, les accouchements précédents s'étaient toujours passés d'une façon absolument normale, sans présenter de rapidité exagérée dans leur marche, ni d'atténuation considérable dans les douleurs; en un mot, c'était le vrai type de l'accouchement normal tel qu'on l'observe dans la majorité des cas. L'intérêt considérable que présente pour nous cette observation, c'est que le sujet a pu comparer les douleurs de l'accouchement dans lequel elle a bénéficié de l'analgésie hypnotique, avec celles des accouchements antérieurs dans lesquels on n'avait provoqué aucune diminution de la sensibilité.

Pour la troisième observation, j'ai voulu choisir un cas ayant présenté une difficulté un peu plus grande et n'ayant pas trait à une primipare. J'ai donc choisi le cas d'une femme ayant eu un premier accouchement sept ans auparavant et n'ayant eu aucune grossesse depuis cette époque. On verra par les détails de l'observation que l'accouchement s'est terminé par une application de forceps des plus simples, et que, jusque-là, j'avais pu prouver l'influence analgésique de la suggestion pendant les contractions.

Le sujet de la première observation est une femme de 25 ans, de petite taille, de tempérament nerveux, primipare arrivée au terme de sa grossesse sans aucune complication. Elle n'a jamais été hypnotisée ni soumise à la suggestion, et je ne parle ni à elle ni à son entourage d'employer quelque procédé particulier pour provoquer l'analgésie.

Vers midi, quelques douleurs prémonitoires se font sentir, accompagnées d'écoulement de matières glaireuses.

Je vois seulement la malade à cinq heures du soir, les douleurs n'ont pas duré et ne se sont pas reproduites, de sorte qu'on ne m'a prévenu que dans l'après-midi. Je constate que l'enfant se présente en bonne position (OIGA), le col commence à s'effacer ; à huit heures les douleurs commencent, elles sont faibles et se succèdent à dix minutes d'intervalle.

Je revois la malade à neuf heures, je constate que le col commence à se dilater et présente un orifice grand comme une pièce de 1 franc. Pendant que j'achève les préparatifs nécessaires, je vois que les douleurs deviennent plus violentes, mais elles sont moins fréquentes, elles ne se présentent plus que toutes les quinze ou vingt minutes.

Je fais coucher la malade à dix heures et j'attends une contraction pour l'observer attentivement, je constate qu'elle est assez douloureuse. Je place alors une main sur le ventre et l'autre sur le front et les yeux de la malade, et je lui affirme qu'une nouvelle contraction surviendra dans trois minutes, mais que la contraction, tout en étant plus énergique, sera moins douloureuse. Comme elle se plaignait surtout auparavant de douleurs dans la région lombaire, je lui affirme que ces douleurs vont disparaître et qu'il n'y aura plus que de véritables contractions de la matrice, ayant un effet utile pour l'expulsion de l'enfant.

Au bout de trois minutes, je sens la contraction commencer sous ma main. La femme dit qu'elle sent la contraction mais qu'elle souffre beaucoup moins.

Je lui affirme encore que les contractions reviendront régulièrement toutes les trois minutes, jusqu'à ce qu'elle soit délivrée, et que les contractions ne lui feront plus de mal.

Dès ce moment, en effet, les contractions se succèdent toutes les trois minutes avec une précision remarquable. La femme pousse à ce moment quelques soupirs, comme ceux que l'on fait entendre après un effort que l'on vient de faire, mais elle dit qu'elle ne souffre plus.

Je fais l'expérience contraire et je m'éloigne d'elle pendant quelques instants, m'occupant dans une autre partie de la chambre. Les contractions reviennent régulièrement toutes les trois minutes, mais la malade se plaint alors beaucoup de ressentir de vives douleurs à chaque contraction. Au bout de peu de temps elle me rappelle près d'elle, me disant spontanément que je la soulage beaucoup quand je place la main sur ses yeux et me suppliant de recommencer.

Les contractions n'ont pas cessé de reparaître toutes les trois minutes, et à onze heures l'accouchement était terminé. Dans les dernières douleurs, au nombre de deux ou trois, l'anesthésie n'était pas complète et la patiente se plaignait un peu ; mais ses souffrances et ses plaintes étaient bien loin de ce que l'on observe habituellement, même chez les femmes qui ne sont pas primipares.

Je le répète, cette femme n'avait jamais été hypnotisée, et en réalité elle n'a pas été endormie un seul instant.

En résumé, voilà une primipare dont les douleurs ont commencé à huit heures du soir, d'abord espacées et irrégulières ; puis brusquement après la suggestion, les contractions ont pris une régularité presque mathématique, en se succédant toutes les trois minutes, et en même temps elles sont devenues indolores, au point que la femme réclame elle-même l'intervention du procédé quand on cesse de l'employer. L'accouchement était terminé en trois heures, et les suites en ont été des plus normales.

Le second exemple que je donnerai a trait à une multipare. Mme X... a déjà eu six enfants, il y avait eu un intervalle de dix-huit mois environ entre chacun de ses premiers accouchements, mais entre le dernier et celui dont il est question ici il s'était écoulé trois ans. Cette septième grossesse avait été pour elle une surprise plutôt désagréable ; aussi elle avait des idées noires ; quoique sa santé se soit maintenue tout le temps excellente, elle se figurait à l'avance que l'accouchement serait difficile, qu'il y aurait des complications.

Les accouchements précédents se sont toujours bien passés, sans la moindre complication. Au point de vue de la durée du travail et de l'intensité des douleurs, elle présente un type absolument normal.

Je suis appelé près d'elle vers midi, il y avait eu quelques petites douleurs dans la matinée ; je constate que le col est mou, commence à s'effacer, mais il ne se dilate pas encore ; du reste les douleurs ont complètement cessé.

Je reviens vers quatre heures, les douleurs viennent de la reprendre, elle se plaint vivement, mais les contractions sont très espacées et irrégulières ; je compte des intervalles de quinze à vingt minutes pendant que je fais les préparatifs nécessaires.

La patiente se couche à cinq heures et demie, et je me mets en devoir d'employer le procédé que je veux expérimenter à son insu, et sans que personne autour d'elle en soit prévenu. Je lui applique une main sur les yeux et l'autre sur le ventre, et je lui affirme que les contractions vont se régulariser en devenant plus fréquentes, qu'elles se produiront exactement toutes les cinq minutes, mais qu'en même temps elles cesseront absolument d'être douloureuses. Je lui explique bien qu'elle sentira des contractions, qui produiront un travail utile pour faire descendre l'enfant, mais que cette contraction ne sera nullement pénible et ne s'accompagnera d'aucune douleur.

Les contractions reviennent alors toutes les cinq minutes, et je pus observer cette femme, plutôt pusillanime et craintive, qui causait dans l'intervalle d'une façon très calme, puis, lorsque la contraction commençait, elle cessait de parler, semblait donner elle-même un effort, mais ne proférait aucune plainte et paraissait aussi calme et paisible que dans les autres moments.

Je fis encore cette fois la contre-expérience, en laissant se produire quelques contractions sans intervenir par la suggestion et sans provoquer d'anesthésie. La scène changea brusquement, la patiente se mit à gémir et à se plaindre, puis, me disant que tout à l'heure elle n'avait pas de douleurs, elle me demanda si je ne pourrais pas employer encore le même moyen pour l'empêcher de souffrir. Trouvant l'expérience suffisante je me rendis immédiatement à son désir, et je l'insensibilisai dès ce moment à chaque contraction jusqu'à la fin de l'acccouchement. La suggestion était d'une efficacité telle, que, au moment du passage de la tête à la vulve, elle disait avec calme qu'elle sentait très bien les lèvres s'écarter mais qu'elle n'éprouvait presque aucune souffrance. A ce moment, lorsque je voyais la contraction se faire d'une manière trop violente, je lui disais de la maîtriser et de la modérer, et on la voyait aussitôt se ralentir.

L'accouchement fut terminé à sept heures, le travail avait donc été véritablement actif environ pendant trois heures.

Quelques instants après la délivrance, il y eut un commencement d'hémorragie, je suggérai la contraction de la matrice de la même façon que j'avais suggéré l'anesthésie, et l'hémorragie s'arrêta sans l'administration d'aucun médicament.

L'intérêt principal de cette observation résidait dans la comparaison que la malade elle-même pouvait faire entre cet accouchement et les précédents, qui avaient eu lieu sans anesthésie.

Je l'interrogeai à ce sujet peu de temps après l'accouchement et je renouvelai mon interrogation plusieurs jours après, lorsqu'elle avait eu le temps de bien y réfléchir. Sa réponse fut chaque fois bien catégorique, elle m'affirma qu'il n'y avait pas de comparaison à établir, au point de vue de la douleur, entre ce dernier et les précédents. Ils avaient lieu toujours à peu près avec la même rapidité, mais elle souffrait beaucoup, me disait-elle, tandis que cette fois-ci ce qu'elle avait souffert était tout à fait insignifiant, et elle faisait allusion aux douleurs avant l'application de l'anesthésie et avant mon arrivée. J'ajouterai que la femme qui lui donnait des soins, et qui avait assisté aussi à ses autres accouchements, faisait aussi la remarque qu'elle ne l'avait jamais vue si calme et témoignant si peu de douleurs.

J'en arrive à ma troisième observation. Il s'agissait ici d'une jeune femme qui avait eu un premier accouchement sept ans auparavant. Depuis, aucune autre grossesse, elle n'avait jamais été ni hypnotisée ni suggestionnée. Elle était arrivée à terme, lorsqu'on me fait appeler un soir vers onze heures et demie.

J'apprends en arrivant près d'elle qu'elle n'a rien ressenti dans la journée et s'est livrée à ses occupations habituelles ; à dix heures et demie, elle a été surprise par l'écoulement de liquide amniotique, depuis elle n'a éprouvé ni douleurs ni contractions.

Je la fais coucher à minuit vingt, et je constate une présentation de la tête en position normale, le col souple, mou, non effacé mais très dilatable. Je lui suggère alors que dans cinq minutes elle aura une contraction de la matrice sans douleur ; à minuit vingt-cinq je sens en effet, sous la main, la matrice se contracter légèrement et sans provoquer de douleur. Je lui suggère encore, pour dans cinq minutes, une contraction plus énergique ; celle-ci se produit en effet au moment fixé, mais la malade accuse une légère douleur lombaire. J'appelle toute son attention sur la dissociation de la contraction et de la douleur, et pendant un certain temps j'obtins ainsi toutes les cinq minutes des contractions non douloureuses.

Un peu plus tard, la malade veut se lever, je la laisse faire et je constate que, pendant tout ce temps, les contractions se présentent à intervalles irréguliers et de plus elles sont douloureuses.

Je finis par faire recoucher la patiente et je lui suggère encore des contractions toutes les cinq minutes. Pendant une heure et demie environ, j'ai tout le temps de constater que les contractions sont véritablement douloureuses et que la malade se plaint vivement quand je ne suis pas près d'elle. Au contraire quand je lui place la main sur les yeux et lui suggère l'anesthésie, elle ne dit rien et ne témoigne pas de douleur.

A 6 heures je termine l'accouchement par une application du forceps toute simple.

Il faut retenir de cette dernière observation que les contractions n'existaient pas avant mon arrivée, que je les ai peut-être provoquées par la suggestion, en tous cas régularisées et rappelées de cinq en cinq minutes à plusieurs reprises; mais ce qu'il y a principalement à constater, c'est que le phénomène douleur s'est toujours considérablement amoindri et presque toujours totalement aboli par la suggestion. La femme, interrogée par moi après l'accouchement, me dit n'avoir souvenir que de trois fortes douleurs avant l'application du forceps et alors que je ne l'insensibilisais pas. « Quand vous mettiez la main sur mes yeux, me dit-elle, la douleur cessait de suite totalement, ce que j'éprouvais alors ne me faisait pas de mal. »

En résumé, il résulte de ces observations (1) que la suggestion, telle que je l'ai appliquée, paraît bien s'être montrée efficace pour régulariser les contractions utérines. Je crois en effet

(1) Une quatrième observation s'est présentée depuis.

Il s'agit encore d'une primipare. Je suis appelé près d'elle à 7 heures du soir. Elle avait eu des douleurs vagues dans la journée, mais n'y avait pas attaché d'importance, car elle ne se croyait pas encore à terme. Le col n'était pas ouvert, la tête ne descendait pas encore. A 10 heures je la revois, les douleurs ont persité, elles commencent à augmenter mais ne sont pas encore régulières. Le col commence à se dilater. A minuit les contractions se régularisent et les douleurs ont augmenté beaucoup Je luis fais la suggestion d'analgésie.

A chaque contraction la malade m'appelle. Pendant la contraction, je lui demande : « Souffrez-vous ? » Elle me répond : « Non. »

On voit qu'elle fait des efforts, elle ne crie pas et ne se plaint pas. Après chaque contraction je lui demande : « Avez-vous souffert ? » elle me répond : « Non. »

Au moment du passage elle se plaint de douleur au périnée, mais dit qu'elle ne souffre pas d'ailleurs. Pour éviter une déchirure, je modère les contractions qu'elle arrête très bien quand je le lui dis et reprend quand je lui ordonne de faire un effort.

L'accouchement se termine à 2 heures. Il n'y a pas eu de déchirure, malgré l'étroitesse de la vulve.

Après l'accouchement, la patiente dit que le moment où elle a le plus souffert c'est entre dix heures et minuit, pendant mon absence. Ensuite, dit-elle, elle ne souffrait pas pendant les contractions, elle n'éprouvait qu'un peu de douleur après chaque contraction. Cette femme résume elle-même son impression en disant qu'elle n'a pas plus souffert qu'au moment de ses époques menstruelles.

qu'il est difficile d'admettre une simple coïncidence pour ce retour à un intervalle de temps fixé à l'avance et avec une régularité presque mathématique. Ce qui a été constaté surtout d'une manière irrécusable par le témoignage des patientes, c'est que le phénomène douleur a été très considérablement réduit, et, presque à chaque suggestion, totalement aboli. Dans aucune de ces observations, on n'a constaté les grandes douleurs qui sont la règle dans presque tous les accouchements. Quant aux phénomènes consécutifs ils ont toujours suivi une marche absolument normale, et, dans aucun cas, il ne s'est présenté la moindre complication.

J'ai constaté, dans chacun de ces cas, qu'il n'y a eu chez les femmes, après l'accouchement, ni énervement ni fatigue, et le repos qui suivait était calme, normal, éminemment réparateur et aussi exempt d'agitation que d'accablement.

Tels sont les résultats obtenus avec le procédé que j'ai employé.

Après que les autres modes d'analgésie hypnotique se sont montrés souvent insuffisants, et, dans la plupart des cas, pratiquement inapplicables, je pense que celui-ci pourra rendre de grands services. Le moment de l'accouchement, exempt des violentes douleurs qui en font habituellement un juste objet de crainte, ne sera presque plus pénible, cessera d'être redouté à l'avance, et ne laissera plus un souvenir de souffrances et de larmes.

Le manuel opératoire est des plus simples, il consiste uniquement à placer une des mains sur les yeux du sujet qui ferme spontanément les paupières sous cette légère pression. L'autre main est appliquée sur le ventre, et en même temps l'on fait une suggestion verbale douce, lente, persuasive, sans avoir l'air en quoi que ce soit d'imposer à la patiente une volonté ou une idée qui s'insinue doucement, qu'elle accepte, et qu'elle réalise sans se douter qu'elle est suggestionnée.

Je dis que ce procédé peut être aisément appliqué par tout médecin capable de faire un accouchement ; il suffit, en effet, de bien se rendre compte de la manière de faire, ou de l'avoir vu employer une fois pour être en état de l'utiliser, car il ne présente aucun des inconvénients des états profonds de l'hypnose.

Je ne prétends pas que l'on obtiendra toujours une analgésie absolue chez tous les sujets auxquels on appliquera ce procédé, mais je crois qu'on l'obtiendra dans la majorité des cas; j'affirme que toujours on pourra diminuer considérablement la souffrance, et que, s'il se présente quelques cas absolument réfractaires, ils seront tout à fait exceptionnels. Je répète que je n'ai pas choisi les sujets de mes observations, je les ai pris tout à fait au hasard et tels qu'ils se sont présentés successivement; ce que j'ai réalisé chez eux peut s'obtenir chez tous. Il peut certainement se présenter des circonstances, extérieures au sujet, qui soient défavorables à la réussite; mais, je crois qu'il appartient au médecin de prévoir ces circonstances, de les prévenir et d'en annuler les effets.

J'ajoute que, même dans les cas où le succès ne sera pas complet, il n'y aura aucun désagrément à craindre, ni pour le médecin ni pour la malade, car on n'aura pas promis d'avance à cette dernière de la faire accoucher sans douleur, et, quand bien même on n'aurait réussi qu'à diminuer quelque peu la somme de souffrance qu'elle devait éprouver, elle ne pourra que s'en montrer reconnaissante.

Le résultat à obtenir vaut la peine que les médecins s'en préoccupent et fassent quelque effort pour réussir tous à appliquer ce procédé. Ils ne doivent pas oublier que leur rôle n'est pas uniquement de soigner et de guérir, mais, plus souvent encore de soulager. Il ne suffit pas, dans les accouchements, de faire de l'antisepsie et de rester spectateur impassible des douleurs contre lesquels nous pouvons et nous devons lutter.

Nous devons donc chercher à appliquer et à propager cette méthode, dans laquelle nous trouverons un moyen d'employer utilement notre activité médicale et de soulager l'humanité.

De nombreuses observations ont été publiées depuis, en particulier, par le Dr Bourdon de Méru, le Dr Le Menant des Chesnais.

Voir aussi la guérison d'une attaque d'éclampsie par la suggestion, publiée dans la *Revue de l'Hypnotisme* en 1901 par le Dr Le Menant du Chesnais, vice-président de la Société Universelle d'Études Psychiques.

TABLEAU SYNOPTIQUE DU CHAPITRE XVII

Emploi de l'hypnotisme comme anesthésique dans les opérations.

- **Insensibilité obtenue par l'hypnotisme pour les opérations**
  - Braid.
  - Esdaile.
  - Azam.
  - Guérineau.
  - Miln Bramwell.
  - Observations personnelles.
- **Causes de la rareté de l'emploi de l'hypnotisme pour les opérations**
  - Opérateur
    - *Il faut un état profond d'hypnose.*
    - *Difficulté d'y arriver chez tous les malades.*
    - *Temps à y consacrer pour l'entraînement.*
    - *Nécessité d'un hypnotiseur de profession.*
  - Sujet
    - *Dérangement que cause la préparation.*
    - *Manque de confiance.*
    - *Ne craint pas la douleur d'avance. Illusion.*
- **Utilité de l'emploi de cette méthode**
  - Genres d'opérations
    - *Opérations courtes et superficielles.*
    - *Avulsions dentaires.*
    - *Opérations sur la face.*
    - *Toutes les petites opérations avec sujet prédisposé.*
  - Avantages
    - *Procédé sans danger.*
    - *L'entraînement est utile.*
    - *Aucune suite pénible ni désagréable.*

TABLEAU SYNOPTIQUE DU CHAPITRE XVII (*suite*)

Emploi de l'anesthésie hypnotique dans les accouchements.

L'anesthésie hypnotique est un procédé de choix pour les accouchements.

La période d'entraînement, facile à produire, est utile pour guérir bien des malaises.

Réfutation des objections
- La douleur n'est pas nécessaire.
- Contraction et douleur sont deux choses différentes. Indépendantes.
- L'accouchement n'est pas ralenti, les observations prouvent le contraire.
- Pas de conséquences à craindre, les suites sont meilleures

Avantages
- Pendant
  - Anesthésie obtenue rapidement, sans appareil.
  - Par l'accoucheur lui-même, sans aide.
  - Réveil facile entre chaque contraction.
  - Régularité des contractions obtenue par suggestion.
  - Pas d'épuisement des forces
    - *Par contractions et efforts inutiles.*
    - *Par la douleur.*
    - *Par l'énervement.*
- Après
  - Calme. Pas d'énervement.
  - Pas d'épuisement. Le repos n'est pas de l'accablement.
  - Action sur les contractions: prévient l'inertie et l'hémorragie.
  - Suites normales.
  - Pas de complications.

Utilité
- Suppression des malaises qui précèdent l'accouchement.
- L'accouchement n'est presque pas pénible.
- Ne sera pas redouté avant.
- Pas d'effets fâcheux de fatigue et d'énervement.
- Evite les déchirures par expulsion trop brusque.

CHAPITRE XVIII

INFLUENCE DE L'HYPNOTISME SUR LES ORGANES DE LA DIGESTION

L'hypnotisme peut agir de plusieurs façons sur les organes de la digestion. Cela ressort de ce que nous connaissons de l'action de l'hypnotisme sur toutes les fonctions qui dépendent du système nerveux.

Pour rétablir la fonction des organes digestifs, nous pouvons mettre en œuvre l'action de l'hypnotisme sur la sensibilité, son action sur la motricité et son action sur les sécrétions. Ces trois choses, en effet, entrent essentiellement en jeu dans l'acte de la digestion.

Dans les gastralgies, les douleurs intestinales, qui, assez fréquemment, sont simplement dues à une névralgie, la sensibilité seule entre en jeu, et nous n'avons qu'à agir par la suggestion pour diminuer cette sensibilité, la ramener à son état normal et supprimer ainsi la douleur.

Mais, en outre, la sensibilité entre encore pour une part considérable dans les autres troubles de la digestion, et, en particulier, dans ceux qui sont dus à des anomalies dans la sécrétion. On connaît, en effet, les douleurs très vives qui sont dues à l'hyperacidité du suc gastrique.

Ici encore, la suggestion intervient d'une manière très heureuse pour les malades, en calmant la douleur, et l'expérience nous montre qu'elle la fait disparaître instantanément.

La suggestion ne borne pas là son action, elle agit sur la sécrétion elle-même. Nous en avons la preuve dans ce fait que, par des suggestions suffisamment répétées, on peut arriver à empêcher cette douleur de se reproduire, en même temps qu'on rétablit la fonction digestive.

Dans certains cas, le flux intestinal rebelle est dû à une sécrétion anormale de l'intestin, tout autant qu'à des mouvements péristaltiques; ces derniers étant surtout le résultat de la sensibilité exagérée de l'intestin irrité par des aliments mal digérés.

Il faut bien admettre, dans les nombreux cas de ce genre dont nous constatons la guérison par la suggestion hypnotique, que celle-ci agit tout à la fois sur la fonction de sécrétion et sur la fonction motrice.

Un jour, une malade étrangère vint nous trouver; atteinte d'un flux intestinal, qui durait depuis longtemps et s'était montré rebelle à tous les traitements médicaux qu'elle avait employés en vain, elle avait reçu le conseil de s'adresser à l'hypnotisme.

Les suggestions qui lui furent faites eurent à la fois pour objet de modifier la sécrétion intestinale, de diminuer la sensibilité de la muqueuse, et de calmer les mouvements péristaltiques. En trois séances elle fut complètement guérie.

Quand il s'agit de vomissements les causes peuvent être multiples ; mais, puisque nous avons vu que la suggestion peut agir à la fois sur la sensibilité, sur les sécrétions et sur les mouvements, il est évident que, par l'hypnotisme, nous nous trouvons armés contre toutes les causes de vomissements dits incoercibles.

Bien souvent, la suggestion hypnotique a rendu de signalés services dans les vomissements incoercibles de la grossesse. Les succès, dans ces circonstances, sont d'autant plus importants que l'on sait que la vie de l'enfant et celle de la mère sont tout à la fois menacées par des vomissements qu'aucun moyen ne semble pouvoir arrêter.

Le dépérissement est quelquefois une menace si sérieuse et si grave que la question de l'avortement se présente comme le seul moyen d'enrayer le danger.

Dumontpallier, un des premiers, a signalé la possibilité de guérir les vomissements incoercibles de la grossesse par la suggestion.

Le Dr Paul Farez et le Dr Bérillon ont publié, dans la *Revue de l'Hypnotisme*, plusieurs cas du même genre traités avec succès.

Le D[r] Le Menant des Chesnais a publié, dans la *Revue de l'Hypnotisme* en 1904, une observation très complète et très intéressante du vertige de la locomotion avec vomissements, guéris par la suggestion hypnotique.

J'ai moi-même, récemment, communiqué à la Société d'hypnologie une observation de vomissements incoercibles, datant de trois ans, guéris par l'hypnotisme. Je citerai cette observation en entier car elle est démonstrative.

M. T..., âgé de 61 ans, m'est adressé par un confrère des environs pour des vomissements qui durent depuis trois ans. Comme renseignements, on ajoute que l'estomac ne présente pas de trace d'induration, que jamais le malade n'a vomi de sang ni de matières noires.

En interrogeant M. T..., j'apprends qu'il a commencé à éprouver des troubles digestifs à la suite de chagrins violents. Il a perdu plusieurs membres de sa famille dans l'espace de quelques mois, il en a été très affecté. Il s'y est joint du surmenage. M. T..., ayant dû, à la suite de ces deuils, se remettre aux affaires qu'il avait abandonnées. Il ne peut plus, depuis trois ans, me dit-il, digérer aucun aliment solide ni même demi-solide.

Quand il essaye de prendre quelque aliment de ce genre ou même des potages, il éprouve immédiatement de violentes douleurs à l'estomac et il vomit tout ce qu'il a absorbé.

Il peut boire du lait et avaler des œufs crus dans de l'eau ; c'est ainsi qu'il se nourrit depuis trois ans. A plusieurs reprises il a tenté de prendre d'autres aliments ; mais toujours sont survenus les violentes douleurs et les vomissements, de sorte qu'il n'est pas disposé à renouveler l'expérience.

Je constate que j'ai affaire à un tempérament très nerveux. Il ne présente cependant aucun symptôme d'hystérie ni de maladie nerveuse caractérisée. Je ne constate pas de troubles de la sensibilité ni des réflexes.

Son examen au moyen du sthénomètre me montre cependant un manque d'équilibre dans le fonctionnement du système nerveux, avec un affaiblissement considérable des forces nerveuses. Je constate qu'il est assez accessible à la suggestion.

J'endors le malade et je lui fais la suggestion de ne plus souffrir de l'estomac, de digérer les aliments que je lui prescrirai, de manger et de ne plus avoir de vomissements.

Pour renforcer la suggestion, en lui appliquant les doigts sur la région de l'estomac je lui fais ressentir de la chaleur et des contractions.

Je lui prescris alors de manger, dès le lendemain, des potages épais et quelques biscuits trempés dans du vin.

M. T..., revint quelques jours après cette première séance, et me dit qu'à son grand étonnement il a en effet mangé chaque jour des soupes et des biscuits ; qu'il n'en a nullement été incommodé et n'a plus eu de vomissements.

Dans une seconde séance, je lui suggère de manger, outre des potages, des pommes de terre, des légumes. Le résultat est le même, tous les aliments suggérés sont parfaitement digérés.

Je ramène ainsi progressivement le malade à une alimentation normale. Il constate qu'il reprend ses forces, et se trouve très satisfait d'une guérison qu'il avait en vain cherchée pendant trois ans par tous les traitements internes.

Entre temps, je constate, au moyen du sthénomètre, le retour des forces nerveuses à l'équilibre normal, ce qui me permet d'affirmer que la guérison sera complète et définitive.

Cette observation attire notre attention sur deux points, utiles à retenir pour la pratique de l'hypnotisme thérapeutique :

1° L'utilité de renforcer une suggestion thérapeutique par une suggestion expérimentale immédiatement sensible pour le malade. Si j'avais simplement suggéré à mon malade de ne plus avoir de douleurs d'estomac et de ne plus vomir, je me serais exposé à un échec. Le malade ne connaissant pas la puissance de la suggestion hypnotique, pouvait ne pas en comprendre la portée et ne pas la réaliser.

Au contraire, par un attouchement sensible, je lui suggère une sensation de chaleur, phénomène de sensibilité, et une sensation de contraction, phénomène moteur. Il ressent, en effet ,ces deux impressions, sous l'influence de la suggestion faite avec insistance.

Dès lors, il est convaincu du pouvoir de la suggestion; il comprend que la suggestion peut faire cesser ses douleurs et modifier les contractions qui l'empêchaient de digérer et le faisaient vomir; il réalise la suggestion.

2° Le second point nous montre chez ce malade l'absence de symptômes d'hystérie et de troubles nerveux constatables.

Comment, dès lors, poser notre diagnostic de vomissements dus à des troubles des centres nerveux et non à une maladie de l'estomac, lésion organique ou affection de la muqueuse, défaut dans les sécrétions normales. L'examen du système nerveux du malade au moyen du sthénomètre se montre, dans ce cas, de la plus grande utilité. Il permet de constater l'existence des troubles nerveux qui ne se manifestent pas par d'autres symptômes. Ainsi, grâce aux indications données par le sthénomètre, au début et dans le cours du traitement, nous pouvons faire le diagnostic et le pronostic de la maladie.

TABLEAU SYNOPTIQUE DU CHAPITRE XVIII

Action de l'hypnotisme sur les organes de la digestion.

ALIMENTATION	Augmentation de l'appétit. Régularisation de l'appétit. Disparition du dégoût pour les aliments. Eloignement pour les aliments nuisibles. Recherche des aliments favorables.
DIGESTION	Régularisation des contractions de l'estomac. Régularisation des sécrétions gastriques. Suppression des nausées. Guérison des vomissements incoercibles. Suppression des douleurs gastriques. Régularisation des contractions intestinales. Action sur le foie. Action sur les sécrétions intestinales. Suppression des coliques. Guérison de la constipation. Guérison des dérangements intestinaux.
NUTRITION	Utilisation des aliments. Assimilation plus parfaite. Suppression de la transformation adipeuse. Diminution du tissu adipeux. Guérison de l'obésité. Amaigrissement. Augmentation du tissu musculaire. Augmentation de poids.

CHAPITRE XIX

INFLUENCE DE L'HYPNOTISME SUR LA CIRCULATION, LES MOUVEMENTS DU CŒUR, LA MENSTRUATION, ETC.

Depuis longtemps, le Dr Bérillon a démontré l'influence de l'hypnotisme sur la circulation. Une de ses malades présentait des troubles nerveux, surtout caractérisés par une dyspnée intense, des palpitations, de l'irrégularité très marquée du pouls et un tremblement incessant des membres du côté gauche. La seule apparition du sommeil, provoqué par la suggestion de dormir, suffisait pour régulariser les fonctions troublées.

Dès qu'elle était hypnotisée, on constatait que le pouls se régularisait, que le choc et les vibrations cardiaques s'atténuaient, et que la respiration, cessant d'être pénible, reprenait son rythme normal. En même temps, le tremblement s'arrêtait instantanément dès l'apparition de l'état d'hypnose.

Les tracés, pris par le Dr Bérillon, lui ont permis de déduire de cette observation les conclusions générales suivantes :

« La régularisation des mouvements respiratoires, du pouls et des mouvements cardiaques, survient sous l'influence du sommeil provoqué, à l'exclusion de toute suggestion directe.

« Cette régularisation constitue une démonstration frappante de la valeur thérapeutique du sommeil provoqué indépendamment de toute suggestion. »

Voulant aller plus loin dans cette voie, je me suis demandé s'il ne serait pas possible d'arriver, par la suggestion hypnotique, à modifier les battements du cœur, non seulement les régulariser, mais les modérer ou les accélérer à volonté; de façon à obtenir par la suggestion une action thérapeutique directe, efficace dans tous les troubles circulatoires.

Nous avons donc, dans ce but, institué des expériences qui ont été conduites de la manière suivante :

Un jeune homme, qui se prêtait bénévolement à notre expérimentation, fut d'abord entraîné à la suggestion hypnotique par un de nos collaborateurs, M. Douchez. Au bout de peu de temps, M. Douchez put se rendre compte, en prenant le nombre de pulsations du sujet avec une montre à secondes, que la suggestion arrivait à accélérer considérablement les battements artériels chez son sujet hypnotisé.

Ayant constaté à l'état normal 70 pulsations à la minute, après une suggestion d'accélération des battements du cœur, on constatait que le nombre de pulsations s'était élevé de 70 à 120 ou même, dans certains cas, à 130 par minute.

Pour rendre ce phénomène plus sensible, nous avons organisé des expériences, dans lesquelles nous avons pris le tracé des pulsations artérielles au moyen du sphygmographe de Marey.

Tout d'abord, le sujet étant endormi, nous avons pris son pouls normal qui nous donna le tracé figure 36.

Sans éveiller le sujet, on lui fait la suggestion de l'accélération des battements du cœur, et le tracé sphygmographique nous donne le tracé figure 37.

En troisième lieu, afin de bien constater qu'il ne s'agissait pas d'une accélération due à une émotion, et afin de prouver que la suggestion pouvait aussi bien agir en sens inverse, nous avons suggéré le ralentissement des mouvements du cœur, et le tracé figure 38 fut obtenu immédiatement.

Enfin, dans une dernière expérience, le sujet étant hypnotisé, sans déplacer l'appareil, ainsi que le montre la continuité du tracé de la figure 39, on prit d'abord le tracé de son pouls normal, puis on lui suggéra l'accélération et, sans interruption, le ralentissement des battements du cœur, ce qui nous donna, ainsi que le montre la figure, une succession ininterrompue de tracés, dont la comparaison nous offre une image excessivement frappante des modifications apportées par la suggestion aux mouvements du cœur.

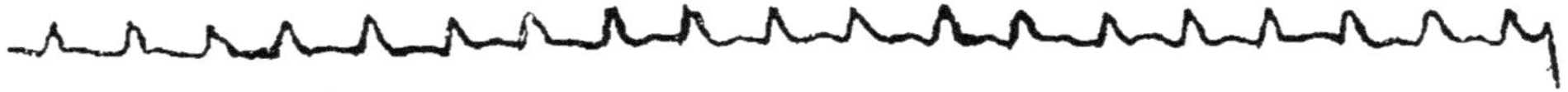

Fig. 36. — Tracé du pouls normal.

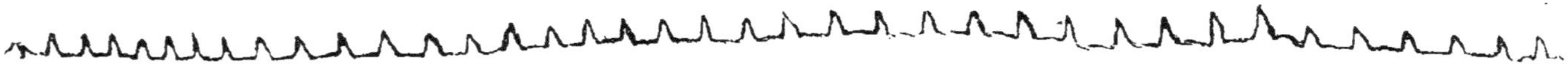

Fig. 37. — Tracé montrant l'accélération des battements du cœur, sous l'influence de la suggestion.

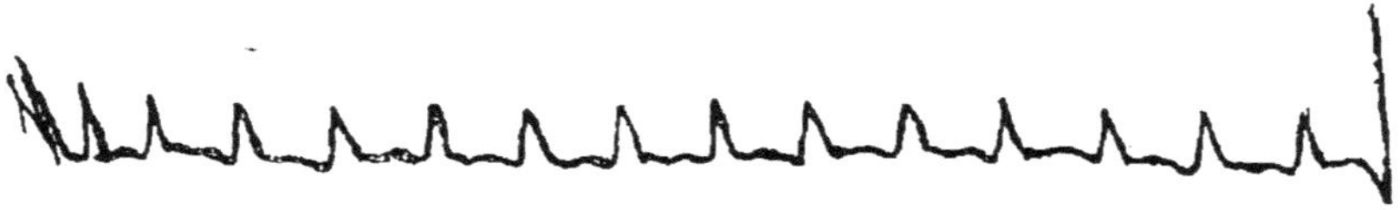

Fig. 38. — Montrant le ralentissement des battements du cœur, sous l'influence de la suggestion.

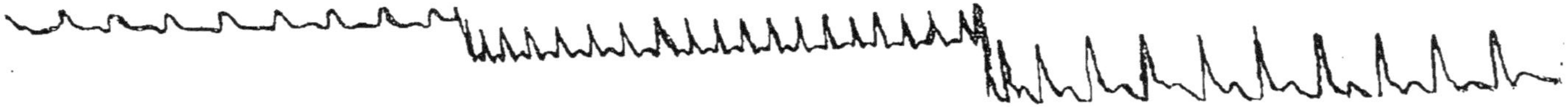

Fig. 39. — Tracé montrant les états successifs des battements du cœur, sous l'influence de la suggestion.

Ces résultats ont un intérêt considérable, non seulement au point de vue expérimental, mais aussi au point de vue pratique. Ils nous montrent, en effet, que la suggestion hypnotique peut être appliquée utilement au traitement de la plupart des affections dues à des troubles circulatoires, puisque son action peut s'exercer directement sur l'organe central de la circulation.

Nous avons déjà vu comment on peut, par la suggestion hypnotique, provoquer l'hyperémie, la congestion, et même des hémorragies dans un point déterminé à volonté. Il était facile d'en conclure que l'on pourrait utiliser ce moyen pour agir sur les congestions normales, par exemple, pour régulariser le flux menstruel, diminué ou augmenté par une cause morbide.

En effet, un certain nombre de femmes aménorrhéiques ont été guéries à l'aide de ce seul procédé.

Quelques observations nous montreront, mieux que le raisonnement, l'efficacité du traitement.

Une jeune fille anémique et névropathe était atteinte de névralgies du ventre, de la tête, du cou, et n'avait pas eu ses règles depuis trois mois. Tous les moyens habituels ayant été employés sans résultat, j'eus l'idée de recourir à la suggestion hypnotique.

Le 18 mars, le sommeil ayant été facilement obtenu, il lui fut suggéré, pendant qu'elle était en état somnambulique, d'avoir ses règles le 22 au soir. Les règles apparurent exactement à cette époque. Le 23, pendant un nouveau sommeil, il lui fut suggéré d'avoir ses règles jusqu'au 25 au soir, ce qui eut lieu.

Le retour des règles devant se produire vers le 17 avril, le 9 avril il lui fut suggéré, pendant le sommeil hypnotique, d'avoir ses règles du 16 au 19 au soir. Il en arriva ainsi que cela avait été suggéré.

Une autre malade avait, au contraire, au moment de ses époques menstruelles, des hémorragies abondantes, qui duraient huit jours au moins, et l'affaiblissaient à tel point qu'elle était obligée de rester couchée pendant toute cette période et encore quelques jours après. De plus, elle souffrait considérablement avant et pendant les premiers jours.

Le 1er décembre, je lui suggérai que ses règles arriveraient le 5 au matin, qu'elles dureraient exactement quatre jours, que pendant ces quatre jours elle ne perdrait pas trop abondamment, que tout serait terminé le 9 au matin. Enfin, j'ajoutai qu'elle ne souffrirait aucunement, ni avant, ni pendant, qu'elle ne serait pas affaiblie et pourrait chaque jour se lever comme d'ordinaire.

La malade qui, à son réveil, ne gardait aucun souvenir des suggestions qui lui avaient été faites dans l'état hypnotique, fut très étonnée de voir ses règles revenir sans aucune douleur, et encore plus surprise de se trouver chaque jour la force de se lever et de vaquer à ses occupations. Elles durèrent exactement les quatre jours, comme la suggestion avait été donnée, et la malade ne fut pas obligée de rester couchée un seul jour.

La suggestion agit aussi sur les organes de sécrétion, et nous devons rapprocher de ces exemples, l'action que nous pouvons en obtenir dans la sécrétion lactée.

Bien des fois, chez des jeunes femmes qui voudraient nourrir leur enfant, il est possible d'augmenter la sécrétion du lait par la suggestion faite pendant le sommeil hypnotique, et de remédier ainsi à une quantité de lait primitivement insuffisante.

Inversement, au moment du sevrage, il nous a été facile de diminuer progressivement, et enfin de supprimer la sécrétion du lait, par la suggestion hypnotique. Ce procédé est utile à connaître, dans certains cas où il permet d'éviter l'emploi de médicaments, dont l'action est toujours plus ou moins nuisible et quelquefois lente à produire son effet.

La dépopulation, dont les économistes ne cessent, avec beaucoup de raison, de nous faire entrevoir le péril, reconnaît un grand nombre de causes. Parmi ces causes une des plus importantes est certainement la stérilité. Il serait facile de le prouver, mais je ne veux ici démontrer sa fréquence que par cet argument, qu'il n'est certainement personne qui, dans son entourage, ne connaisse plusieurs ménages sans enfants, dans lesquels le désir sincère d'en avoir existe pourtant réellement.

Or, la stérilité peut être réelle ou apparente. Nous qualifierons de réelle, celle qui est due à quelque anomalie anatomique ou à quelque lésion permanente.

Au contraire, la stérilité apparente peut reconnaître aussi plusieurs causes, mais celles-ci sont essentiellement fonctionnelles, absolument curables, et, comme nous allons le voir, justiciables du traitement hypnotique.

En effet, ces causes de la stérilité apparente sont ou des troubles de la circulation, ou des troubles de l'innervation. Que ces troubles soient curables, nous en avons la preuve par ces exemples, peu fréquents, mais suffisants cependant, de guérison spontanée ; dans lesquels on voit, dans certains ménages, un enfant naître après plus ou moins d'années. Cet événement est dû évidemment à une modification qui s'est produite dans l'organisme des parents, sous l'influence de causes que nous n'avons pas reconnues.

J'ai dit que ces troubles fonctionnels sont justiciables du traitement hypnotique.

Lorsque ce sont des troubles circulatoires, nous ne pouvons plus en douter, puisque nous avons vu plus haut l'action efficace de la suggestion, tout à la fois sur la circulation centrale et sur celle de tous les organes en particulier. Du reste, des observations du Dr Auguste Voisin, du Dr Liébeault et de nombreux cas que nous avons vus nous-mêmes, fournissent la preuve expérimentale de ce que nous avons annoncé et des résultats curatifs que l'on peut attendre de l'hypnose dans des cas qui doivent être considérés et traités comme de véritables maladies.

Les cas de stérilité, dus à l'innervation, sont jusqu'ici beaucoup moins connus, et, par conséquent, moins souvent traités comme ils devraient l'être.

Ces troubles de l'innervation peuvent exister soit chez l'homme, soit chez la femme ; les uns comme les autres peuvent être guéris par la suggestion hypnotique.

Chez l'homme, ces troubles sont plus rares, cependant il en existe un certain nombre d'observations, et nous en avons traité nous-mêmes avec succès.

Beaucoup plus fréquemment, c'est chez la femme qu'existent les troubles de l'innervation qui sont la cause de la stérilité. Quelquefois, ce sont des troubles dans l'équilibre général du système nerveux; alors l'examen de la force nerveuse au moyen du sthénomètre nous permet d'en faire rapidement le diagnostic, et nous indique le mode de traitement hypnotique qui doit y être appliqué.

D'autres fois, ces troubles de l'innervation sont partiels et localisés dans quelques centres nerveux. Un nombre suffisant d'observations nous montrent l'efficacité du traitement hypnotique dans ces cas, qui jusqu'ici étaient trop considérés comme incurables, souvent abandonnés par les médecins, et parfois traités par des empiriques d'une façon aussi irrationnelle que dangereuse.

Nous ne nous étendrons pas davantage ici sur cette question, que nous devions signaler en passant, mais que la destinée de cet ouvrage nous oblige à résumer, nous la traiterons ailleurs d'une façon plus complète.

Si, comme le démontrent d'une façon indiscutable les observations de M. A. Voisin, on trouve dans l'hypnotisme un moyen de guérir certaines formes de folie, à plus forte raison, lorsqu'il s'agira seulement d'une anomalie partielle dans le fonctionnement cérébral, d'habitudes vicieuses, ou de modifications de caractère, trouvera-t-on dans ce moyen un modificateur puissant et un agent moralisateur de la plus grande efficacité.

On peut rapprocher de ces cas les nombreux exemples d'incontinence d'urine guéris par la suggestion hypnotique. Toutefois, il ne faut pas oublier que ces cas d'incontinence d'urine peuvent se rapporter à différentes causes, également justiciables de l'hypnotisme. Quelques-uns, par exemple, peuvent être considérés comme le résultat d'une habitude vicieuse; d'autres, comme une manifestation musculaire de l'hystérie : parésie du sphincter vésical, ou contracture du tissu musculaire de la vessie.

Un jour, on m'amenait des environs de Valenciennes un jeune garçon de douze ans, qui, depuis son enfance, n'avait jamais cessé d'uriner au lit presque toutes les nuits. Cette infirmité faisait le désespoir de ses parents, qui, à cause de cela, n'avaient jamais pu le mettre en pension. On avait essayé tous les moyens pour lui faire perdre cette habitude, les punitions, les menaces et les promesses avaient été sans résultat, c'était bien pendant son sommeil et à son insu que l'accident lui arrivait. On l'avait alors conduit à plusieurs médecins, qui avaient essayé les médications employées en pareil cas, mais toujours avec le même insuccès.

Après avoir examiné le petit malade et constaté chez lui un nervosisme accusé, je pus promettre aux parents qu'il serait radicalement guéri au bout de quelques semaines. J'étais obligé de demander un temps assez long pour arriver au résultat promis, parce que les parents, qui habitaient une localité assez éloignée, ne pouvaient me l'amener que tous les huit jours.

J'endormis très facilement mon sujet en lui faisant regarder un objet brillant placé entre les deux yeux. Dans cette première séance, je lui fis la suggestion qu'il n'urinerait pas au lit pendant les deux nuits suivantes ; je lui recommandai d'uriner avant de se coucher et de s'endormir, sans s'éveiller de toute la nuit, lui affirmant qu'il n'éprouverait pas le besoin d'uriner et qu'il n'urinerait pas.

Quand on me le ramena huit jours après, le résultat avait été excellent : l'enfant n'avait pas mouillé son lit pendant les deux nuits indiquées par la suggestion ; plus tard l'habitude était revenue.

Je l'endormis de la même façon, et lui fis la même suggestion pour quatre jours.

Le succès fut aussi complet : aussi je n'hésitai plus, dans la troisième séance, à lui faire la suggestion pour la semaine entière.

La suggestion fut accomplie de point en point ; mais il se plaignit la fois suivante d'avoir eu, dans le courant de la semaine, des maux de tête violents et plusieurs saignements de nez.

Par une nouvelle suggestion ajoutée à la première, je le débarrassai de ces deux inconvénients.

Je le fis revenir une couple de fois à quinze jours d'intervalle, puis à un mois de distance, en lui répétant la suggestion pour tout le temps qui séparait chaque séance.

La guérison était désormais assurée et je pus autoriser ses parents à le mettre en pension. Plusieurs mois après je recevais de ses nouvelles ; il n'avait plus jamais uriné au lit, et ses parents étaient enchantés de voir leur fils aussi facilement et radicalement guéri d'une affection qui, pendant dix ans, avait résisté à toute sorte de traitements aussi pénibles que dispendieux.

Comme exemple d'un autre genre, nous citerons le fait d'une guérison par suggestion d'une habitude vicieuse datant de dix ans, rapporté par M. Bérillon.

Un enfant (1) de onze ans avait contracté en nourrice, vers l'âge d'un an, l'habitude de tenir constamment dans la bouche deux doigts de la main gauche, l'index et le médius. Depuis lors, le soir, dès qu'il était dans son lit, il commençait à sucer ses doigts et ne pouvait s'endormir sans les tenir dans sa bouche. Il lui arrivait souvent aussi de le faire dans la journée. Seule, une occupation nécessitant l'emploi des deux mains, interrompait cette succion.

Tout fut mis en œuvre pour le guérir de cette habitude vicieuse, mais en vain. La grand'mère ayant amené cet enfant à la consultation de M. Bérillon, pour le prier de tenter la guérison de cette habitude à laquelle elle attribuait divers troubles digestifs auxquels il était sujet, notre confrère le fit asseoir dans un fauteuil et tenta immédiatement de l'hypnotiser par fixation d'un objet brillant et par suggestion du sommeil. Au bout de quelques minutes, ses yeux se fermaient, ses membres étaient en résolution, les mouvements réflexes étaient abolis. Bien que le sommeil fût superficiel, M. Bérillon en profita néanmoins pour faire la suggestion verbale de s'endormir, dès le soir même et les jours suivants, sans mettre ses doigts dans la bouche. L'injonction fut répétée d'une façon formelle, à trois reprises. Après cinq minutes de sommeil, M. Bérillon réveilla l'enfant et lui demanda s'il se souvenait de ce qui venait de se passer. Il répondit qu'il s'était senti engourdi et sans volonté.

(1) Voir *Précis théorique et pratique de Neurohypnologie.*

Dès le lendemain, les parents prévinrent notre confrère que, à leur grand étonnement, l'enfant avait obéi à la suggestion et qu'il s'était endormi comme cela lui avait été ordonné. Il avait bien eu une légère tentation de mettre comme à l'ordinaire ses doigts dans sa bouche, mais il avait eu la force d'y résister. Il en fut de même la nuit suivante. Seulement, dans la matinée du jour d'après, il sentit renaître plus vivement l'idée de sa mauvaise habitude sans cependant la mettre à exécution.

Ramené de nouveau chez M. Bérillon, celui-ci procéda à une nouvelle hypnotisation, qui fut plus facile et plus profonde que la première. Le sommeil obtenu, la même suggestion fut faite à haute voix et répétée à plusieurs reprises.

Le soir, l'enfant se coucha et s'endormit sans penser à sucer ses doigts, et depuis lors il n'a plus cédé à cette habitude invétérée. Il dort maintenant plus facilement qu'autrefois, et les troubles gastriques qu'il éprouvait ont cessé. La guérison s'est maintenue.

L'onycophagie, ou habitude de se ronger les ongles, est, on le sait, très fréquente chez les enfants ; un certain nombre de personnes ont même conservé cette habitude toute leur vie sans pouvoir s'en défaire. La suggestion hypnotique est vraiment le seul moyen qui permet d'en débarrasser sûrement ceux qui en sont atteints.

Un jour, un monsieur qui avait toujours conservé cette habitude, malgré tous ses efforts, et qui désirait vivement s'en guérir, me demanda de le suggestionner dans ce but.

L'ayant mis dans un état d'hypnose superficiel, je commençai par lui créer le cran d'arrêt psychique, et cette suggestion eut un effet complet.

Chaque fois que, distrait par un travail quelconque, il se disposait à porter les doigts à la bouche, sans s'en apercevoir, son bras se contracturait, comme le montre la figure 40 et il lui était impossible d'aller plus loin.

Mais j'avais remarqué que, ainsi que cela arrive très souvent, ce monsieur se donnait à lui-même un prétexte pour se ronger les ongles. Ses ongles étaient très friables et par conséquent fréquemment fendus et cassés ; c'était, disait-il, pour les égaliser en les coupant avec les dents qu'il les portait à la bouche.

Il fallait absolument, pour le guérir sûrement de cette habitude, lui enlever même ce prétexte. Je lui fis donc la suggestion que, pendant six mois, non seulement il ne se rongerait plus les ongles, mais que ceux-ci allaient repousser plus durs, plus épais, plus solides qu'auparavant et n'auraient plus, par conséquent, aucune tendance à se casser.

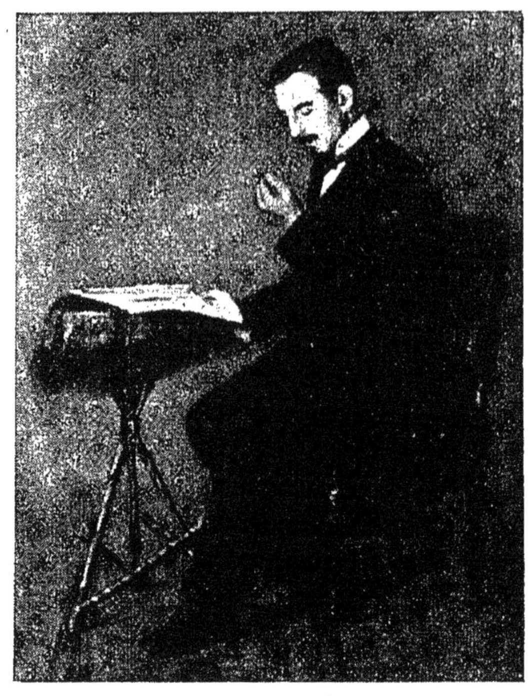

Fig. 40. — Le sujet, voulant porter les ongles à la bouche, éprouve la résistance due au cran d'arrêt psychique, il domine ainsi l'impulsion habituelle.

Mon client, qui habitait au loin, repartit au bout de quelques jours.

Je le revis l'année suivante, il ne s'était plus jamais rongé les ongles et n'éprouvait aucune envie de le faire, et il était enchanté de s'être débarrassé aussi rapidement d'une habitude invétérée, contre laquelle il avait longtemps lutté en vain.

Mais, ce qu'il y eut de plus curieux dans son observation, c'est qu'il reconnut que ses ongles avaient repoussé, plus durs et plus solides qu'auparavant, n'ayant aucune tendance à se casser, et cela exactement pendant six mois, comme il lui avait été suggéré. Après cette période, me disait-il, les ongles étaient redevenus tels qu'ils étaient autrefois, mais il n'avait plus aucune tendance à les porter à la bouche.

Cette observation nous montre donc, non seulement le résultat favorable que l'on peut obtenir de la suggestion pour guérir une habitude invétérée ; mais elle nous prouve aussi l'action que peut produire la suggestion hynoptique sur le développement de cellules organiques comme celles qui constituent le tissu de l'ongle.

Cette action a déjà bien des fois été utilisée avec succès, pour la guérison des verrues et d'un certain nombre d'affections de la peau, mais la démonstration expérimentale n'en était pas moins intéressante à faire.

TABLEAU SYNOPTIQUE DU CHAPITRE XIX

Action de l'hypnotisme sur le cœur, la circulation, les sécrétions.

Influence de l'hypnotisme sur la circulation	CENTRALE	Les tracés démontrent que l'hypnotisme peut :	*Ralentir les mouvements du cœur.* *Accélérer les mouvements du cœur.* *Régulariser les mouvements du cœur.*
	PÉRIPHÉRIQUE	L'hypnotisme peut :	*Provoquer la contraction ou la dilatation des vaisseaux.* *Augmenter ou diminuer les congestions organiques locales.* *Provoquer les hémorragies normales (menstruation).* *Diminuer les hémorragies (dysménorrhée).*
Influence de l'hypnotisme sur les organes de sécrétion	LACTATION	Augmenter. Arrêter.	
	SUDATION	Provoquer. Diminuer.	
	SÉCRÉTION URINAIRE	Guérison de l'incontinence nocturne d'urine.	
Traitement de la stérilité par l'hypnotisme	STÉRILITÉ DUE A	Troubles de circulation. Troubles de sécrétion. Troubles nerveux : *Psychiques. Sensibilité. Motricité.* Troubles musculaires.	Tous ces troubles sont justiciables de l'Hypnotisme.

CHAPITRE XX

TRAITEMENT DE L'ALCOOLISME PAR LA SUGGESTION HYPNOTIQUE

L'alcoolisme est un des plus grands fléaux de notre époque. Il n'est aucune maladie, aucune épidémie qui fasse autant de victimes; la guerre elle-même fait de moins grands ravages dans les rangs de l'humanité.

Il ne faudrait pas croire que l'alcool n'exerce ses ravages que dans la population ouvrière. Il est bien peu de maisons, bien peu d'individus, qui ne soient exposés à en éprouver quelque dommage.

On est facilement taxé d'exagération, quand on montre les dangers de l'usage, même modéré, de l'alcool. Aussi, plutôt que de tenter ici une démonstration physiologique, je citerai un certain nombre de faits, estimant que les faits frapperont plus vivement l'imagination que les raisonnements scientifiques les plus irrécusables.

L'abus de l'alcool mène d'une façon infaillible à une mort prématurée :

Par le suicide d'abord.

Dans la statistique des suicides d'une année, outre ceux qui ont l'ivresse pour cause immédiate, on en trouve un nombre bien plus grand encore dans lesquels l'alcoolisme peut être reconnu, d'une façon absolument certaine, comme cause unique déterminante.

Les cancers de l'estomac, la cirrhose du foie, les néphrites ou inflammations des reins sont, presque toujours, dues à l'usage prolongé de l'alcool.

Je ne parle pas ici seulement des ivrognes de profession, pas même de ces gens qui s'enivrent de temps en temps : mais bien des personnes qui font un usage quotidien de l'alcool, d'une façon qu'ils croient absolument modérée.

Retenez bien que beaucoup d'alcooliques ne se sont pas enivrés une seule fois dans leur vie.

Outre ces maladies dont nous venons de parler, l'alcool agit d'une façon particulière sur les vaisseaux sanguins. Il les incruste, pour ainsi dire, de sels calcaires, comme font les eaux de certaines sources dans les tuyaux de nos machines industrielles. Il en résulte que les artères, qui doivent être des conduits mous et flexibles, deviennent, au contraire, jusqu'à un certain point, rigides, cassants et friables. De là une nouvelle cause de mort imminente et très fréquente chez les alcooliques. Sous l'influence d'une cause banale et insignifiante, l'un des vaisseaux du cerveau vient à se briser, et la mort en résulte par une hémorragie cérébrale.

Vous parlerai-je des maladies plus éloignées et de plus longue durée. La paralysie générale, la folie, reconnaissent presque toujours pour cause l'alcoolisme.

Si nous voulons rechercher seulement l'influence qu'exercent les lésions alcooliques sur la santé journalière des adultes, nous trouvons des renseignements très intéressants dans une statistique publiée par le Dr Drysdal, de Londres. Cette statistique porte sur le nombre de semaines, durant lesquelles des ouvriers, appartenant à des sociétés de secours mutuels, furent en proie à la maladie. Les résultats de cette étude prouvent que le nombre des semaines de maladies variait très sensiblement, suivant que les membres affiliés à ces sociétés s'adonnaient ou non à l'alcool.

En effet, tandis que la statistique ne relève qu'une moyenne de sept semaines de maladie pour les abstinents, elle en accuse vingt-six, durant le même laps de temps, pour ceux des membres de la société usant de boissons alcooliques. Dans une autre société, le nombre de semaines de maladie, pour les ouvriers usant de boissons alcooliques, est de vingt-quatre ; dans une troisième société de vingt-sept semaines.

Cela nous montre bien que cette malheureuse croyance en

la nécessité pour l'homme pauvre, pour l'ouvrier pauvre surtout, de recourir à l'alcool pour relever ses forces, est dénuée de tout fondement et le mène à une erreur déplorable. L'alcool, surtout pris sous forme de genièvre, n'est nullement un moyen de se donner des forces ; il est au contraire une cause d'excitation factice qui fait penser à un feu de paille, excitation d'ailleurs très dangereuse, pour le système nerveux surtout. Dès que cette excitation cesse, elle fait place à l'affaissement général, à une incapacité de travail, et cette incapacité s'accuse en raison directe de la quantité d'alcool absorbée. Il y a des personnes de différentes conditions et des deux sexes qui ne prennent jamais d'alcool, qui vivent d'une nourriture très simple, et qui travaillent longuement et durement ; ces personnes cependant sont bien portantes ; beaucoup mieux portantes que celles qui prétendent ne pouvoir travailler sans recourir aux boissons alcooliques.

Le Dr Bérillon a démontré que les alcooliques sont presque toujours des abouliques; c'est-à-dire que, leur volonté n'est plus normale, elle est considérablement amoindrie, et s'ils continuent à boire c'est parce qu'ils n'ont pas la force de volonté nécessaire pour se corriger.

Ce sont donc de véritables malades, et il faut les traiter comme tels, car on peut les guérir.

En Russie, où l'alcoolisme est très répandu, la clinique psychothérapique de Bechtereff, à Saint-Pétersbourg, reçoit de très nombreux alcooliques, et un service spécial est organisé pour traiter ce genre de malades, par l'hypnotisme. Les règlements de la clinique sont sévères: seuls sont admis ceux qui prennent l'engagement de les observer strictement.

Tout d'abord, le malade doit se soumettre volontairement à la surveillance d'une autre personne sobre, par exemple sa femme, son parent, son ami, et promettre de ne jamais sortir sans son tuteur momentané.

D'autre part, on explique bien aux parents que le tuteur ne doit gêner en aucune façon le malade, lequel doit conserver la pleine liberté de tous ses actes. Si le malade n'a pas la force de s'empêcher de boire, il vaut mieux qu'il le fasse, sans se cacher, et que le médecin en soit prévenu. Les alcooliques, même les plus invétérés, ont de l'argent dans leur poche, afin qu'ils sentent que s'ils ne boivent plus, c'est que leur volonté devient plus ferme et non pas que l'argent leur manque.

Il faut toujours recommander aux parents de relever le moral du malade, qui ne doit jamais se sentir un homme perdu ou méprisé des siens.

Le malade écrit lui-même sur une feuille spéciale les renseignements qui le concernent.

On lui fait alors une première suggestion, d'après les principes donnés par le Dr Bérillon dans son traitement suggestif de l'aboulie des buveurs d'habitude.

Le plus souvent le malade cesse de boire après la première suggestion. Mais lorsqu'on place ainsi les malades dans un asile spécial, le traitement doit être excessivement long pour que le résultat soit définitivement acquis ; car, lorsque le malade sort du service et se retrouve dans son milieu habituel, il est plus exposé à des rechutes.

Quand on le peut il vaut donc mieux traiter les malades sans les interner, et il suffit d'un peu de bonne volonté de la part des malades pour que la suggestion leur donne ainsi d'aussi bons résultats.

Déjà, il y a longtemps, le Dr Liébeault avait montré ce qu'on peut attendre de la suggestion dans le traitement de l'alcoolisme. Il avait cité l'exemple d'un homme qui était à la fois grand fumeur et grand buveur, à tel point que sa santé en était réellement compromise et inquiétait sa famille. M. Liébeault l'hypnotisa et lui suggéra pendant son sommeil qu'il ne fumerait plus ni ne boirait plus de bière ; il lui traça en un mot tout un programme hygiénique, qui, suivi docilement par le sujet, amena un résultat excellent, que toutes les exhortations de la famille et la volonté même du malade avaient été impuissantes à obtenir. Quelques séances d'hypnotisation et la suggestion avaient suffi.

Le même effet fut obtenu, par le même moyen, sur un médecin, très distingué d'ailleurs, mais trop adonné à l'alcool ; chez lui aussi, quelques séances de suggestions du Dr Liébault suffirent pour le guérir.

Dans un grand nombre de communications, le Dr Bérillon, directeur de l'Institut Psycho-Physiologique de Paris, a démontré que le traitement le plus efficace des habitudes d'alcoolisme consiste dans la rééducation de la volonté réalisée par un traitement psychologique. Au congrès des médecins aliénistes et neurologistes de Nancy, il s'exprimait ainsi : « Un certain nombre de buveurs d'habitude, après quelques tentatives d'abstinence, se déclarent impuissants à se soustraire à leurs habitudes alcooliques autant qu'à l'influence du milieu.

Dans ces cas, il y a grand intérêt à recourir à l'intervention de la suggestion hypnotique. Ce traitement agit par la création d'un véritable centre d'arrêt psychique. Mis en présence de ses sollicitations habituelles à boire, le malade éprouve une sensation de résistance à ses tendances automatiques, et il peut utiliser cette résistance pour corriger l'habitude. Chez le buveur animé du désir de se guérir, l'emploi de la suggestion hypnotique donne des résultats rapides et durables. Cette résistance lui permet de se ressaisir et il arrive à supprimer tous les excès alcooliques auxquels il se livrait d'une façon presque inconsciente. »

Les résultats que nous avons obtenus nous-mêmes dans notre clinique psychothérapique depuis de longues années ont toujours confirmé ces principes.

Nous devons ajouter que les alcooliques, de même que la plupart des malades dont les troubles sont sous la dépendance d'une intoxication, sont extrêmement hypnotisables. Il n'est pas rare d'observer que la suggestibilité exagérée, dont ils faisaient preuve lorsqu'ils étaient sous l'influence de l'intoxication, est ramenée à des proportions normales lorsque la guérison est obtenue.

Quand le traitement psychothérapique est poursuivi avec méthode et que la convalescence est l'objet d'une surveillance sérieuse, la guérison est obtenue dans la majorité des cas.

Pour obtenir un résultat complet et assuré dans le traitement hypnotique des buveurs d'habitude, il faut, au début du moins, employer un artifice qui renouvelle la suggestion au moment où elle est nécessaire. C'est ce que le Dr Bérillon appelle un cran d'arrêt psychique et il décrit ainsi son procédé dans la *Revue de l'Hypnotisme.*

« Si l'on se contente de suggérer au malade, pendant le sommeil hypnotique, de ne plus boire, il est possible que l'on obtienne déjà des résultats satisfaisants. Mais la méthode, pour être appliquée avec son maximum d'efficacité, comporte l'emploi de certains artifices sur lesquels nous avons été le premier à appeler l'attention. Ces artifices consistent essentiellement dans la création de centres d'arrêt par diverses

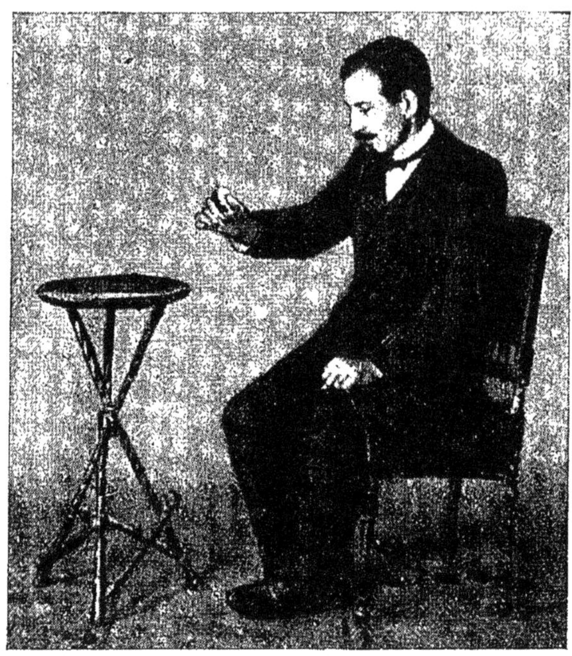

Fig. 41. — Au moment où il va porter un verre d'alcool à ses lèvres, le bras du sujet se contracture, il ne peut plus le plier tant que le verre sera entre ses doigts, il lui sera impossible de le boire.

actions psychomécaniques. Par exemple, après avoir hypnotisé le malade, il faut mettre dans sa main un verre rempli de liquide alcoolique. Vous l'invitez alors à porter le verre à la bouche, mais, avant qu'il ait pu réaliser cet exercice, vous lui arrêtez le bras en le maintenant fortement. Son bras étant ainsi immobilisé, vous lui faites la suggestion suivante : « Chaque fois que vous tiendrez dans la main un verre rempli d'une boisson alcoolique, vous éprouverez au même niveau la résistance que vous éprouvez en ce moment. Votre bras sera absolument paralysé pour l'exécution du mouvement qui consiste à porter un verre à votre bouche, et vous serez obligé de déposer le verre sans l'avoir bu. »

Vous répétez cet exercice à plusieurs reprises. En un mot, vous créez chez le malade une véritable paralysie psychique, qui doit se reproduire par suggestion post-hypnotique, chaque fois qu'il voudra porter à la bouche un verre rempli de liquide alcoolique.

Les artifices par lesquels on arrive à créer des centres d'arrêt psychiques sont très nombreux. Ils augmentent considérablement l'efficacité de la suggestion hypnotique.

De nombreuses observations viennent tous les jours confirmer ces données. Nous n'avons pas à nous y étendre davantage, nous nous bornerons à résumer les conclusions des faits qui sont :

L'alcoolisme est une véritable maladie et doit être traité comme tel.

L'alcoolisme, même invétéré, est greffé sur une maladie de la volonté et il est essentiellement curable.

Le véritable traitement rationnel de l'alcoolisme, dont l'efficacité est prouvée par les résultats, consiste dans la suggestion hypnotique.

TABLEAU SYNOPTIQUE DU CHAPITRE XX

Traitement de l'alcoolisme par l'hypnotisme

Gravité de l'alcoolisme.

ALCOOLISME MÈNE A MORT RAPIDE

- Suicides.
- Cancer de l'estomac.
- Cirrhose du foie.
- Néphrites.
- Tuberculose, 71 pour 100.
- Athérome artériel : hémorragie cérébrale.
- Paralysie générale.
- Folie.

TRAITEMENT DE L'ALCOOLISME

- L'alcoolique est aboulique, il manque de volonté.
- Traitement psychothérapique destiné à fortifier la volonté.
- Cliniques spéciales pour le traitement des alcooliques par l'hypnotisme.
- Guérison des alcooliques par la suggestion hypnotique
  - *Il faut leur rendre la volonté.*
  - *Créer un centre d'arrêt psychique.*
  - *Leur faire perdre l'habitude acquise.*

CHAPITRE XXI

L'HYPNOTISME ET LES MALADIES INCURABLES

Parler du traitement des maladies incurables semble, au premier abord, quelque peu paradoxal; c'est pourtant l'objet de ce chapitre.

S'il existe des maladies organiques incurables, il est nécessaire de remarquer tout d'abord que ces maladies sont d'une gravité très variable, suivant l'importance vitale de l'organe qui en est atteint; puis, il ne faut pas oublier que pour la plupart de ces maladies, si on peut les prendre au début, avant que l'organe atteint ait été envahi sur une étendue considérable par des lésions de dégénérescence profondes, on peut encore bien souvent agir utilement pour les arrêter souvent, et parfois même pour les faire rétrocéder.

Les procédés nouveaux que la science découvre chaque jour, en augmentant et perfectionnant notre arsenal thérapeutique, semblent bien aussi devoir diminuer le nombre des maladies incurables.

Un certain nombre de néoplasmes, de cancers, qui autrefois étaient considérés comme absolument au-dessus des ressources de l'art, peuvent être guéris par la radiothérapie. Les résultats obtenus sont très concluants à cet égard.

Ces nouveaux traitements, et l'électricité en particulier, renferment certainement encore des ressources cachées que nous arriverons un jour à découvrir et à utiliser.

Mais, à côté de tout cela, ne voyons-nous pas que, dès à présent, l'hypnotisme nous offre déjà, dans ses divers modes d'action si variés, une méthode à la fois plus exacte, plus sûre, et d'une puissance incomparable.

Nous donnant une action sur le fonctionnement de tous les organes, l'hypnotisme nous permet de les développer, de régulariser et d'accroître leur activité fonctionnelle.

D'autre part, la vitalité des organes peut être modifiée d'une façon favorable, par l'action que l'hypnose nous permet d'exercer sur la circulation particulière de ces organes.

L'influence de la suggestion sur la sensibilité est aussi, dans ces cas, un des points les plus importants, en nous permettant de supprimer, ou tout au moins de diminuer la douleur.

Il ne faut pas oublier que ces maladies exercent une influence considérable sur l'état général des malades et sur toutes les fonctions de l'organisme. C'est pourquoi, l'action générale de l'hypnotisme sur toutes les grandes fonctions est aussi un des éléments que nous devons mettre en jeu. En effet, en rendant aux malades le sommeil, en développant l'appétit et régularisant les fonctions digestives, nous pouvons, là aussi, leur rendre d'immenses services.

Nous n'avons parlé jusqu'ici que de l'action de l'hypnose sur l'état physique des sujets ; mais, dans ces maladies longues, toujours pénibles et qui laissent peu d'espoir, l'action sur le moral est d'une importance bien plus haute et plus salutaire encore.

Je ne veux en donner que quelques exemples, pour démontrer que ce que je viens d'avancer n'est pas seulement une vue théorique, mais que l'expérience nous en prouve la réalité.

Je tire ces exemples d'un très intéressant travail du Dr A. Pewnitzky sur le traitement hypnotique des maladies organiques incurables, publié dans la *Revue de l'Hypnotisme*.

Voici un malade, jadis télégraphiste, K. S... Il fut admis à la clinique le 1er octobre 1902. Il souffrait d'un fort amaigrissement des mains, de sorte qu'il lui était impossible de s'en servir. Il avait, de plus, des douleurs dans les bras et dans le dos, une constipation opiniâtre, un abattement complet et des hallucinations visuelles.

La maladie avait commencé quatre ans auparavant. La main gauche avait été prise dans un engrenage ; un mois après, elle avait commencé à lui faire mal et à maigrir, les mouvements des doigts devenaient de plus en plus difficiles. La peau se couvrit d'abcès sans douleur ; puis, peu à peu, la peau des mains et du thorax devint insensible à la douleur et à la température. Plus tard la maladie s'étendit au bras droit et, un an après, il dut renoncer à son travail du télégraphe.

Il est de taille moyenne et de constitution normale ; le teint du visage et des muqueuses est sans pâleur ; la peau de la tête, des extrémités du corps jusqu'à la ligne des mamelles, est doublée d'une grande quantité de graisse. Les deux poignets portent des traces de brûlure ; quelques phalanges des doigts sont complètement déformées. Dans les muscles atrophiés, l'examen électrique montre la réaction de dégénérescence ; à signaler encore une scoliose marquée des vertèbres dorsales supérieures.

Le sens du toucher est normal sur tout le corps ; l'insensibilité à la température et à la douleur est complète, notamment dans la peau de la tête, des bras et du thorax jusqu'à la ligne des mamelles. Les exceptions comprennent seulement la région de la deuxième branche de la cinquième paire gauche, où la sensibilité à la température est seulement affaiblie.

Rien de spécial du côté des organes des sens, sauf un nystagmus très prononcé et l'affaiblissement de la sensibilité des muqueuses de l'œil, du nez, de la bouche et du pharynx. La déglutition des aliments froids se fait avec difficulté. Les réflexes rotuliens et achilléens sont très nets ; à noter aussi la trépidation épileptoïde du pied, le réflexe simultané de Babinsky et la démarche spastique assez prononcée.

La constipation est opiniâtre, l'émission de l'urine légèrement embarrassée, l'érection affaiblie.

Tout cela indique clairement que le malade a de la syringomyélie occupant la partie cervicale de la moelle épinière et s'étendant jusque dans le cerveau.

Du côté psychique, on remarque tantôt une irritation, tantôt un abattement complet et de l'apathie ; quand le malade est constipé, il a des hallucinations visuelles: des têtes de femmes et des corps nus passent devant ses yeux. Ces visions paraissent plus fortes à la vue des femmes, de sorte que le malade les évite et refuse de se dévêtir en présence de la masseuse.

Pendant le premier semestre de l'année scolaire 1902-1903, on traita avec zèle les muscles du malade par l'électricité ; on pratiqua des bains de soude et du massage; on lui administra des purgatifs, de la strychnine, etc. Cependant on ne constatait aucune amélioration.

Le malade se décourageait de plus en plus, se désolait de son sort, parlait aigrement de la médecine en présence du docteur et pensait au suicide.

En décembre 1902, je commençai à le traiter par l'hypnotisme. Le malade tomba tout de suite dans un profond sommeil, et je produisis facilement les phénomènes suivants : catalepsie, automatisme, diverses hallucinations pendant le sommeil, suggestions post-hypnotiques, fascination. Je suggère d'abord au malade que sa maladie s'améliore, qu'il a plus de force dans les bras, qu'il n'a plus de douleur ni aux mains, ni au dos. Je lui suggère ensuite qu'il dormira d'un sommeil réparateur, et qu'il avalera facilement les aliments froids.

Le malade au bout de trois mois se sent parfaitement bien, il est plein des plus belles espérances; et, plus le temps s'écoule, plus il devient suggestible. Sans l'endormir, on peut lui suggérer tout ce que l'on veut, lui peindre tout sous des couleurs riantes, produire la vision d'un coq se promenant sur la table, l'arrivée d'un orchestre militaire ; on peut lui défendre de voir ou d'entendre les dames qui assistent à la soirée musicale de la clinique ; même on est encore parvenu à lui rendre la sensibilité de la peau (douleur et température). Il est vrai qu'il y a quelque différence de finesse dans le tact des parties saines et dans celui des parties malades, mais cette amélioration se soutient et le malade reconnaît parfaitement la piqûre d'une épingle. De même, la peau devient normalement sensible au froid et à la chaleur. Quant aux purgatifs, qui agissaient difficilement d'abord, ils produisent le meilleur effet. Enfin, il n'y a plus d'hallucinations.

Si le traitement hypnotique n'était pas intervenu, le malade, ne voyant pas d'amélioration dans sa santé, se serait énervé; son accablement aurait augmenté; il aurait probablement quitté la clinique et, pour quelque temps du moins, aurait cessé de se traiter. Grâce à l'hypnotisme, il a éprouvé le soulagement que je viens de dire.

Voilà une autre malade. A. S..., âgée de 14 ans, souffrant de la même affection que le malade précédent, mais à un moindre degré : même scoliose dorsale, même atrophie des muscles du poignet, de l'avant-bras, du bras et de l'épaule; insensibilité à la douleur et à la température siégeant à la peau du cou jusqu'à la ceinture et aux bras. On l'a traitée longtemps de la même façon que l'autre malade. La maladie n'empire, ni ne diminue visiblement, mais la guérison, attendue si impatiemment par la malade, ne s'effectue pas.

Récemment, au bain, elle s'est brûlée le bras qu'elle a posé sur un tuyau chaud; une plaie se forme sans provoquer la moindre douleur. La malade est plongée assez rapidement dans l'état d'hypotaxie, mais plusieurs séances sont nécessaires pour qu'on obtienne un sommeil plus profond. Maintenant, au réveil, elle a une amnésie complète. La suggestion hypnotique est exécutée exactement, et la malade accepte facilement la suggestion dite à l'état de veille. Le traitement continue comme auparavant et Mlle S... constate son amélioration manifeste; elle n'a plus de douleurs, saisit facilement les objets, écrit mieux, et, ce qui est essentiel, recommence à sentir la douleur et les changements de température. Il résulte de tout cela que le triste visage de la petite malade prend une expression de gaîté; elle est pleine d'espoir en l'avenir.

Voici une jeune fille de 25 ans, demoiselle de comptoir dans un magasin. Elle se plaint d'irritabilité, de faiblesse, de maux de tête fréquents, de manque d'appétit, d'insomnie et de tendance à être constipée. Elle se dit malade depuis cinq mois et tousse plusieurs fois sourdement en parlant au docteur.

La malade est de petite taille et de faible constitution. Elle est pâle et un peu amaigrie depuis ces quatre derniers mois. La peau est pâle, flasque, les yeux cernés, les mains froides et moites. La sensibilité à la piqûre est excessive, par places, surtout du côté gauche à la poitrine. Les réflexes conjonctivaux, cornéens et pharyngiens sont nets. Il n'y a pas de rétrécissement du champ visuel (examiné sans périmètre). Les réflexes tendineux sont forts et proportionnellement égaux.

A la percussion, la malade ressent une légère douleur au niveau des vertèbres dorsales. La langue est chargée, les bruits du cœur sont nets, le pouls est mou et bat à 96. Après les mouvements, il monte facilement jusqu'à 114 et même 120. Au sommet des deux poumons, on remarque des râles crépitants qui subsistent malgré une respiration forte et la toux; la sonorité pulmonaire est plus prononcée à gauche. Évidemment nous avons ici affaire à une hystérie associée à une tuberculose commençante.

La malade vit uniquement de 25 roubles qu'elle gagne par mois au magasin. Lui conseiller d'aller se traiter à la campagne, de quitter le service qui est assez fatigant, serait simplement l'effrayer ; elle ne saurait où aller et n'en aurait pas les moyens. Elle se plaint surtout de fréquents maux de tête, de manque d'appétit, d'insomnie et de constipation.

Lutter contre tous ces symptômes, lorsque la malade est forcée de continuer son travail est chose fort difficile. Nous sommes en présence d'un cercle vicieux. La maladie amène de violentes crises de faiblesse, la perte de l'appétit, des maux de tête, et tout cela, en affaiblissant la malade, aggrave la maladie pulmonaire. Je suis porté à croire que la guérison de cette pauvre fille peut s'effectuer seulement avec l'aide de l'hypnotisme.

J'endors la malade; comme c'est une hystérique, elle tombe dans un profond sommeil et devient un fidèle instrument entre les mains du médecin. En outre du traitement hypnotique, elle prend du bromure de sodium et de la teinture de convallaria maialis. Cela la fortifie, règle le cœur et écarte l'irritabilité. On lui donne encore du podophyllin contre la constipation.

Je lui suggère qu'elle n'a pas de maux de tête, que l'appétit revient et je vois renaître à mes yeux la malade. Il est vrai que je lui conseille de ne pas trop se fatiguer au magasin, d'épargner ses forces, de travailler seulement pour ne pas être réprimandée, de se bien reposer aux fêtes. Le troisième jour du traitement la malade recommence à manger, dort tranquillement, a l'estomac réglé et ne souffre plus de maux de tête ; l'accablement disparaît quoiqu'elle n'ait pas absorbé la moindre goutte du traditionnel gaïacol. De toux, il n'en est plus question. Cependant la tuberculose pulmonaire continue encore (pendant deux mois).

Je crois que sans l'hypnotisme,on n'aurait jamais pu obtenir un tel changement dans l'état général de la malade, vu l'obligation où elle se trouve de continuer son travail au magasin.

Il est vrai que cet exemple n'est pas entièrement conforme au titre de ma communication. En tous cas, cette personne est sérieusement atteinte, et se trouve dans des conditions qui ne peuvent qu'aggraver sa maladie.

Voici encore un autre cas. C'est une demoiselle de vingt-six ans. Il y a deux ans, à la suite d'un état fébrile, elle tombe malade d'une méningo-encéphalite aiguë, dont la conséquence fut une hémianopsie gauche avec une nette réaction hémiopique pour la couleur blanche et les autres.

La malade vit exclusivement de son travail à la machine à écrire, et cette perte du champ visuel gauche la gêne excessivement. A cause de cela la tête lui tourne souvent pendant le travail. Elle chancelle en marchant, trébuche et se cogne aux objets qui sont à gauche. Elle a déjà été traitée dans plusieurs cliniques sans aucun résultat. Outre cette maladie, elle présente encore des stigmates d'hystérie : par exemple, une hémi-hyperesthésie gauche. Dans l'hypnotisme, en un profond sommeil on lui suggère que la perte du champ visuel gauche ne l'empêche pas de travailler et la malade travaille aisément depuis plus de six mois.

Une fois par semaine, les jours de fête, elle se présente à l'ambulance psychothérapeutique que je dirige. C'est avec autant de facilité qu'on écarte les autres symptômes. Dans de pareils cas, il n'y a que l'hypnotisme auquel on doive recourir, et cela procure, d'un coup, tout ce qui est indispensable à la malade.

Pareils exemples sont très fréquents. Il est incontestable que, pour la plupart, tous nos moyens thérapeutiques soulagent les malades simplement parce que ceux-ci y ajoutent foi, c'est-à-dire sont suggestibles.

Pourquoi donc borner notre traitement à une méthode si imparfaite de suggestion? Il est bien plus simple de suggérer pendant l'hypnose (1).

Ces faits nous prouvent que notre devoir est de ne pas nous croiser les bras devant les malades atteints d'affections réputées incurables: d'abord, parce qu'il ne faut jamais décourager les malades et qu'un traitement, même purement palliatif, peut remonter leur moral et leur rendre service.

En second lieu et surtout, parce que l'hypnotisme peut quelquefois, même dans des cas désespérés, amener une amélioration si notable et si prolongée qu'elle équivaut à une guérison. Enfin, parce que nous ne devons pas oublier que, si nous ne pouvons pas toujours guérir, nous pouvons toujours, par nos suggestions, soulager et consoler ceux qui viennent se confier à nos soins.

(1) *Revue de l'Hypnotisme*.

TABLEAU SYNOPTIQUE DU CHAPITRE XXI

L'hypnotisme et les maladies incurables.

Il n'est pas humain d'abandonner les malades atteints de maladies incurables.

L'Hypnotisme peut		Soulager les malades atteints de maladies incurables. Prolonger leur existence d'une manière tolérable. Quelquefois leur procurer une guérison relative.
Action de l'hypnotisme	Physique	*Diminuer ou supprimer la douleur.* *Faciliter la nutrition générale.* *Rendre le sommeil.* *Réparer ou augmenter les forces.* *Réparer certaines fonctions abolies ou troublées.*
	Morale	*Diminuer l'accablement et le découragement.* *Augmenter le courage et l'énergie.* *Permettre un travail utile.* *Consoler et rendre de la gaieté.*

CHAPITRE XXII

LE TRAC DES ARTISTES ET SON TRAITEMENT PAR LA MÉTHODE HYPNOTIQUE

Le trac est une phobie d'un genre absolument spécial. Elle ne se développe que dans une classe particulière de sujets, et à l'occasion d'actes d'une catégorie bien déterminée. Le trac ne doit pas être confondu avec la phobie des foules, avec la phobie du monde, avec la timidité. Une analyse psychologique un peu délicate nous montre que toutes ces choses sont absolument différentes.

Par sa fréquence et sa ténacité, par le grand nombre de personnes qui en sont atteintes, par les conséquences graves qui en résultent si cette maladie n'est pas traitée et guérie, le trac mérite d'attirer sérieusement notre attention et de faire l'objet d'une étude spéciale.

Tout d'abord, nous définirons le trac : une phobie, qui se manifeste au sujet de l'accomplissement d'un acte extérieur, sous l'influence de la présence d'individualités diverses.

L'acte extérieur est nécessaire ; il n'y a pas de trac pour écrire, quelle que soit la personne à qui s'adresse ce que l'on écrit ou le nombre de personnes qui auront cet écrit sous les yeux.

Il ne peut y avoir de trac pour calculer, quelles que soient l'importance et les conséquences possibles du calcul que l'on a à faire.

Le trac peut être habituel ou occasionnel chez certains sujets ; mais, dans tous les cas, il ne se manifeste qu'à l'occasion du contact du sujet avec un certain public. La présence de personnes étrangères au sujet est donc aussi un élément nécessaire au développement du trac.

Le même acte peut être répété par le même sujet, en particulier, le trac n'existera pas. Ainsi, un artiste qui répétera son rôle dans sa chambre n'aura pas le trac, quoique la phobie puisse lui survenir, pour le même rôle, quand il sera devant le public. Par contre, lorsque l'acteur récite son rôle en particulier, ou lorsque l'orateur prépare son discours, il peut exister une certaine défiance de lui-même, la crainte de ne pas être à la hauteur de sa tâche, de ne pas réussir, peut se présenter à son esprit et même l'inquiéter, le tourmenter; mais ce n'est pas là le trac et il faut se garder de confondre ces divers sentiments.

Dans l'étude du trac, nous avons à considérer cinq choses:

1° Le sujet;

2° La cause;

3° L'objet;

4° Ses effets;

5° Le traitement.

Le sujet, c'est l'individu dans lequel se manifeste la phobie du trac.

La cause, ce sont les individualités diverses qui exercent sur le sujet l'influence qui produit le trac.

L'objet, c'est l'acte à propos duquel cette névrose se manifeste chez tel ou tel individu.

Les effets sont les conséquences, soit immédiates, soit éloignées, de la répétition de cette crise de phobie.

Le traitement nous montre comment on peut guérir le trac, qui est une véritable maladie.

LE SUJET

Nous avons à étudier dans le sujet: 1° le terrain fondamental ou le tempérament; 2° les dispositions accidentelles; 3° les causes occasionnelles.

Nous trouvons d'abord l'hystérie en tête de toutes les prédispositions fondamentales. On sait que l'hystérie n'est qu'une modification dans l'équilibre normal du système nerveux. Ce trouble dans l'équilibre du système nerveux a pour conséquence, chez les hystériques, la production d'un état mental bien spécial, et un certain nombre des symptômes caractéristiques de cet état mental constituent, par eux-mêmes, une prédisposition manifeste au développement de la phobie que nous étudions.

Nous trouvons d'abord, chez les hystériques, une suggestibilité très facile à mettre en jeu, mais aussi très fugace. Cette suggestibilité les rend plus sensibles à l'influence exercée par le spectateur sur l'artiste, et augmente en même temps les effets de cette influence.

Rappelons aussi l'émotivité variable et bizarre que l'on observe chez les hystériques, émotivité qui se manifeste, non dans les circonstances où l'on s'attendrait à la constater chez un sujet bien équilibré, mais à l'improviste, le plus souvent à propos d'un fait de peu d'importance, et toujours avec exagération. De même pour le trac, ce n'est pas chez les artistes qui auraient le plus sujet de douter d'eux-mêmes qu'il se manifeste, ni dans les passages les plus difficiles d'un rôle ou d'une exécution ; on l'observe chez les artistes les plus habiles et les plus expérimentés, il est le résultat non d'un raisonnement, mais d'une impression.

A côté de l'hystérie, nous citerons la neurasthénie comme terrain fondamental essentiellement propice au développement du trac. Il ne faut pas oublier que c'est à ce sujet que, le premier, dans une communication faite à la Société d'hypnologie en 1897, le Dr Bérillon a fait entrer les phobies professionnelles et, en particulier, le trac des chanteurs dans le cadre des études psycho-physiologiques.

Chez les artistes lyriques, dit le savant directeur de l'Institut psycho-physiologique de Paris, la neurasthénie se complique fréquemment de l'anxiété survenant au moment d'entrer en scène. Tant que cette anxiété reste dans certaines limites et qu'elle ne détermine pas une véritable impotence fonctionnelle, elle constitue un ennui grave, mais ne peut être considérée comme une névrose. Mais, il arrive souvent que l'anxiété est telle qu'il en résulte une véritable paralysie motrice psychique. Les jambes chancellent, la peau se couvre de sueur, le visage blêmit, un tremblement général envahit l'organisme et le chanteur perd la meilleure partie de ses moyens. On le voit, la neurasthénie est fréquemment le terrain sur lequel se développe le trac. Quoi d'étonnant, du reste, à ce que cette névrose, qui est un véritable épuisement du système nerveux, qui affaiblit la puissance de tous les centres nerveux actifs et, en particulier, de la volonté, mette à la merci d'une phobie développée sous une influence externe, non seulement les chanteurs, mais tous les acteurs et tous ceux qui peuvent subir l'influence du public.

Il y a encore une disposition personnelle bien spéciale, qui n'est pas une névrose, mais plutôt un défaut de caractère et de tempérament qui prédispose singulièrement au trac, c'est la timidité. La timidité, comme nous l'avons déjà dit, ne doit pas être confondue avec le trac.

La timidité est permanente, le trac ne se manifeste que dans des conditions bien spéciales; la timidité se manifeste là où le trac ne peut exister, et, d'autre part, les personnes atteintes du trac n'éprouvent aucune impression là où la timidité aurait lieu de se manifester.

La timidité se manifeste sous l'influence de la présence d'une personne étrangère, et c'est principalement cette qualité d'étranger ou d'inconnu qui est la base du sentiment de timidité. Le timide craint ce qu'il ne connaît pas; c'est parce qu'il ne sait pas d'avance quelle sera son attitude dans telle ou telle situation, c'est parce qu'il ignore comment d'autres se comporteraient dans le même cas, que le timide est saisi de son accès de crainte. Il y a donc là un fond de crainte du ridicule basé sur l'incertitude et l'hésitation. Il s'en faut de beaucoup que la timidité soit l'apanage exclusif des sensitifs, des gens intelligents et délicats; on l'observe aussi bien chez les individus ignorants et rudes.

Il résulte de tout ceci que tous les timides ne sont pas susceptibles de voir se développer chez eux la phobie du trac; que tous ceux qui sont sujets au trac ne sont pas des timides, loin de là; mais que la timidité est un terrain fondamental favorisant le développement de la névrose dont nous nous occupons, quand, d'autre part, toutes les autres conditions requises sont réunies chez le même sujet.

Nous devons signaler, en quatrième lieu, la faiblesse de volonté comme terrain prédisposant au développement du trac.

La faiblesse de la volonté s'observe dans bien des cas différents. Il y a d'abord des aboulies qui accompagnent l'hystérie, la neurasthénie ou diverses affections nerveuses dépressives. D'autres sont le résultat de maladies générales, qui agissent, soit en empêchant la nutrition et la réparation des forces, soit en épuisant l'organisme par des actions diverses, comme l'anémie, la grippe, etc. Indépendamment de toutes ces causes, il y a une faiblesse de volonté originelle, provenant directement du tempérament personnel, qui fait les caractères mous, indécis, influençables. Cette faiblesse de volonté idiosyncrasique doit être notée comme un terrain sur lequel se développe avec la plus grande facilité la névrose qui nous occupe.

A côté du terrain fondamental, nous trouvons encore chez le sujet des dispositions accidentelles prédisposantes. Un certain nombre de sujets présentent momentanément, dans des circonstances particulières, une hyperesthésie affective, qui les rend démesurément accessibles aux sentiments qui peuvent être excités en eux par les personnes ou les choses extérieures, et qui, de plus, donne à ces sentiments une exagération notable. Il y a, tout à la fois, augmentation anormale de la sensibilité et de la sentimentalité. Cette sentimentalité exagérée absorbe parfois toutes les pensées du sujet. Il en résulte qu'il se trouve affaibli et mal disposé pour tout ce qui ne touche pas directement l'objet qui captive toute son attention.

D'autres fois, on observe une dépression nerveuse, qui amène chez celui qui en est atteint une sorte de dégoût et de répulsion pour tout travail actif. Le moindre effort est pénible, le sujet hésite à le donner, et se croit, du reste, tout à fait incapable de l'accomplir. Je me hâte d'ajouter que cette impuissance est purement psychique ; si l'on agit sur la volonté du sujet, et si on lui fait commencer l'acte qu'il n'ose entreprendre, il peut ensuite l'achever, le répéter, et se trouve, la plupart du temps, très étonné lui-même de ce qu'il a fait. On comprend facilement que l'affaiblissement qui résulte de cette dépression nerveuse rende le sujet plus influençable et l'expose, pour ainsi dire sans résistance, aux impressions capables de développer le trac.

Il faut voir de près les artistes des théâtres de province pour se rendre compte de la fatigue et du surmenage auquel ils peuvent être soumis. Les artistes d'une troupe lyrique doivent jouer à la fois dans l'opéra et l'opéra-comique, quelques-uns jouent aussi dans l'opérette. Les artistes de la troupe dramatique jouent, eux, dans le drame, dans la comédie, dans le vaudeville. Ils sont donc en représentation au moins quatre jours par semaine ; à certains jours, il n'est pas rare d'en voir jouer successivement dans deux pièces différentes.

Mais il faut répéter toutes ces pièces, de sorte que toutes les soirées où il n'y a pas de représentation sont consacrées à des répétitions générales ; des répétitions partielles ont lieu à d'autres heures de la journée. Il faut se rendre compte qu'en province, une même pièce est jouée trois ou quatre fois au plus ; une œuvre qui aurait un très gros succès serait jouée six ou sept fois. Il faut donc que les artistes apprennent et répètent sans cesse de nouveaux rôles. Quand ils jouent une pièce le soir devant le public, ils en préparent déjà une autre dans la journée. Il y a là un travail énorme, une tension d'esprit continuelle ; il en résulte un surmenage, un énervement qui prédisposent le système nerveux à tous les troubles qui peuvent s'emparer de lui.

Les chagrins exercent une influence déprimante manifeste sur tous les individus, même les personnes qui se livrent uniquement à des travaux manuels, et dont la nature souvent moins raffinée est moins impressionnable, manifestent dans l'exécution même de leur travail l'influence plus ou moins vive des chagrins qu'elles peuvent éprouver. A plus forte raison, l'on comprend que sur les natures délicates, d'une sensibilité quelquefois même trop grande, comme sont généralement celles des artistes, les chagrins exercent leur action naturellement déprimante, qui se manifeste sur tous les actes de la vie. Il faut ajouter à cela que le travail le plus important de l'acteur consiste à exprimer des sentiments qui ne sont pas les siens, mais qu'il doit s'approprier et arriver à ressentir, pour ainsi dire, lui-même, s'il veut bien les traduire. Pour cela, il faut que l'artiste fasse taire momentanément et oublie ses propres sentiments ; mais il ne pourra y arriver si des sentiments douloureux, des chagrins le poursuivent et l'absorbent. Plus que tout autre, il subira donc l'effet de cette dépression qui lui fera perdre une partie de ses moyens et le disposera à la phobie.

D'autres fois, cette prédisposition vient d'un défaut naturel; ce défaut peut être peu apparent ou même intermittent, mais l'artiste se figure qu'il sera remarqué par le public et qu'il l'indisposera à son égard. Ce peut être un défaut de prononciation, soit une difficulté à prononcer certaines syllabes, soit un bégaiement intermittent. Dans ce cas, on peut constater que la crainte même de voir ce défaut remarqué par le public l'accentue davantage. Il y aurait là pour l'artiste un véritable cercle vicieux d'où il lui serait très difficile de sortir, si précisément tous ces défauts de prononciation, comme le bégaiement et autres, n'étaient pas essentiellement justiciables de la thérapeutique suggestive. Quelquefois il s'agit d'un tic ou d'une habitude défectueuse dans un geste ou dans un mouvement. Ce peut être aussi un simple défaut corporel, qui se trouve souvent considérablement exagéré par l'imagination du sujet.

La peur du ridicule est aussi une disposition naturelle qui peut agir dans le même sens. Cette crainte du ridicule se rencontre chez un certain nombre de personnes, et elle est quelquefois si prononcée qu'elle arrive à dominer une partie de leurs actions. Cette crainte prend quelquefois les proportions d'une véritable obsession, et l'on voit ces gens-là, avant d'aller quelque part ou d'entreprendre une démarche, consulter plusieurs personnes pour leur demander si on ne les remarquera pas, s'ils ne paraîtront pas ridicules. On conçoit aisément combien une telle disposition prédispose au trac.

Il en est de même de la crainte d'un insuccès, quand cette crainte est basée sur l'importance même que la réussite peu avoir pour le sujet. C'est ce qui arrive pour les jeunes artistes qui se figurent, d'une façon souvent exagérée, l'importance que pourront avoir leurs premiers succès sur leur carrière tout entière. Ils se font cette illusion, si facile et si commune à notre époque, qu'ils vont d'emblée être classés hors de pair. Cette idée fausse procède à la fois d'un sentiment d'orgueil et d'un sentiment de paresse. On se croit au-dessus de tous ses contemporains, et l'on voudrait, dès le début de sa carrière, être placé au premier rang ; on ne veut pas se persuader que la vraie supériorité et le plus durable succès s'acquièrent par un effort continu et par un travail sans relâche.

Les dispositions accidentelles dont nous venons de parler sont des causes permanentes ou du moins durables qui viennent, soit de la disposition d'esprit naturelle du sujet, soit de son entourage, soit d'une situation momentanée qui exerce son action sur lui. Ces dispositions existant, l'artiste est accessible à la phobie, prêt à subir l'influence du trac à un moment quelconque.

On peut, le plus souvent, constater maintenant une cause occasionnelle qui détermine le jour, l'instant où éclatera la crise ; elle sert pour ainsi dire de déclanchement, qui permet au mouvement préparé de se manifester extérieurement.

Nous trouvons d'abord une de ces causes dans un accès d'hyperesthésie douloureux, qui vient brusquement éveiller, d'une manière aiguë, la sensibilité du sujet. Une douleur aiguë, par exemple, qui se produit brusquement au moment de l'entrée en scène ; ou bien une douleur légère et permanente, qui subit un hyperacuité brusque par le fait de la crainte qui y concentre l'attention.

Parmi ces causes occasionnelles, une des principales est le souvenir d'un insuccès. Si cet insuccès a été dû à une cause banale, le souvenir produit une action fâcheuse, déprimante chez le sujet, qui se manifeste surtout, soit la première fois que l'artiste reparaît devant le public après un échec, soit quand les circonstances se rattachant particulièrement à ce souvenir sont reproduites, comme le retour sur la même scène, la même œuvre à interpréter, et, plus spécialement encore, le même morceau à exécuter. Mais, si ce premier insuccès a déjà été occasionné par le trac lui-même, alors ce souvenir a une influence encore bien plus considérable pour ramener la même phobie. En effet, ce n'est pas seulement ici la crainte qui est capable d'engendrer le trac, mais l'artiste subit déjà les mêmes impressions physiques qui se reproduisent, pour ainsi dire spontanément, et ne sont pas autre chose que le début de l'accès.

Il peut se faire que cet insuccès, dont le souvenir suffit pour donner le trac, n'ait rien de réel et n'existe que dans l'imagination du sujet. Dans ce cas, l'artiste a fait un rêve dans lequel il s'est vu en proie à des difficultés insurmontables, saisi par la peur devant le public, et toutes ses facultés paralysées par l'émotion ; dans ce cauchemar, il a rêvé que toutes ces circonstances aboutiraient pour lui à un échec pénible.

Le rêve peut agir de deux façons : quelquefois, il éveillera une idée superstitieuse de prévision d'accident ou de malheur, mais, dans ce cas, il agira simplement à titre d'idée déprimante.

Ce n'est plus de cela qu'il est question ici ; nous considérons seulement le second cas : le rêve agit comme souvenir, il éveille, chez le sujet, l'idée de la reproduction possible d'un fait déjà vu. Dans ce cas encore, ce simple souvenir d'un rêve peut avoir une action très puissante pour provoquer le phénomène du trac, surtout quand les circonstances qui ont fait l'objet du rêve se reproduiront.

Il pourra, au premier abord, paraître étrange à quelques-uns que nous ayons à parler de suggestion dans l'étiologie d'une maladie que nous guérissons précisément par la suggestion. Rien pourtant n'est plus fréquent que cette origine. Mais nous nous hâterons d'ajouter que cette suggestion est toujours involontaire et, le plus souvent, indirecte et inconsciente. Que de fois n'arrive-t-il pas que des parents et des amis du débutant, au milieu d'éloges plus ou moins adroits de la voix et du talent de l'artiste, ajoutent : « Mais le public est si difficile... Vous n'avez pas peur de chanter devant tout le monde ? — Pour moi, je n'oserais jamais, dit un second. — Je serais tellement ému, ajoute un troisième, que j'aurais tout oublié en arrivant devant le public. »

Quelquefois la suggestion prendra une autre forme ; on recommandera à l'artiste de ne pas craindre de défaillance, de ne pas se laisser émouvoir par la vue, le bruit, les manifestations du public, de n'avoir pas peur.

Les personnes qui donnent ces conseils et font ces recommandations sont certainement très bien intentionnées, mais elles ne se doutent pas que pour effectuer une suggestion, il suffit quelquefois d'éveiller, dans l'esprit du sujet, une idée qui n'y avait pas encore trouvé place, et que cette idée, une fois éveillée, peut se développer, s'imposer, devenir une véritable suggestion.

Quelquefois, avec plus de maladresse encore, la suggestion est affirmée d'une manière plus directe, quoique toujours involontairement, par les personnes qui s'intéressent le plus au succès de l'artiste et qui lui font voir leurs craintes personnelles. Elles se traduiront par des paroles de ce genre : « Si tu allais ne pas réussir ! » « Je suis sûr que tu as peur. » « Prends courage », etc.

Et parfois, on ajoute à tout cela des anecdotes sur tel ou tel artiste célèbre qui a avoué avoir eu le trac lui-même, peut-être qu'il ne s'en est jamais affranchi ; ou bien on raconte des chutes ou des échecs retentissants, qui ont eu pour cause le trac. Et le malheureux artiste, qui n'avait jamais songé à trembler, finit par se dire : « Mais comment, moi aussi, n'aurais-je pas peur ! »

L'on sait combien la peur est contagieuse ; les exemples de frayeur ou de panique se propageant d'une personne à l'autre, ou même d'une personne à tout un groupe, ne sont pas rares et sont assez connus pour que personne n'en puisse douter.

Le trac, qui n'est pas autre chose qu'une particularité de la peur, se communique aussi par contagion. Le contact d'un camarade qui a le trac, la vue des ennuis ou des désagréments que cela lui occasionne dans sa carrière, des obstacles que cette phobie apporte à son succès, peuvent, dans bien des cas, développer la même impression chez ceux qui ne l'ont pas encore éprouvée.

Dans un autre ordre d'idées, nous trouvons encore, comme

cause occasionnelle à cette phobie, une difficulté inattendue, qui surgit au moment où l'artiste va entrer en scène. Par exemple, une pièce d'accessoire qui vient à manquer et qui obligera à modifier tel geste à cet effet, ou qui pourra transformer tel jeu de scène. Quelquefois une défectuosité dans le costume ou dans un objet dont l'artiste doit se servir, qui pourra gêner ses mouvements, ou qui lui fera craindre que le public ne s'aperçoive d'une substitution faite à la hâte et qui pourrait lui paraître ridicule.

A cela nous ajouterons les changements dans les habitudes, comme, par exemple, pour les artistes dramatiques, le fait de se trouver sur une scène ou dans un théâtre inaccoutumé ; pour les artistes lyriques, chanter avec un nouvel orchestre ou avec un nouveau chef ; un changement dans la distribution des rôles, ou des partenaires avec lesquels l'artiste n'est pas accoutumé de jouer.

Ces dernières causes occasionnelles viennent de la scène ou du personnel qui entoure l'artiste; il y en a aussi qui viennent de la salle et des spectateurs. Telle peut être, par exemple, l'impression produite par la vue d'une personne que l'on ne s'attendait pas à trouver là et que l'on aperçoit inopinément. Nous ajouterons enfin les surprises et les choses imprévues, de quelque nature qu'elles soient ; comme un mouvement inopiné dans la salle, un accident d'éclairage ou autre, un bruit inattendu ou un tumulte quelconque.

LA CAUSE.

Nous arrivons maintenant à l'étude de la cause du trac.

La cause, c'est ce qui agit sur le sujet pour déterminer, chez lui, la phobie en question ; c'est le milieu spécial dans lequel se trouve le sujet, c'est le public.

Nous avons vu que le trac n'existe pas pour les arts qui s'exercent loin du public, et qu'il ne se développe pas, quelle que soit l'action accomplie, si l'artiste se trouve seul. La présence d'individualités diverses, d'êtres humains, autres que l'artiste, est donc une cause nécessaire. J'ajouterai qu'il faut encore que cet être humain, en présence de qui l'artiste se trouve, soit à ses yeux grand ou, du moins, réputé tel.

Il peut être grand par son rang, par sa puissance, c'est ce qui arrive quand un artiste est appelé à jouer devant un prince ou un grand personnage.

L'action exercée sur le sujet vient alors de ce que celui-ci n'a pas l'habitude de paraître devant un public de ce genre. Le cérémonial dont on entoure le personnage peut avoir aussi dans ce cas une action suggestive sur le sujet.

L'être qui influence le sujet peut encore être grand par sa science et son talent. Le fait se produit quand l'artiste sait qu'il joue devant un auteur, devant un maître, ou même devant un artiste d'une célébrité ou d'un talent incontestés. Il peut être grand par l'importance de son jugement et par l'influence que ce jugement peut avoir sur l'artiste lui-même et sur son avenir. C'est le cas des critiques influents, des directeurs de théâtre qui viennent écouter et juger les artistes, du jury, des professeurs, dans les concours du conservatoire.

Cette autorité n'est pas toujours réelle, elle est quelquefois seulement due à une réputation surfaite ou à un jugement que l'on sait difficile, sans qu'il soit basé sur une science approfondie ou sur des connaissances artistiques bien supérieures. Les artistes savent très bien que certains publics ont la réputation de se montrer très difficiles, sans avoir pour cela les qualités et les connaissances suffisantes pour porter une appréciation juste et autorisée sur l'art qu'ils prétendent juger. C'est ce qui arrive aussi pour certaines commissions qui ont le droit d'accepter ou de refuser les débutants, mais dont les membres possèdent souvent des connaissances artistiques plutôt rudimentaires.

Enfin, ce peut être seulement par leur multiplicité que les individualités, devant lesquelles se présente l'artiste, prennent de l'importance et de la grandeur à ses yeux. C'est le cas des artistes qui n'ont jamais encore abordé le grand public et se trouvent devant une salle considérable, sans qu'aucune personnalité particulière se dégage pour eux du milieu de la foule, c'est ici la véritable phobie du public qui se fait sentir et développe le trac.

Si nous voulons maintenant considérer le trac dans le mécanisme de son développement, nous constaterons sans peine qu'il est toujours le résultat d'une comparaison, la conséquence d'un jugement. L'artiste ou le sujet se met lui-même en opposition ou en regard d'une autre individualité, que nous appelons la cause de la phobie. Il se compare à cette autre individualité, et il faut, pour que le trac se développe, qu'il y ait croyance à la supériorité d'autrui, ou, ce qui revient au même quant aux conséquences, à sa propre infériorité relative.

N'est-ce pas là, en effet, le résultat de ce que nous venons de voir en étudiant les conditions de la cause du trac? Supériorité par la force ; supériorité par la puissance qui résulte des conditions sociales ou d'une influence purement intellectuelle; supériorité par la science ou le talent. Et, devant cette supériorité, le sujet se trouve rapetissé à ses propres yeux, faible, impuissant, et il doute de lui-même.

Cette comparaison n'est certes pas toujours juste, et le sujet peut se faire illusion dans un sens ou dans l'autre, soit à l'égard des autres, soit à l'égard de lui-même.

En étudiant cette question de la cause du trac, nous devons examiner quelques particularités, soit de la cause elle-même, soit dans le rapport qui existe entre le sujet et la cause.

Pour certaines personnes, le public est un véritable objet d'aversion. Ce sont des sujets qui ont le goût inné du calme, de la solitude ; dans aucun cas, ils n'aiment que l'on s'occupe d'eux, désirant surtout passer inaperçus. Il est bien évident que, quand des sujets de ce genre sont appelés par leur profession à paraître en public, ils en éprouvent une grande répugnance. Si cette répugnance augmente, au lieu de diminuer par l'habitude, elle devient une véritable obsession, une phobie du public. Cette phobie n'est pas encore le trac, car ce n'est qu'une répulsion, un ennui général de paraître en public; ce n'est pas l'action directe, angoissante, déprimante, exercée par le public sur l'artiste, et qui occasionne, à un instant déterminé, une véritable crise aiguë bien caractérisée par ses manifestations et ses symptômes propres. Mais, déjà, cette obsession rend le public antipathique à l'artiste et le prédispose au développement du trac.

Il est d'observation courante qu'il faut un certain temps

pour qu'un état psychologique quelconque se développe chez un sujet. Ce temps est variable, suivant un certain nombre de circonstances, parmi lesquelles on peut citer, comme des plus importantes, les prédispositions individuelles du sujet et l'état psychique momentané dans lequel il se trouve au moment où il subit l'influence de la cause qui peut déterminer ce nouvel état, qu'il soit morbide ou simplement anormal.

Quand un artiste doit jouer, il est nécessaire qu'il arrive au théâtre un certain temps à l'avance. Il faut d'abord qu'il attende l'heure à laquelle il doit jouer ; puis, lorsqu'il est prêt à entrer en scène, il doit encore attendre, soit son tour, soit l'instant de faire son entrée. Ces moments sont, pour la plupart des artistes, inséparables d'une certaine inquiétude ; il y a là une véritable attente anxieuse, qui, suivant les circonstances, peut être plus ou moins prolongée, mais qui toujours détermine, chez le sujet, un état d'irritabilité générale, qui va très facilement jusqu'à l'angoisse et favorise considérablement le développement du trac.

Il existe parfois des circonstances où la cause du trac se présente aux yeux du sujet avec des particularités telles que l'action qu'elle exerce sur lui est beaucoup plus vive qu'elle ne doit l'être normalement, de telle sorte que le développement de la phobie en est rendu beaucoup plus probable, quelquefois même presque inévitable.

Cela pourra se présenter, par exemple, si l'artiste sait que le public devant lequel il se présente est réputé très difficile; s'il sait que d'autres artistes, du même emploi, ont déjà échoué devant les mêmes juges.

D'autres fois, cela pourra être dû à ce que l'artiste aura eu connaissance des critiques qui auraient été faites à l'égard de ses camarades.

Ces critiques prendront d'autant plus d'importance qu'elles pourront paraître au sujet injustes ou exagérées. Quelquefois ce seront les critiques qui auront été faites à l'égard du sujet lui-même, et qui lui auront été rapportées par des camarades, ou dont il aura eu connaissance par la voie des journaux.

Il faut bien remarquer que, aux yeux des artistes, le public prend une sorte de personnalité. En dehors de l'influence particulière, dont nous avons parlé plus haut, que peuvent exercer les physionomies connues, la collectivité des inconnus ou des indifférents prend corps, pour ainsi dire, pour le sujet et devient ainsi, pour lui, comme une individualité. Mais alors, il en résulte qu'il subit aussi toutes les lois des rapports qui existent entre les individus, c'est-à-dire qu'il y a, de part et d'autre, attraction ou répulsion, sympathie ou antipathie.

Deux individus, mis en présence l'un de l'autre, même sans se connaître, se sentent plus ou moins attirés l'un vers l'autre, ou bien éprouvent, l'un pour l'autre, une sorte de répulsion ; il y a entre eux similitude d'impressions, de sentiments, de goûts, d'idées, ou bien il y a divergence sur ces différents points ; ils se comprennent, se plaisent ou se trouvent totalement étrangers l'un à l'autre.

Le public, la plupart du temps, résume ou synthétise une sorte de moyenne du tempérament, des qualités et des défauts de la région. Indépendamment de son talent et de sa science, l'artiste arrive avec son tempérament, sa personnalité propre ; il s'agit de savoir dans quels rapports réciproques se trouveront ces deux individualités.

L'on voit fréquemment que tel artiste, qui a beaucoup de succès à Paris, n'est pas apprécié à sa valeur en province. Tel autre, qui plaira beaucoup à un public méridional, ne sera pas estimé des gens du Nord.

Réciproquement, un artiste fin, délicat, aux sentiments artistiques élevés, n'aura pas de sympathie pour un public lourd, grossier, manquant de goût.

Quand ce manque d'accord, cette antipathie existent entre le public et l'artiste, qui s'en rend très bien compte, l'influence capable d'occasionner le trac s'en trouve considérablement augmentée.

Nous sommes obligés de faire intervenir aussi, parmi les causes du trac, des objets matériels en connexion si intime avec le public qu'ils en sont pour ainsi dire inséparables. Telle est, par exemple, la salle devant laquelle se trouve l'artiste.

Lorsque le rideau se lève pour la première fois, ou lorsque

le sujet entre en scène, s'il aperçoit devant lui une salle aux trois quarts vide, et si les spectateurs présents n'offrent pas les conditions dont nous avons parlé plus haut comme favorisant l'éclosion de la phobie, ce n'est pourtant pas sur les absents que l'on pourra reporter la cause spéciale du trac qui se développe dans ces circonstances.

Il faut considérer ici qu'un artiste, qui doit jouer devant une salle presque vide, en est péniblement impressionné. Il reporte la cause de l'absence de spectateurs, en partie sur le rôle qui lui a été imposé, en partie sur lui-même, et cela d'une façon inconsciente ; de là à se croire dans des conditions d'infériorité, il n'y a pas loin, et cette croyance, comme nous l'avons déjà vu, est une cause puissante du développement du trac.

De même, si la salle, mal éclairée, apparaît aux yeux du sujet, sombre, obscure, et ne lui laissant voir les spectateurs que dans une ombre incertaine ; ou si elle présente un autre désagrément, comme d'être froide, il en résulte pour le sujet un état de malaise et de gêne, qui l'indispose et lui fait perdre une partie de ses moyens.

Dans les circonstances que nous venons d'examiner, tantôt le public, tantôt les lieux et les circonstances exercent sur le sujet une action qui lui fait croire à un état d'infériorité, qui, en réalité, n'existe pas ; cela suffit pourtant, ainsi que nous venons de le voir, pour développer la phobie. A plus forte raison, le trac se manifeste-t-il, si, par suite de circonstances tenant à la même cause, il existe un véritable état d'infériorité pour le sujet.

Les salles de théâtre, quelles que soient encore leurs imperfections, sont construites dans le but de disposer le plus favorablement l'artiste devant le public, de favoriser l'accès de la voix, etc. C'est pour cela que les premiers rangs de spectateurs, qui seraient beaucoup trop rapprochés de la scène et des artistes s'ils se trouvaient sur le même plan, sont situés en contre-bas ; les rangs suivants doivent s'élever légèrement en amphithéâtre ; enfin, les galeries et les étages supérieurs doivent présenter une forme ellipsoïde, de manière à se trouver à une distance moyenne du centre de la scène. Eh bien, si un artiste doit jouer dans une salle toute différente de ce modèle ; s'il se trouve sur le même plan que les spectateurs, et ceux-ci trop rapprochés de lui ; si la salle, quelle que soit sa forme, étouffe la voix ou présente des résonnances défectueuses, des échos ; si elle est mal éclairée ; si l'atmosphère en est rendue, par des vapeurs ou des fumées diverses, irritante et mauvaise pour la voix, il existe alors, non pas seulement une action sur l'imagination, mais une diminution des facultés et des moyens du sujet, un état réel d'infériorité par rapport à lui-même, tout ce qu'il faut, en un mot, pour provoquer et développer le trac.

L'OBJET.

L'objet du trac, c'est-à-dire l'acte à l'occasion duquel il se manifeste.

D'après la définition même du trac, il faut un acte extérieur, et cet acte doit s'accomplir en présence d'individualités diverses. Nous avons donc à examiner ici les différents arts ou professions qui s'exercent devant le public.

En première ligne, nous devons placer la musique. Il est très remarquable, en effet, que parmi tous les arts et les professions dans lesquels peut se manifester la phobie que nous étudions, l'art musical est de beaucoup celui où on la rencontre le plus fréquemment.

Cela ne nous étonnera pas, si nous nous rappelons ce que nous avons déjà dit ailleurs de la psychologie musicale.

Les qualités exigées du musicien sont précisément celles qui font sa sensibilité plus vive, ses impressions plus fortes, ses émotions plus intenses, les manifestations de ses sentiments plus violentes. Cette délicatesse, qui est exigée du musicien pour l'exercice de son art, fait aussi qu'il est plus accessible que tout autre à toutes les impressions venues du dehors, qui, elles-mêmes, exercent aussi sur lui une influence d'autant plus considérable.

Nous trouverons encore une raison de la plus grande fréquence de la phobie chez les musiciens, dans les difficultés mêmes de leur art. Quiconque a quelque connaissance sérieuse de la musique se rendra facilement compte, je pense que l'art musical est, tout au moins de ceux qui s'exercent devant le public, le plus complexe et le plus difficile. Et cela est aussi bien vrai, qu'il s'agisse de musique vocale ou de musique instrumentale.

Si nous envisageons les difficultés techniques de l'exécution musicale, nous voyons que c'est ici que l'influence des choses extérieures se fait sentir le plus directement sur l'organe ou sur l'objet même qui sert à la manifestation de l'art. Si nous considérons seulement les instruments, nous voyons d'abord quelle influence exerce sur leur état physique, c'est-à-dire sur le mécanisme même de la production des sons, la température, l'humidité, la sécheresse. D'autre part, la mise en jeu de ces instruments dépendra directement de la sûreté et de la précision du fonctionnement des organes de l'artiste. Si ses doigts sont saisis par le froid, ou si une impression ou une émotion rend ses membres tremblants et incertains, cette seule influence est capable de compromettre le succès.

Si, au lieu d'un instrument, nous considérons la voix, nous voyons qu'elle constitue le plus délicat et le plus sensible de tous les instruments. Toutes les influences physiques et atmosphériques agissent puissamment sur cet instrument. De plus, ici nous rencontrons cette circonstance toute spéciale, que les émotions et toutes les impressions psychiques agissent, tout à la fois, sur l'artiste et sur l'instrument lui-même.

Si, au lieu de l'exécution technique des instruments, nous considérons l'art en lui-même, nous voyons ici que la personnalité, c'est-à-dire l'âme, le sentiment de l'artiste, se manifestent directement dans son art, au point que l'on peut dire qu'il y a identité entre l'artiste et l'expression de l'art ; alors que, dans les autres arts, le public peut percevoir directement et se représenter l'objet de l'art sans l'artiste ; dans la musique, l'artiste doit d'abord comprendre et s'assimiler l'œuvre artistique, puis, c'est lui qui la présente, la traduit et la fait arriver jusqu'aux sens du public.

Ajouterons-nous, après cela, que la musique elle-même agit sur l'état psychique du sujet, le rend plus sensible, et l'exerce, pour ainsi dire, à manifester au dehors ses émotions ?

Il n'est donc pas étonnant que chez un sujet qui se sent plus exposé à leurs conséquences, et qui est, en même temps, plus sensible aux émotions, celles-ci agissent plus souvent et d'une façon plus intense pour se manifester par les effets physiologiques qui constituent le trac.

Après les artistes lyriques, les artistes dramatiques sont ceux qui se trouvent le plus exposés à la même phobie. La déclamation est l'art qui se rapproche le plus de la musique ; au point de vue de la question qui nous occupe, la cause qui peut provoquer le trac, c'est le même juge, le même public. Tous deux se présentent, pour ainsi dire, dans les mêmes conditions, dans le même cadre. L'artiste dramatique, comme l'artiste lyrique, ne parle pas pour lui-même, il incarne une autre personnalité dont il tient la place aux yeux des spectateurs.

Nous pourrions encore, s'il le fallait, tirer de cette circonstance une preuve que le trac ne peut pas être confondu avec la timidité, qu'il n'a même pas d'analogie avec elle. La timidité, c'est une gêne, un ennui que l'on éprouve à se montrer soi-même devant les autres, à se présenter avec son naturel propre, avec ses défauts, ses habitudes, ses particularités, au jugement d'autrui. Là où la personnalité disparaît, la timidité ne peut exister. Un homme parfaitement déguisé, masqué, ne peut être influencé par la timidité ; le timide devient audacieux s'il est sûr de ne pas être reconnu.

L'acteur grimé, costumé, prononçant des paroles qui ne se rapportent pas à lui-même, mais qui expriment les idées, les sentiments, les qualités, les défauts d'un personnage imaginaire, n'est pas accessible à la timidité. Par contre, il est éminemment accessible au trac. Ce ne sont pas du tout les mêmes sentiments qui sont mis en jeu ici. L'acteur a le trac devant le public, parce que le public le juge ; mais ce n'est pas l'homme qui comparaît devant le public, c'est l'artiste. C'est son jeu, son talent, sa science, son sentiment artistique qui sont appréciés. Ce n'est donc pas comme dans la timidité, l'appréhension d'être vu tel qu'il est, et d'apparaître avec toutes ses faiblesses devant le public, qui fait la phobie de l'acteur ; c'est la crainte d'être au-dessous de lui-même, et aussi la pensée des conséquences que le jugement du public pourra avoir sur lui et sur son avenir.

Or, ici, cette influence est manifeste ; quel que soit le mérite et quel que soit le talent de l'artiste, c'est le public qui l'apprécie et le public qui le consacre. Le public peut, par son caprice, par son jugement bon ou mauvais, briser ou tout au moins amoindrir sa carrière et, d'autre part, c'est de lui seul aussi qu'il peut attendre la renommée et la gloire.

Il est donc incontestable que l'artiste reconnaît ici la puissance, la supériorité au moins effective, de ceux devant lesquels il se présente. D'autre part, il se rend parfaitement compte de mille circonstances banales, fortuites, qui peuvent lui être défavorables, soit en influençant le caprice du public, soit en agissant sur lui-même, physiquement ou moralement, pour lui donner un moment d'oubli, de faiblesse, qui le mettrait dans l'impossibilité de faire valoir son véritable talent et de montrer ce dont il est capable.

Toutes ces circonstances sont, nous le savons, les plus favorables au développement du trac et expliquent sa fréquence chez les artistes dramatiques. A côté des artistes dont nous venons de parler, nous avons toute une classe de sujets qui se trouvent aussi, par le fait de leur profession, en contact direct avec le public par le discours. Cette catégorie comprend les orateurs de tous genres, les professeurs, les conférenciers.

Il y a une double difficulté pour l'orateur qui se présente devant le public. Ce qu'il dit vient de lui, il est à la fois l'auteur de son discours et c'est lui-même qui le présente au public. Son discours pourrait être mauvais, mais bien débité. de même qu'il pourrait être très bon, mais présenté d'une façon désavantageuse. Dans un cas comme dans l'autre, c'est l'orateur qui sera tenu pour responsable, le public le jugera tout à la fois sur ce qu'il dit et sur la manière dont il le dit. Il y a donc là, dans l'ensemble du rôle de l'orateur, une complexité qui le force à diviser son attention et forme une difficulté dont il se rend parfaitement compte.

Si l'on considère la manière dont l'orateur se présente devant le public, il faut bien reconnaître que, la plupart du temps, elle lui est aussi extrêmement défavorable. Les dispositions matérielles des différentes salles et les positions relatives qui, conséquemment, doivent être occupées par l'orateur ou par les auditeurs, sont essentiellement variables. Le plus souvent, l'orateur est trop près du public auquel il s'adresse ; un certain nombre de ses auditeurs se trouvent sur le même plan que lui.

L'orateur se présente seul, et directement en contact avec le public ; aucun accessoire ne vient ordinairement partager l'attention des auditeurs et lui permettre de relâcher un instant son effort ; aucune mise en scène ne vient l'aider à colorer et à mettre en relief certaines parties de son discours.

On sait que, dans une pièce, un monologue de quelques pages est ordinairement considéré comme une des grandes difficultés d'un rôle.

Eh bien, l'orateur ne dit pas autre chose qu'un long monologue, qui dure depuis le commencement jusqu'à la fin de son discours. Il doit donc parler seul, c'est-à-dire fixer et retenir l'attention des auditeurs ; pour cela, il lui faut graduer et augmenter progressivement l'intérêt depuis le commencement jusqu'à la fin, et éviter à tout prix la monotonie. Si l'orateur s'aperçoit de quelques marques d'inattention ou d'ennui de la part de ses auditeurs, il se reporte immédiatement sur lui-même et la constatation de quelque défaut le trouble et le dispose au trac.

Il ne faut pas croire, d'après ce que nous avons vu jusqu'ici, que le trac n'existe que dans les professions où il y a des relations verbales entre le sujet et le public ; en un mot, qu'il soit nécessaire de parler au public pour être exposé à cette phobie. Nous voyons, en effet, certains arts dans lesquels la parole n'entre pas en cause, et qui sont également susceptibles de provoquer le trac. Les rôles mimiques, par exemple, et encore l'art de la danse.

Avançant encore dans le même ordre d'idées et arrivant à des arts plus matériels, nous voyons que les exercices d'adresse, de force, d'équitation, peuvent aussi servir d'objet à la phobie que nous étudions. Nous trouvons, en effet, dans ces différents exercices, l'acte extérieur qui demande un effort de la part du sujet et dont le résultat peut ne pas répondre à son attente. L'intérêt qu'a le sujet au succès de cet acte, intérêt d'amour-propre, de renommée, intérêt matériel même. Enfin le public qui est juge, et dont la décision aura, sur le sujet, une influence directe d'abord et, dans l'avenir, des conséquences importantes.

En dehors de ces différents arts et des professions qui s'exercent notamment devant le public, il y a encore certaines circonstances, plus ou moins exceptionnelles, qui se présentent dans la vie, dans lesquelles le sujet est exposé à la même phobie.

Chez les étudiants, par exemple, les examens réunissent toutes les conditions nécessaires pour produire le trac.

Le public ici est représenté par le jury des professeurs, et il offre sans conteste toutes les qualités comparatives que nous avons déterminées dans la cause du trac : autorité, supériorité, influence considérable sur l'avenir et les intérêts du sujet. Les difficultés, l'appréhension, l'attente anxieuse, l'incertitude du résultat, se trouvent aussi réunies pour influencer l'impressionnabilité du sujet et provoquer la phobie.

Dans d'autres cas, certaines visites, nécessitées par la profession ou la situation du sujet, empruntent aux circonstances particulières qui les entourent les conditions nécessaires pour provoquer le trac. Je citerai dans ce nombre les premières visites, nécessitées par certaines professions, à des clients importants. Dans un ordre d'idées analogues les visites faites dans les salons officiels. L'importance des personnages auxquels s'adressent ces visites, le genre de monde que l'on rencontre dans ces salons, s'accordent parfois pour provoquer le trac.

Nous devons examiner maintenant certaines particularités de l'objet même du trac, qui le rendent plus apte encore à provoquer la phobie.

Tout d'abord la nouveauté. Toute chose nouvelle est entourée d'une sorte de mystère, d'incertitude qui peut influencer le sujet.

Chez les artistes, nous trouvons cette nouveauté de l'objet; d'abord dans leurs premiers débuts sur la scène; puis dans leurs débuts successifs dans des théâtres nouveaux et devant des publics ou inconnus ou de plus en plus difficiles.

Pour les mêmes sujets, nous avons à considérer les pièces nouvelles ou les débuts dans un nouveau rôle. Et, quand il s'agit de pièces nouvelles, plusieurs facteurs se réunissent pour augmenter la difficulté : transformations ou changements qui peuvent se produire au dernier moment ; importance du succès, à la fois pour l'auteur et pour l'acteur, et, consécutivement, l'énervement de l'auteur, pendant les dernières répétitions, qui se communique très facilement à ses interprètes.

Nous avons aussi la nouveauté s'appliquant seulement à des circonstances particulières, mais qui exercent encore une influence incontestable sur le sujet. C'est le cas qui se présente pour un artiste qui joue dans une troupe nouvelle, ou qui se trouve avoir un partenaire qu'il ne connaît pas encore et dont il n'est pas sûr, un chef inconnu ou dont la renommée l'impressionne.

S'il s'agit d'un orateur, ce peut être parce qu'il aborde un sujet nouveau, ou parce qu'il ouvre une série de cours ou de conférences devant un auditoire qu'il ne connaît pas encore.

Il peut aussi se trouver dans l'objet lui-même une difficulté réelle ou simplement une difficulté relative au sujet. La difficulté est réelle si l'artiste doit jouer un rôle difficile, s'il doit interpréter une musique compliquée; elle sera relative, si le rôle, sans présenter de difficulté particulière, n'est pas tout à fait de l'emploi habituel du sujet, si sa partie n'est pas absolument dans sa voix ou si des changements ont été apportés dans un rôle, coupures, transpositions, etc.

Parmi les particularités de l'objet qui le rendent plus apte à provoquer le trac, nous devons encore signaler l'antipathie du sujet. Un artiste peut avoir à rendre un rôle qui lui plaît, mais il peut aussi lui être dévolu un rôle contraire à ses goûts, à sa nature.

L'artiste, pour bien rendre son rôle, doit s'assimiler le personnage qu'il représente ; c'est-à-dire, après s'être placé mentalement dans les conditions où l'auteur a mis son sujet, il doit en éprouver réellement les impressions et développer en lui, d'une façon momentanément vraie, les sentiments fictifs qu'il exprime.

Je sais bien qu'il y a la légende de certains artistes qui prétendent jouer supérieurement sans rien éprouver, ou sans même connaître la trame de l'œuvre qu'ils représentent. Eh bien, pour moi, cette légende repose ou sur du snobisme, ou sur une illusion. Snobisme, parce que répondant à certains individus trop curieux de savoir ce qui se passe derrière le rideau, il a pu paraître élégant de jouer un rôle avec insouciance, comme on fumerait une cigarette. Plutôt encore illusion, parce que certains artistes arrivent à se concentrer tellement bien dans leur rôle qu'ils oublient presque tout ce qui se passe autour d'eux ; ils se suggèrent successivement les scènes qu'ils doivent exprimer ; mais, à peine la scène jouée, ils ont oublié l'effort donné et les sensations éprouvées, tant est grande l'habitude qu'ils ont acquise de se faire ces suggestions, et la rapidité avec laquelle les sentiments se succèdent chez eux.

Mais, si le rôle est antipathique au sujet, d'abord il ne le comprend pas bien, il ne saisit pas la manière de l'exprimer et d'en faire valoir les nuances, le rôle lui paraît long, difficile, ennuyeux, il lui semble qu'il n'en finira jamais, il le joue machinalement, sans entrain et sans goût.

Il est bien évident que, dans les diverses circonstances que nous venons de passer en revue, concernant des particularités défavorables de l'objet du trac, les moindres circonstances extérieures sont bien plus aptes à influencer le sujet de façon à favoriser chez lui le développement de la phobie.

LES EFFETS

Nous avons maintenant à examiner les effets du trac.

Ce serait une erreur bien grande et bien funeste de croire que le trac est un simple désagrément passager, que ces accès de phobie n'ont aucune conséquence, et, qu'une fois passés, ils ne laissent pas de trace.

Il ne faut pas oublier que le trac n'est pas une phobie accidentelle, mais une phobie professionnelle. L'accès revient donc régulièrement et périodiquement, à l'occasion d'un acte qui est habituel au sujet. Une crise de ce genre, dont le retour peut être prévu par le patient, dans l'exercice même de sa profession, n'est pas sans exciter chez lui, et longtemps à l'avance, une grande appréhension. Le sujet attend, prévoit et redoute l'accès de sa phobie, dont il connaît le moment et qu'il voit arriver avec angoisse. Et pourtant, toujours, il se fait à l'avance une certaine illusion, car il espère chaque fois échapper à l'impression qu'il craint. Il en résulte aussi, chaque fois qu'il y succombe, une déception nouvelle qui ne fait qu'augmenter son ennui.

Nous voyons donc le malheureux, sujet au trac, être toujours sous le coup de cette obsession, y penser sans cesse. Il en souffre avant pour le craindre ; cette souffrance est portée à l'état aigu pendant la crise ; et après, le souvenir de ce qu'il a souffert et le regret des conséquences qu'il en redoute le poursuivent encore.

Il n'est pas étonnant qu'un tel état exerce, sur tout l'organisme de celui qui en est le sujet, une influence très fâcheuse.

Nous allons donc avoir à étudier les effets du trac sur celui qui en est atteint ; nous devons, pour cela, les diviser en deux catégories : les effets immédiats et les effets éloignés.

La première chose que l'on observe chez une personne prise d'un accès de trac, c'est un trouble profond et général qui l'envahit. Le sujet éprouve une sorte de défaillance pleine d'angoisse, il lui semble que tout lui manque autour de lui, il ne voit plus que la chose qui lui cause le trac, démesurément grandie à ses yeux. Il cherche alors à se ressaisir, mais il ne se reconnaît plus lui-même et se trouve absolument inférieur à sa tâche. Il constate une inertie complète de toutes ses facultés, qui semblent paralysées. Malgré les efforts les plus énergiques, ses facultés n'obéissent pas à sa volonté.

En même temps qu'il s'aperçoit qu'il n'est plus maître de ses facultés, le sujet est envahi par une idéation involontaire. Alors qu'il cherche en vain à faire appel à ses souvenirs, à réunir ses idées sur le sujet qui l'occupe et l'intéresse, d'autres idées se présentent en foule à son esprit, viennent le distraire, l'occuper et l'entraîner, malgré lui, vers toute sorte d'objets indifférents à ses préoccupations. Ce sont, la plupart du temps, les idées les plus bizarres, les plus étranges, insignifiantes et sans aucun intérêt pour lui. S'il vient à bout de chasser de son esprit une de ces idées, une autre lui succède immédiatement, tout aussi absurde et inutile. Et cependant ces idées s'imposent, l'obsèdent et le fatiguent, achevant de le troubler et de l'éloigner du seul but qui l'intéresse.

Un des premiers effets du trac est d'agir sur la mémoire pour produire l'amnésie. Cette amnésie peut présenter les formes les plus variées. On a vu des cas d'amnésie totale, le sujet perdant momentanément le souvenir de tout ce qu'il a appris. Le plus souvent, l'amnésie est partielle et ne porte que sur le rôle que doit jouer le sujet ; quelquefois même seulement sur une partie de ce rôle.

Il faut bien observer que cette amnésie n'est pas une illusion, mais bien une perte absolue de la mémoire. En effet, le sujet se trouve dans la nécessité de recourir exclusivement au souffleur ; il répète servilement et exactement ses paroles, sans que quelques mots suffisent à éveiller en lui le souvenir d'une phrase ou que la tirade commencée lui revienne à la mémoire ; il répète son rôle mot à mot comme s'il ne l'avait jamais su.

Cette amnésie dure un temps plus ou moins long ; puis elle disparaît, soit progressivement, et alors la mémoire revient d'abord faible, incertaine, puis se précise ; ou bien, elle disparaît tout d'un coup, et le souvenir de tout ce qui avait été oublié revient brusquement, sans effort et tout entier.

J'ai connu un artiste qui, un soir, pris de trac pendant une représentation, avait complètement oublié son rôle et n'avait pu s'en tirer que grâce au souffleur. Après la représentation, il lui était encore impossible de se souvenir du moindre mot de la pièce qu'il venait de jouer. Mais quelques heures plus tard, se trouvant réuni après le souper avec les autres artistes, il put réciter une des plus longues tirades sans l'avoir repassée et sans aucun secours, et, dès ce moment, son rôle tout entier était présent à sa mémoire.

De même que nous avons vu, dans l'ordre psychique, une diminution fonctionnelle de toutes les facultés, nous trouverons également, dans le trac, un trouble fonctionnel dans l'exercice de tous les organes des sens. Ce trouble se manifeste d'abord par la diminution de toutes les perceptions sensorielles. C'est la vue qui se trouble ; il ne reconnaît plus la salle et les spectateurs que d'une façon vague et incertaine ; il ne voit plus le bâton du chef d'orchestre ; il a même de la peine à voir les objets qui sont sur la scène, autour de lui.

Le sens de l'ouïe n'est pas moins obnubilé ; il a peine à entendre le souffleur et est obligé de prêter une grande attention pour le comprendre ; les répliques de ses partenaires lui parviennent à peine ; l'acteur se rend parfaitement compte que des sons, même violents, lui arrivent comme de très loin ; tout cela lui fait l'effet d'un voile qui entourerait sa tête et empêcherait les sons de parvenir jusqu'à lui.

Le sens du toucher est diffus, on peut le toucher ou le pousser sans qu'il s'en aperçoive ; il pourra même se heurter, se piquer ou se blesser légèrement sans rien ressentir, et, un peu plus tard, il constatera peut-être une trace de sang, une contusion, qui lui témoignera une blessure dont il n'a pas eu conscience.

Ce n'est pas seulement une diminution des sensations que l'on observe chez les sujets atteints du trac, diminution que l'on pourrait mettre sur le compte d'une analgésie générale due à la distraction et à la concentration de la pensée ; on observe aussi des sensations fausses, qui prouvent qu'il s'agit bien là d'un trouble réel dans le fonctionnement des organes des sens.

Les sensations fausses peuvent aussi affecter tous les sens, mais elles se manifestent, le plus souvent aussi, comme le trouble précédent, au sujet des sens qui servent le plus aux relations extérieures, la vue, l'ouïe et le toucher.

Pour la vue, il arrive souvent que l'artiste croit voir les objets beaucoup plus rapprochés qu'ils ne le sont en réalité. Ainsi, il sera gêné, dans sa marche ou dans un mouvement, par le trou du souffleur qui se trouve encore loin de lui. Dans quelques cas, l'artiste a une vision double : il voit deux images du même objet, et il a peine à distinguer celle qui est réelle de celle qui est fausse. Cette sensation est parfois bien nette pour lui : quand il s'agit d'un petit objet qu'il doit prendre, il mettra d'abord la main à côté de l'objet, croyant le saisir.

Les sensations fausses de l'ouïe sont aussi très fréquentes, je ne parlerai qu'en passant et pour mémoire de divers bruits, qui sont souvent confondus avec les bourdonnements d'oreilles, quoiqu'ils soient plutôt hallucinatoires : bruits de cloche, de vapeur ; souvent le sujet croit entendre dans la salle des murmures qui n'existent pas.

Les hallucinations du toucher sont moins fréquentes, bien que, parfois, lorsqu'un camarade passe près de lui, le sujet croie qu'il l'a touché pour lui faire comprendre qu'il s'est trompé. Quelques-uns ont même cru sentir une main leur frapper sur l'épaule, alors que personne ne se trouvait auprès d'eux.

A la suite des sensations fausses, se rapportant aux organes des sens dont nous venons de parler, nous sommes tout naturellement amenés à examiner un autre genre de sensations également perverties. Il s'agit ici de sensations pénibles ou douloureuses, qui existent véritablement, mais qui acquièrent une hyperacuité très exagérée par suite de l'état psychique dans lequel se trouve le sujet.

Il ne faut pas oublier que la sensibilité générale du sujet se trouve considérablement augmentée, par suite de son appréhension constante, de l'attention qu'il porte et qu'il concentre sur tout ce qu'il ressent et sur tout ce qui le touche. Or, comme il s'agit ici d'un sujet éminemment nerveux, et dont le nervosisme se trouve de plus momentanément porté à un état de surexcitation extrême, il arrive très fréquemment qu'il éprouve quelque douleur. Souvent même, ces douleurs sont aussi sous la dépendance de sa phobie.

Dans son état d'inquiétude, il mange mal et digère mal; il ne dort pas ou son sommeil est agité ; de là résultent des maux d'estomac, des douleurs de tête, des névralgies de toute sorte, qui seraient légères et qui pourraient passer inaperçues en temps ordinaire, mais qui, dans les circonstances où se trouve le sujet, subissent ce phénomène d'hyperalgésie et deviennent insupportables.

Le sujet se sent considérablement affaibli par le trac, et, en réalité, ses forces sont considérablement diminuées. Il y a d'abord un affaiblissement physique très réel, qui résulte des phénomènes que nous venons de constater : troubles dans la nutrition, insomnie, travail exagéré, etc. De plus, par suite du manque d'équilibre du système nerveux, de l'exagération de la sensibilité, de l'affaiblissement de la volonté, l'activité n'est plus réglée et dirigée d'une manière normale et rationnelle. Elle s'épuise en efforts disséminés et incertains, dont beaucoup sont inutiles et cependant épuisent une partie des forces disponibles de l'individu.

Le sujet éprouve aussi une fatigue plus considérable, d'abord très réelle, qui résulte de son agitation, de ses mouvements inutiles, de l'exagération de l'effort donné pour accomplir un acte quelconque. De plus, cette fatigue, comme toutes les autres sensations pénibles et comme toutes les souffrances que peut éprouver le sujet, se trouve accrue dans ses effets par l'hyperalgésie qu'il présente. La fatigue réelle se trouve donc doublée par l'augmentation de la sensation de fatigue du domaine purement subjectif.

Après les phénomènes d'ordre intellectuel et les phénomènes d'ordre sensitif, nous avons aussi à examiner les effets du trac sur les fonctions de motricité.

Nous signalerons d'abord le manque d'équilibre : c'est une sensation qui n'est pas encore le vertige et qui se manifeste avant lui. Se sentant poussé d'un côté ou de l'autre, le corps s'inclinant à droite ou à gauche, en avant ou en arrière, le sujet craint de tomber et fait des efforts pour se maintenir d'aplomb ; il s'appuie volontiers, si quelque objet se trouve à portée de sa main sur lequel il puisse se soutenir.

C'est alors que survient aussi le vertige, phénomène qui participe à la fois de la vue, du sens de l'équilibre et du mouvement. La vue se trouble comme si un brouillard venait s'étendre devant les yeux : en même temps, les objets semblent manquer de fixité, sensation qui peut varier depuis l'apparence de tremblement ou d'oscillation des objets, jusqu'au mouvement de translation qui semble les faire tournoyer autour du sujet.

Puis, nous constatons des troubles dans les mouvements

volontaires. D'abord un tremblement des membres, plus ou moins accentué, mais qui peut être gênant ; et, dans les actes volontaires, une incoordination des mouvements qui dépassent le but ou qui ne l'atteignent pas.

Cette incertitude des mouvements produit de la maladresse; s'il a à accomplir un acte un peu délicat, un peu difficile, le sujet craint de ne pas le réussir, et, en réalité, il n'y arrive qu'avec beaucoup de peine. Sa main n'est ni ferme, ni sûre pour les objets qu'il tient, et il craint de les laisser échapper. de même qu'il redoute de renverser les objets qu'il doit saisir.

Le bégaiement, très fréquent dans ces circonstances, est un corollaire de l'incoordination des mouvements et des troubles de la motricité; mais il est aussi sous la dépendance de toutes les circonstances précédentes. Le trouble des idées et de la mémoire retentit d'une façon très marquée sur la parole, par la difficulté à trouver les mots ; le sujet hésite, puis les mots se précipitent.

L'incoordination des mouvements se manifeste dans la transmission de la pensée aux organes chargés de la prononciation. Et le fonctionnement même de ces organes est influencé par les troubles moteurs qui agissent sur les muscles de la langue, des lèvres, rendent leurs mouvements irréguliers et incertains.

Il arrive souvent qu'un homme, qui ne bégaie jamais chez lui ou dans une couversation particulière, est pris de ce trouble de la parole s'il parle en public. Plus que tout autre, un sujet qui a le trac y est exposé; mais, si un artiste atteint de cette phobie s'aperçoit qu'il a déjà bégayé, et s'il s'en souvient quand il est en scène, l'émotion, la crainte, fixent son attention sur ce point et infailliblement l'hésitation, le trouble de la parole apparaissent à ce moment.

Les autres défauts de prononciation, surtout ceux qui sont sous la dépendance des mouvements, sont, comme le bégaiement, considérablement exagérés par la phobie. Certains artistes ont un défaut de prononciation à peine sensible, et qui peut passer parfaitement inaperçu en temps ordinaire; mais, sous l'influence du trac, ce défaut prend de telles proportions, qu'il peut produire un effet très fâcheux sur le public.

Je dois enfin signaler un phénomène vocal, qui peut être très préjudiciable aux chanteurs, et qui produit une sorte d'aphasie d'intonation que l'on appelle la voix blanche; il se manifeste sous l'influence du trac.

Pour terminer l'étude des effets immédiats du trac, il nous reste à dire quelques mots sur les troubles qu'il occasionne dans les fonctions physiologiques.

Toutes les grandes fonctions physiologiques peuvent être touchées.

Troubles de la digestion d'abord; ils sont peu connus, et pourtant ils ne sont pas très rares. On observe un arrêt brusque de la digestion; des contractions, douloureuses parfois, de l'œsophage et de l'estomac; des troubles sécréteurs de l'estomac; enfin des troubles intestinaux.

La fonction respiratoire est très souvent atteinte. On constate de l'oppression, une respiration courte, précipitée ; le sujet fait des efforts violents, désespérés, pour faire entrer l'air dans sa poitrine; il ne peut dilater complètement son thorax, la respiration lui manque. D'autres fois il est essoufflé, comme s'il avait fait une longue course.

Les troubles de la circulation sont très nombreux et se manifestent de bien des façons différentes. En première ligne, les palpitations. Le cœur bat avec violence, ses mouvements sont précipités, souvent ils paraissent irréguliers. Ces palpitations sont d'origine exclusivement nerveuse, mais elles ont souvent pour conséquence que le sujet se croit atteint d'une maladie de cœur.

Sous la dépendance de la même fonction, on observe des troubles de la circulation capillaire. Ici, ce sont les nerfs vaso-moteurs qui entrent en cause. C'est à eux qu'il faut attribuer la rougeur qui parfois couvre subitement le visage, sous l'influence de l'émotion, ou encore la pâleur qui survient brusquement dans les mêmes circonstances.

Le trac n'a pas seulement les effets immédiats dont nous venons de parler, il produit aussi des effets éloignés plus graves encore.

Nous allons les énoncer, sans nous étendre sur leur description qui rentrerait dans le cadre d'un autre ordre d'idées.

On ne s'étonnera pas de voir le malade, poursuivi sans cesse par l'obsession de sa phobie, redoutant toujours les conséquences qu'elle peut avoir, et souffrant, presque constamment, des effets pénibles et douloureux que nous venons d'énumérer, devenir d'un nervosisme de plus en plus accusé. Cette nervosité produit chez lui une sensibilité maladive, à la fois physique et morale, tellement aiguë, que les moindres excitations deviennent pour lui une douleur, et que toutes ces douleurs lui paraissent insupportables.

Au point de vue moral, il devient aussi d'une susceptibilité exagérée ; il croit toujours qu'on l'attaque et qu'il est en butte à la critique de tous ceux qui l'entourent ; il ne peut supporter la moindre observation.

Les remarques et les conseils de ses meilleurs amis sont pris, par lui, en mauvaise part. A propos de tout ce qu'on lui dit, il croit qu'on le trompe ou qu'on se moque de lui, et, si on ne lui dit rien, il prend ce silence pour un blâme, qui lui est très sensible.

La crainte perpétuelle et la souffrance, dans lesquelles vivent ainsi les individus sujets au trac, les conduisent presque fatalement à voir tout en noir. Rien n'est plus capable de les distraire ni de leur faire plaisir. Ils n'ont que des idées tristes, et, persuadés que tout ce qui les concerne ne peut se terminer que d'une façon fâcheuse, ils passent leur vie à se plaindre de tout, sont dans des transes continuelles, attendant toujours des malheurs ou des événements désagréables, et, découragés, ils n'osent plus rien entreprendre.

Bientôt ils étendent leurs appréhensions en dehors du cercle des choses qui les concernent : ils ne trouvent plus rien de bien ni de beau ; ils considèrent comme inconscients et imprudents les gens plus heureux qu'eux, qui ne les imitent pas dans leurs plaintes. Quand ils ont ainsi perdu toute confiance, et tout espoir d'un changement dans leur état de souffrance, ils tombent dans le pessimisme le plus noir et le plus pénible.

Dès lors, c'est encore une autre complication qui les guette et s'empare d'eux ; l'aboulie, qui rend leur appréhension plus vraisemblable et plus imminente. La volonté du malade est complètement affaiblie; il ne peut plus résister aux différentes impulsions qui le poussent, car il ne sait plus lutter. Le traitement et la guérison deviennent plus difficiles, car il ne se décide plus à l'entreprendre, il n'a même plus la volonté de se guérir, il ne sait plus vouloir.

Dans cet état d'esprit, le malheureux se méfie de tout le monde et de tout ce qui l'entoure. Il ne voit plus autour de lui que des ennemis ; son caractère devient de plus en plus insupportable. Voyant que les meilleures intentions, les moindres paroles sont mal interprétées, ses amis, ses parents mêmes n'osent plus chercher à le consoler et à le distraire. On voit alors le malade s'enfoncer de plus en plus dans ses pensées et dans ses réflexions ; ayant épuisé toutes les récriminations, il ne parle plus et fuit la société. Il reste des jours entiers enfermé chez lui, et, s'il sort, il cherche les endroits les plus solitaires pour y promener son ennui et son découragement. Il ne veut plus voir personne; tout ce qu'il cherche, c'est l'isolement et la solitude, il arrive à la misanthropie la plus complète.

Nous avons voulu montrer jusqu'au bout les conséquences immédiates ou éloignées de la phobie que nous étudions. Heureusement, elle ne va pas toujours jusqu'à ces extrêmes limites. Il nous reste maintenant à en étudier le traitement.

Il eût été bien inutile d'étudier ainsi, dans tous ses développements la phobie du trac, si la conclusion devait être qu'il n'y a rien à faire; si le malheureux, qui en est atteint, ne pouvait espérer s'en affranchir et n'avait qu'à se résigner et à attendre le développement fatal de toutes ses conséquences.

Il n'en est pas ainsi; cette maladie, si préjudiciable aux intérêts de ceux qui en sont atteints; par son caractère professionnel, si pénible dans son cours et si redoutable dans ses effets, est heureusement curable.

Il y a quelques années déjà, l'éminent directeur de l'Institut psycho-physiologique de Paris, M. le Dr Bérillon, disait, dans sa communication dont nous avons parlé plus haut : « Un grand nombre d'observations démontrent nettement l'influence favorable exercée par la suggestion hypnotique sur les névroses professionnelles et, en particulier, sur le trac des chanteurs. »

Nous pouvons ajouter maintenant que la suggestion hypnotique s'est montrée un traitement fidèle et sûr de tous les genres de trac, quelle que soit leur nature.

Le raisonnement peut d'avance nous démontrer que l'hypnotisme s'applique merveilleusement au traitement du trac. Le sujet d'abord est un tempérament nerveux; et, sur ce terrain fondamental, des dispositions accidentelles et des causes occasionnelles viennent augmenter le déséquilibre du système nerveux.

Les causes que nous avons étudiées exercent leur action directement et presque exclusivement sur les centres nerveux; tandis que l'objet même du trac consiste dans des arts ou des professions qui, par eux-mêmes, augmentent le nervosisme du sujet.

Nous savons déjà quelle est l'action puissante de l'hypnotisme sur ces différents éléments. Et, quant aux effets du trac, ils ne sont tous que des troubles fonctionnels du système nerveux, et nous avons toujours vu que l'hypnotisme est seul, mais souverainement capable de les modifier, de les diminuer et de les supprimer.

Voyons maintenant de quelle façon le traitement hypnotique devra être constitué.

Nous dirons tout d'abord que c'est à la suggestion hynotique qu'il faut s'adresser. La première chose à faire, pour employer la suggestion hypnotique au traitement du trac, c'est de mettre le sujet dans un état d'hypnose.

L'on sait qu'il n'y a pas, quoi qu'on en dise, de suggestion possible sans un état hypnotique. La prétendue suggestion à l'état de veille est, en réalité, une suggestion dans l'état d'hypnose; mais le sujet se trouve dans un état de somnambulisme très léger, du premier degré, qui est pris à tort pour l'état de veille par le vulgaire ou même par des observateurs superficiels.

Au point de vue du traitement du trac, cet état de somnambulisme du premier degré n'est généralement pas suffisant; il faut arriver au moins au second degré du somnambulisme.

Si donc on n'arrive pas d'emblée à placer son malade dans un état d'hypnose suffisamment profond, on pratiquera un entraînement méthodique et on prendra les moyens nécessaires pour arriver à ce résultat avant de commencer les suggestions. Je dis avant de commencer les suggestions, car il est très mauvais, dans un traitement hypnotique quelconque, de vouloir faire des suggestions avant que le sujet soit placé dans un état tel qu'il soit apte à les recevoir efficacement, et que ces suggestions se réalisent exactement. C'est là une faute très fréquente des hypnotiseurs novices, et il ne faut pas chercher ailleurs, bien souvent, la cause des prétendus échecs du traitement hypnotique, dans des cas où il aurait dû donner des résultats certains.

L'état d'hypnose à employer n'est pas le même pour tous les effets thérapeutiques que l'on peut avoir à rechercher, et c'est à l'hypnotiseur à savoir, à l'avance, de quelle manière il doit prendre son sujet et dans quel état il doit le placer, suivant le cas, s'il ne veut pas s'exposer à des déceptions pour ses malades et à des échecs pour lui-même.

L'état hypnotique du sujet étant obtenu, la suggestion pourra être faite contre la phobie directement, si l'on a affaire à un sujet qui n'a pas encore éprouvé le trac, qui ne présente pas de dispositions individuelles très accusées, qui a seulement une appréhension bien justifiée et qui veut se prémunir contre un accident possible.

Si, au contraire, on a entre les mains un sujet chez lequel la phobie est plus ou moins invétérée, il faut employer une méthode différente.

Ici, il faut décomposer la phobie et attaquer successivement chacune de ses parties.

Il ne faut pas oublier que c'est toujours par la suggestion hypnotique que l'on agit sur le sujet. Il faut donc commencer par mettre le sujet dans l'état d'hypnose nécessaire, qui est ici le second degré du somnambulisme. On fera, s'il le faut, suivre au sujet un entraînement méthodique et progressif. Le sujet étant ainsi rendu apte à recevoir et à réaliser les suggestions, le premier point sera de travailler à la rééducation de sa volonté. Tout d'abord il faut suggérer au sujet de vouloir se guérir. On obtiendra ce résultat en lui faisant comprendre la nécessité de se guérir, et, ensuite, en lui démontrant la possibilité d'y arriver.

Mais, cette volonté que le sujet aura désormais de se guérir, ne doit pas être une volonté passive. On lui suggérera, en second lieu, de vouloir se soumettre aux conditions nécessaires à la guérison. C'est déjà une première phase d'activité que l'on donnera à sa volonté, et un commencement d'énergie qui lui sera très utile. Il commencera dès lors à aider lui-même au travail de sa guérison.

Le malade se rend compte de tout ce qu'il y a de pénible dans la faiblesse à laquelle il est en proie. On peut maintenant lui suggérer de vouloir être maître de lui. Il veut agir, il est disposé à lutter, on éveillera en lui la volonté de réussir. Ce n'est plus du hasard, ce n'est plus des circonstances qu'il attendra le succès; c'est lui-même qui le forcera; c'est par son énergie et son travail qu'il y atteindra.

On peut déjà, au moyen de suggestions bien amenées, lui faire prévoir les difficultés qui peuvent se présenter; car, en même temps, on lui donne la volonté de dominer les événements. Les circonstances peuvent être défavorables, des obstacles peuvent surgir ; il peut se mettre au-dessus des circonstances, il surmontera les obstacles par la volonté qui lui est suggérée.

Maître de lui-même et sachant se placer au-dessus des circonstances et des événements, il ne voudra pas se laisser influencer par autrui. L'impression qu'aurait pu produire sur lui le public, ou la présence d'une individualité quelconque, sera efficacement combattue et disparaîtra, par la volonté, excitée et fortifiée par la suggestion, de dominer l'influence que les autres pourraient exercer sur lui.

Il faudra maintenant suggérer au malade la suppression du doute. C'est le doute de lui-même qu'on fera disparaître le premier. Basé sur l'état d'inertie qu'il reconnaissait en lui, sur l'impuissance de sa volonté, ce doute de lui-même s'évanouira facilement avec le retour de l'énergie et de la volonté.

Il doutait aussi de son talent, et ce doute doit être dissipé; convaincu maintenant qu'il est capable d'agir, il faut que le sujet sache aussi qu'il a en lui ce qu'il faut pour accomplir ce qu'il veut. Ce qu'il a appris, ce qu'il a acquis par l'exercice et le travail, enfin les qualités et les dons naturels qu'il possède doivent être reconnus par lui, sans exagération, mais aussi sans restriction.

L'artiste doit être un convaincu ; son art doit être, pour lui, un idéal qu'il a toujours devant les yeux, vers lequel il tend toujours, qu'il s'efforce d'atteindre. Il doit sentir qu'il peut s'élever jusqu'à lui, mais que, même quand il y touchera, il pourra toujours progresser et encore monter plus haut. S'il ne doute plus de son art, celui-ci le portera lui-même, par un progrès croissant, toujours plus près de la perfection.

Il doit être aussi enthousiaste de l'œuvre qu'il interprète. Une œuvre n'est pas parfaite en elle-même, mais elle contient des parcelles du beau, dont l'ensemble constituerait l'idéal. C'est une étape qu'il faut franchir et qui rapproche du but, sans être le but lui-même.

Ainsi débarrassé des craintes et doutes fondamentaux qui pouvaient l'affaiblir et déprimer ses facultés, les quelques hésitations accessoires qui pourraient encore surgir disparaîtront facilement. Tel est le doute ou la crainte du jugement du public. Ce jugement lui paraîtra bien petit maintenant, de bien peu de valeur. Sûr du jugement de tous ceux qui sont capables de comprendre le beau et d'apprécier l'art, quelle importance, après cela, faut-il attribuer à tout le reste ?

L'artiste ne pourra plus douter du succès définitif, qui sera, pour lui, le résultat de son travail, de son talent, appliqués à un art et à des œuvres qui ne peuvent manquer de conquérir, tôt ou tard, les suffrages éclairés du public.

Dès lors, il se présente avec confiance en lui-même ; et l'assurance qui lui est suggérée, réalise, d'une manière efficace et positive, les idées qui ont été éveillées et développées dans son esprit par la suggestion hypnotique.

Le premier temps de la guérison est, dès lors, accompli : c'est-à-dire que le malade est capable de reprendre son travail ou ses occupations ; il peut se livrer à l'exercice de son art. Mais, il faut le considérer encore comme un convalescent dont il est nécessaire de soutenir les premiers pas. Il est guéri, mais il faut lui démontrer et lui prouver qu'il n'est plus malade.

Pour cela, le médecin devra procéder à une sorte de rééducation, en lui faisant accomplir lui-même des exercices d'accoutumance. Tout d'abord, le médecin lui fera réaliser, en sa présence et sous sa direction, les actes qui, autrefois, provoquaient la phobie. On commencera par les actes les plus simples et les moins difficiles ; puis, successivement, on les compliquera peu à peu.

On a pu remarquer que, dans toute la première partie du traitement, on n'a jamais parlé devant le malade de peur ni de phobie ; on a fortifié sa volonté ; on a supprimé tous ses doutes ; on lui a donné de la fermeté et de l'assurance ; mais les mots de peur et de phobie n'ont jamais été prononcés devant lui. A plus forte raison devra-t-il en être de même dans les exercices d'accoutumance.

Un peu à la fois, dans ces exercices, on réunira autour du sujet toutes les conditions qui étaient autrefois les plus capables de provoquer sa phobie. Tout d'abord, on réalisera ces épreuves par de simples suggestions. Le médecin évoquera devant le malade l'image de tout ce que nous avons cru pouvoir être la cause de la phobie et, en particulier, celles qui occasionnent le plus souvent le trac chez lui. Quand le sujet se croira en scène, devant un public nombreux, en présence des personnes les plus capables de l'impressionner, on lui fera jouer des rôles, simples d'abord, puis plus difficiles, enfin ceux qu'il redoute le plus et dans lesquels il a déjà souffert du trac.

Pendant ces exercices, toujours faits à l'état d'hypnose, le médecin fera des observations sur la voix, sur le geste, sur l'expression, etc. L'attention de l'artiste étant ainsi occupée tout entière à se perfectionner, l'idée de peur ou de trac ne pourra se présenter à son esprit.

Quand le médecin aura ainsi constaté que le progrès accompli par son malade est suffisant, il lui fera répéter les mêmes exercices à l'état de veille. Profitant des observations déjà faites pendant le sommeil, pour lui signaler les fautes ou les imperfections qui peuvent encore se présenter ; puis, pour le complimenter et l'encourager au fur et à mesure que les progrès se réalisent.

Après ces exercices, portant surtout sur l'objet du trac, le médecin achèvera de donner au sujet l'accoutumance nécessaire, en l'entourant de toutes les circonstances matérielles qui devront accompagner l'exercice même de sa profession devant le public. On lui fera répéter cette expérience démonstrative, s'il le faut, sur la scène même, avec les costumes et les accessoires avec lesquels il devra jouer. Ces exercices d'accoutumance sont très utiles et ont une grande importance; ils ont, sur le sujet, une action démonstrative, aussi il est bon de ne les négliger dans aucun cas, même quand le sujet paraît déjà suffisamment guéri; on pourra les raccourcir, les simplifier, en diminuer le nombre, mais nous conseillons de ne pas les omettre complètement. Le sujet, avant cela, était déjà persuadé, convaincu de sa guérison, après il en a la certitude, car il en a vu la démonstration.

Voici maintenant l'artiste capable de reparaître devant le public et d'affronter toutes les difficultés. Dans certains cas le médecin pourra encore lui rendre service dans cette première épreuve, surtout si, par suite d'une circonstance obligatoire, elle doit être subie d'une façon un peu prématurée ou à l'improviste. En accompagnant le sujet dans cette première épreuve, en se tenant non loin de lui et en le suivant du regard, il agit sur lui par une véritable action de présence qui le fortifie, lui donne confiance et assure le succès.

Le malade est désormais et restera complètement guéri, il n'a plus à craindre l'émotion, ni la phobie.

Pour compléter cette étude du trac, nous devons passer en revue un certain nombre de traitements généraux, qu'il sera bon d'employer simultanément avec le traitement spécial hypnotique qui s'applique à la phobie.

Ces traitements auront surtout pour but de réformer le terrain fondamental sur lequel s'est développée la phobie, et de combattre les effets qu'elle a déjà pu produire.

Au début, une période de repos est souvent très utile, elle sert tout à la fois de préparation au traitement hypnotique et de traitement général. Il faut entendre ici par traitement de repos un certain nombre de jours passés dans l'isolement et la réclusion complète, quelquefois même au lit. Le médecin réglera les conditions suivant le cas du malade.

L'hydrothérapie est un moyen de traitement que l'on peut déjà employer pendant la période de repos et continuer ensuite. L'hydrothérapie est un procédé de traitement qui s'applique merveilleusement à tous les genres d'affections nerveuses, mais il faut savoir en utiliser et en varier très judicieusement les différentes applications. Il ne faut pas oublier que ces applications sont très délicates et très variées, et que telle, qui donnera d'excellents résultats dans un cas, sera nuisible dans un autre cas et devra être remplacée par une application différente.

Nous considérons donc l'hydrothérapie comme un moyen très puissant et très efficace, mais qui demande beaucoup de tact et de compétence de la part de celui qui l'applique.

L'exercice doit être aussi conseillé, après la période de repos, en même temps que l'hydrothérapie. Mais nous entendons ici par exercice non pas un mouvement quelconque, mais un exercice méthodique et progressif. En premier lieu la gymnastique de chambre, soit celle qui se fait au moyen d'appareils divers pour développer la force musculaire, soit celle qui consiste dans les simples mouvements d'assouplissement et se fait sans instruments. Après la gymnastique de chambre, l'exercice de la bicyclette, qui est un des meilleurs à prescrire dans le cas qui nous occupe. En effet, l'exercice de la bicyclette, modéré et régulier bien entendu, développe la vigueur musculaire, active la respiration, et, de plus, exigeant l'observation de l'équilibre, force à une attention spéciale qui occupe l'esprit et le distrait de ses pensées habituelles.

L'électricité vient souvent, dans certains cas, prendre une part très utile au traitement. Le plus souvent, c'est aux différentes applications de l'électricité statique que nous avons recours. Dans un certain nombre de circonstances, nous avons aussi d'excellents résultats des courants statiques induits, appelés aussi courants de Morton.

Nous devons enfin signaler un traitement tout nouveau et donnant de grands succès, quand la neurasthénie, la tristesse et les obsessions viennent compliquer la phobie du trac : c'est la photothérapie. Cette photothérapie spéciale consiste dans l'application, soit partielle, soit le plus souvent générale, des rayons lumineux colorés. En choisissant des rayons plus ou moins réfringents et plus ou moins intenses, on peut activer ou diminuer la nutrition, accélérer ou ralentir la circulation, obtenir des effets d'excitation ou de sédation du système nerveux, etc.

Par ces quelques actions que nous venons d'énoncer, on voit quelle arme puissante nous fournit ce nouveau procédé de photothérapie pour agir efficacement dans les cas de névrose que nous venons d'étudier.

Enfin, il ne faut pas oublier le régime des malades que nous avons à traiter; il faut surveiller leur alimentation, et leur interdire, de la façon la plus rigoureuse, l'alcool, le café, le thé et tous les excitants du système nerveux. Il faut régler la quantité et la qualité de leurs aliments, et fixer, d'une manière régulière et rationnelle, les heures de leurs repas.

On complétera tout cela en formulant des règles hygiéniques adaptées à la saison, au climat et au tempérament des sujets.

TABLEAU SYNOPTIQUE DU CHAPITRE XXII

Le Trac et son Traitement curatif par la Suggestion hypnotique.

Le Trac est une phobie qui se manifeste au sujet de l'accomplissement d'un acte extérieur, sous l'influence de la présence d'individualités diverses.

Considérer : 1° Sujet. — 2° Cause (public). — 3° Objet (acte). 4° Effets. — 5° Traitement.

- **Sujet**
  - TERRAIN FONDAMENTAL OU TEMPÉRAMENT
    - Hystérie.
    - Neurasthénie.
    - Timidité.
    - Faiblesse de volonté.
  - DISPOSITIONS ACCIDENTELLES
    - Hyperesthésie affective.
    - Dépression nerveuse.
    - Fatigue et surmenage.
    - Chagrins.
    - Défaut naturel.
    - Peur du ridicule ou de non-réussite.
  - CAUSES OCCASIONNELLES
    - Hyperesthésie douloureuse.
    - Souvenirs d'insuccès.
    - Rêve.
    - Suggestion indirecte, involontaire.
    - Contagion.
    - Difficulté inattendue.
    - Changements d'habitudes.
    - Impression à la vue d'une personne.
    - Surprise de quelque nature.
- **Cause**
  - Milieu spécial. Attention portée sur le sujet.
  - Présence d'un être humain, grand ou réputé tel, ou multiple.
  - Croyance à la supériorité d'autrui. Illusion à l'égard des autres.
  - Comparaison. Jugement.
  - Attente anxieuse.
  - Irritabilité générale.
  - Manque de sympathie.
  - Déception (salle peu nombreuse).
  - Phobie, obsession.
  - Critique antérieure ou à l'égard d'autrui.
  - Circonstances d'infériorité.
- **Objet**
  - DIFFÉRENTS ARTS OU PROFESSIONS QUI S'EXERCENT DEVANT LE PUBLIC
    - Musique.
    - Déclamation.
    - Discours.
    - Rôle mimique (Danse).
    - Art matériel
      - *Adresse.*
      - *Force.*
      - *Equitation.*
  - CIRCONSTANCES PARTICULIÈRES
    - Visites. Circonstances représentatives.
    - Examens. Concours.
  - PARTICULARITÉ DE L'OBJET
    - Nouveauté. Début. Pièce nouvelle. Contagion de l'auteur.
    - Circonstances nouvelles. Lieu. Entourage.
    - Difficulté réelle ou relative du sujet.
    - Antipathie du sujet pour l'objet.
    - Manque de connaissance de l'objet.

TABLEAU SYNOPTIQUE DU CHAPITRE XXII (*suite*).

- **Effets**
  - IMMÉDIATS
    - Inertie de toutes les facultés, qui n'obéissent plus à la volonté.
    - Amnésie complète ou temporaire.
    - Idéation involontaire.
    - Diminution des perceptions sensorielles.
    - Sensations fausses.
    - Hyperalgie. Augmentation de sensation de fatigue.
    - Diminution des forces.
    - Manque d'équilibre. Eblouissements. Vertiges.
    - Troubles des mouvements. Incoordination. Maladresse.
    - Aphasie d'intonation (Voix blanche).
    - Bégaiement.
    - Troubles dans les fonctions physiologiques
      - *Tremblement.*
      - *Troubles respiratoire*
      - *Oppression.*
      - *Palpitations.*
      - *Rougeur.*
  - ÉLOIGNÉS
    - Sensibilité maladive.
    - Pessimisme.
    - Aboulie.
    - Misanthropie.
    - Orgueil.
- **Traitement**
  - TRAITEMENT GÉNÉRAL DE LA CAUSE
    - Hypnose.
    - Suggestion.
    - Repos.
    - Hydrothérapie.
    - Exercice gymnastique.
    - Electricité.
    - Photothérapie.
  - TRAITEMENT PARTICULIER DU GENRE
    - Suggestion hypnotique.
    - Rééducation de la volonté.
    - Suppression du doute.
    - Confiance en soi (Assurance).
    - Exercice d'accoutumance.
    - Action démonstrative.
  - HYGIÈNE
    - Suppression des excitants : *Alcool. Thé. Café. Tabac.*
    - Sommeil prolongé.
    - Aération. Exercice.

CHAPITRE XXIII

L'HYPNOTISME ET LA SUGGESTION DANS L'ÉTUDE DES ARTS ET EN PARTICULIER DE LA MUSIQUE

Nous ne nous occuperons dans cette étude que de l'interprétation des œuvres musicales ; laissant pour le moment de côté tout ce qui a trait à la composition et au travail de l'auteur.

L'interprétation d'une œuvre musicale se compose de deux actes successifs, qui sont nécessairement exigés de l'artiste :

1° Comprendre la pensée de l'auteur;

2° L'exprimer.

Il y a une partie, d'un mécanisme général, préliminaire, qui est commun à l'interprétation de toute œuvre musicale, que cette interprétation soit faite au moyen de la voix ou au moyen d'un instrument, c'est la lecture musicale. La lecture de la musique écrite est le moyen par lequel l'auteur communique à ses interprètes les idées et les sentiments qu'il a voulu exprimer.

La lecture musicale exige que le musicien reconnaisse simultanément : 1° Le mouvement, c'est-à-dire la mesure et la cadence propres au morceau et à chacune de ses parties ; 2° La tonalité générale du morceau, et successivement les changements de tonalité qui peuvent y être introduits ; 3° Le nom et la hauteur des notes ; 4° Les signes accidentels qui sont destinés à élever ou à abaisser momentanément la hauteur d'une note ; 5° Les signes d'expression qui s'appliquent à l'ensemble du morceau, à ses différentes parties, à des phrases, à des mesures, ou seulement à des notes.

Comme on le voit par ces quelques détails, la lecture musicale est infiniment plus complexe que la lecture de la parole écrite. De plus, ici les difficultés varient avec les différents auteurs et d'un morceau à un autre. Ces difficultés, pouvant s'appliquer à chacune des parties que nous venons d'énumérer, peuvent être, pour ainsi dire, multipliées à l'infini : changements de mesure et changements de tonalité fréquents dans le cours d'un morceau ; intervalles irréguliers et plus difficiles entre différentes notes successives ; signes accidentels inattendus et multipliés, etc... tout cela peut compliquer considérablement la lecture musicale. D'autre part, un artiste qui veut être capable d'interpréter une composition doit être préparé à surmonter toutes ces difficultés. Aussi, dans les cours et les examens de solfège, a-t-on l'habitude de les multiplier le plus possible, pour que l'élève soit apte à toute interprétation. La difficulté est donc grande pour les élèves, qui ont en plus à compter avec leur inexpérience, le manque d'habitude et de confiance en eux-mêmes, la timidité, etc...

La suggestion peut considérablement leur venir en aide, tout à la fois pour les mettre en possession de tous leurs moyens naturels, pour affermir les connaissances déjà acquises et leur permettre de les utiliser.

L'expérience confirme ces données ; j'en citerai une observation.

Mlle A..., élève du Conservatoire, vient me trouver, elle craint beaucoup les difficultés de son examen. D'autres occupations, dont elle ne peut s'affranchir, ne lui permettent pas de consacrer à ses études musicales autant de temps que ses camarades, et la mettent dans un état d'infériorité évidente pour le concours.

Deux mois environ avant son examen, je lui fais des séances de suggestion deux fois par semaine, pendant lesquelles je l'accoutume successivement à vaincre toutes les difficultés que j'ai énumérées tout à l'heure, en insistant particulièrement sur celles qu'elle me signale et qu'elle a le plus de peine à surmonter. Dès les premières séances, elle remarque une plus grande facilité pour ses études, néanmoins c'est toujours avec beaucoup de crainte qu'elle voit approcher la date de l'examen.

Résultat final : Mlle A... passe son concours sans difficulté et obtient le second prix.

Quand l'artiste a compris la pensée de l'auteur, il doit alors la traduire pour les auditeurs, faire passer les impressions et les sentiments dans l'âme du public.

C'est ici que commence le second acte qu'il doit remplir : exprimer les idées de l'auteur.

Il faut distinguer, au point de vue de notre étude, deux manières d'exprimer la pensée musicale : on peut l'exprimer au moyen d'instruments ; on peut l'exprimer par la voix.

L'instrument, quel qu'il soit, présente pour l'exécution d'une œuvre musicale un certain nombre de difficultés, qui peuvent être classées dans deux catégories :

Difficultés de mécanisme;

Difficultés d'expression.

Les difficultés de mécanisme varient suivant le genre d'instrument ; elles peuvent toutefois, d'une manière générale, se subdiviser encore en deux groupes : 1° L'agilité des mouvements des doigts ; 2° La combinaison de mouvements différents de l'une et de l'autre main.

A cela vient s'ajouter, pour les instruments à vent, les mouvements des lèvres et de la langue ; pour l'orgue en particulier les mouvements des pieds, qui peuvent être chargés d'un jeu spécial.

Quant à l'expression donnée au moyen des instruments, elle est surtout le résultat de la souplesse des mouvements ; elle peut concerner les deux mains, comme dans le piano, orgue, harpe, etc., ou simplement la main droite, comme dans les instruments à cordes et spécialement à archet ; ou enfin, le mouvement des lèvres et de la langue, comme dans les instruments à vent.

Il est bien évident que nous ne pouvons ici entrer dans le détail des difficultés de mécanisme de tous les instruments ; cette étude doit être faite pour chaque cas particulier. Nous avons seulement indiqué ici les grandes lignes qui sont communes à l'instrumentation en général, mais nous voyons déjà l'importance que peut y avoir la suggestion.

On sait quelle part considérable revient à l'automatisme, dans les mouvements exécutés pour le jeu des divers instruments. Le pianiste, le violoniste, ne peuvent arriver à l'agilité surprenante de mouvements qui leur est nécessaire, que par une habitude acquise par de longs exercices, et grâce à laquelle ces mouvements s'exécutent sans que la volonté consciente n'ait à intervenir. Or, les mouvements automatiques sont essentiellement ceux sur lesquels la suggestion a le plus de prise.

Le résumé de quelques observations le démontreront.

J'avais en traitement un M. B..., qui avait été autrefois pianiste d'une force remarquable; jouant à première vue les œuvres les plus difficiles des compositeurs les plus célèbres. Mais, depuis plusieurs années, les troubles des mouvements, résultat de la maladie pour laquelle il était en traitement, l'avaient forcé, à son grand regret, à abandonner la musique. Lorsque la guérison fut suffisante pour lui permettre de reprendre son instrument, il se plaignit vivement de ne plus exécuter, avec la perfection qu'il exigeait de lui-même, les morceaux qu'il voulait jouer. C'est alors qu'il me vint à l'idée de faire avec lui l'expérience suivante, à laquelle il se prêta volontiers.

Je lui dis de choisir un des morceaux les plus difficiles qu'il avait joués autrefois, mais qu'il n'avait pas revu depuis sa maladie, c'est-à-dire depuis plusieurs années, puis de jouer une seule fois ce morceau.

Il le déchiffra en effet, mais l'exécution était bien loin de ce qu'il faisait autrefois; les traits lui paraissaient difficiles, les doigts lourds, certains passages laissaient particulièrement à désirer ; il était découragé.

Je lui prescrivis alors de ne plus regarder une seule fois ce morceau pendant dix jours, il ne devait non plus faire aucun exercice sur le clavier, qui aurait pu faciliter l'exécution du morceau ; mais chaque jour, je lui faisais, au moyen d'une suggestion, répéter mentalement son morceau, une seule fois, d'un bout à l'autre, insistant particulièrement sur les difficultés qui pouvaient se présenter. Bien entendu, pendant cette suggestion, je veillais à ce qu'il n'y eût aucun mouvement, même involontaire, des doigts.

Le dixième jour, M. B... se met au piano et exécute le morceau, d'un bout à l'autre, sans hésitation, sans la moindre faute. Stupéfait lui-même du résultat, il avoua qu'il n'avait jamais joué ce morceau avec plus de perfection lorsqu'il l'avait autrefois étudié pour le posséder à fond.

Par des suggestions analogues, après avoir guéri ce malade des troubles moteurs qui faisaient le fond de sa maladie, je l'aidai à faire rapidement sa rééducation musicale. Il s'est maintenant complètement remis à la musique et a pu en faire sa profession.

J'ai fait la même expérience, non plus chez un malade, mais chez un violoniste qui, par suite de circonstances particulières, avait dû complètement abandonner son instrument pendant très longtemps. Au moment où il se préparait à reprendre la musique, craignant de ne plus retrouver la facilité d'autrefois, il se soumit à l'expérience. Pendant plusieurs jours, sans lui permettre de toucher son instrument, je lui fis des suggestions qui lui rappelaient les exercices abandonnés depuis longtemps, et je lui fis repasser mentalement divers morceaux qu'il avait joués. Au jour fixé, ces morceaux furent exécutés aussi bien et avec autant d'aisance que s'il n'avait jamais abandonné la pratique de son instrument.

Je citerai encore l'observation d'une élève du cours de piano du Conservatoire. A l'approche d'un examen elle éprouvait une grande appréhension, surtout à cause des difficultés de mécanisme qu'elle avait beaucoup de peine à surmonter; à la vue des passages compliqués qui se présentaient dans un morceau, elle hésitait, son jeu devenait incertain et souvent incorrect. Je l'endormis quatre ou cinq fois et lui fis des suggestions dans le sommeil hypnotique; enfin, après la dernière séance, je lui fis jouer devant moi les morceaux qu'elle redoutait le plus. Résultat : son examen fut passé sans la moindre difficulté et elle pratique maintenant son art avec succès.

Nous devons, dans cette étude, séparer la musique vocale

de la musique instrumentale, bien que la voix puisse être considérée comme un instrument; mais la musique vocale présente certaines difficultés particulières, et de plus, ici, nous exerçons une influence directe sur l'instrument lui-même.

L'auteur, dans toute œuvre musicale, traduit des sentiments qu'il ressent lui-même, ou ceux que le personnage qu'il met en scène est censé éprouver.

Dans toute musique, qui n'est pas la musique dramatique, ce sont presque toujours des idées générales qui sont exprimées; mais il faut remarquer que l'auteur personnifie, même les idées les plus abstraites, en leur donnant la forme qui s'adapte le mieux à ses propres sentiments.

La même idée pourra donc, surtout en musique, être exprimée de plusieurs façons différentes par des auteurs différents. L'artiste qui traduit cette pensée doit pouvoir la rendre aussi sous les différents aspects sous lesquels elle peut être présentée. Il est nécessaire, pour cela, qu'il se place d'abord dans la situation d'esprit de l'auteur, puis que, par un effet d'imagination, il se représente l'idée telle que l'auteur se l'est représentée lui-même, ou qu'il éprouve le sentiment de la même façon et avec la même intensité.

Plus que toute autre, la musique vocale, et surtout la musique dramatique, doit transmettre à l'auditeur les sentiments vrais de l'auteur, et elle atteint sa perfection quand elle les lui fait éprouver à lui-même.

Dans la musique dramatique, où il s'agit de traduire les sentiments d'un personnage figuré, le travail de l'artiste est très complexe. En effet, la situation relative du personnage, et son état d'âme, résultant des circonstances qui l'entourent et de ses impressions, entrent en cause pour modifier l'expression de ses sentiments.

Analysons sommairement le travail psychologique qui doit être fait par l'artiste.

Il doit s'assimiler la personnalité, successivement, d'une foule de personnages différents. Tantôt prince, tantôt simple ouvrier, soldat ou paysan, poète ou homme du monde, il faut qu'il représente les qualités et les défauts, les vertus et les vices de tous ces types différents. Puis, pour chaque personnage particulier, il doit savoir se placer dans toutes les conditions de la vie, et, en général, plus particulièrement dans les situations les plus difficiles; en proie à des sentiments auxquels il faut donner une intensité violente pour leur permettre d'atteindre le public, de le toucher et de lui donner l'illusion de la réalité à travers le mirage et les atténuations qui résultent d'un entourage de convention.

Si les sentiments sont, au fond, identiques dans leur essence chez tous les personnages différents, il faut observer qu'ils varient à l'infini pour ce qui est de leur expression et de leur manifestation extérieures.

Les sentiments d'amour, d'orgueil et de colère se manifesteront d'une manière différente, chez des personnages appartenant aux populations délicates et raffinées d'Europe, et chez des individus de race asiatique, vivant au milieu des mœurs et de la grossière civilisation orientales.

L'impression de l'amour sera, chez un prince, tempérée, d'une part, par le sentiment de sa dignité, l'orgueil de son rang ; mais, d'autre part, l'usage de la souveraine puissance, l'habitude du commandement, se feront sentir dans l'exigence du caprice et la hauteur de la volonté.

Tout autre sera la manifestation de ce même sentiment chez le poète, chez l'artiste délicat, qui sauront naturellement l'élever par l'habitude de la contemplation de l'idéal.

Nous pourrions prendre ainsi successivement la femme du monde, élégante et raffinée, et l'ouvrière habituée aux rudes travaux et aux privations ; le savant et l'homme des champs, la princesse et la petite bourgeoise.

Chez tous, nous verrions les influences de race, d'éducation, de milieu, modifier l'impression produite par les sensations reçues et la manifestation des sentiments.

Après cela viennent seulement les différences individuelles de toute personnalité, résultat de dispositions physiologiques et psychologiques, du fonctionnement plus ou moins parfait de diverses facultés, de la délicatesse des organes des sens, qui font que chacun des individus d'une même catégorie possède des caractères propres, tels qu'il ne ressemble à aucun autre.

L'artiste, qui veut rendre le sentiment traduit par l'auteur dans une œuvre artistique, doit comprendre tout cela, se placer dans telle ou telle situation d'esprit, enfin s'assimiler l'individualité de tous les personnages dont il doit traduire l'état d'âme.

Il faut pour cela arriver à s'oublier soi-même ; il faut faire abstraction de ses idées propres, de ses préjugés, s'affranchir de toutes les influences reçues par l'éducation, par l'entourage, faire table rase des habitudes acquises et des idées préconçues. Tout cela doit, pour ainsi dire, faire le vide dans le cerveau de l'artiste, pour qu'il ne lui reste plus rien de lui-même.

Ce premier travail étant fait, il faut le sensibiliser de nouveau, et, après avoir substitué la personnalité nouvelle à la personnalité ancienne, le rendre apte à recevoir les impressions de l'auteur.

Ces quelques considérations nous montrent les difficultés qui se présentent à l'artiste pour s'assimiler la pensée de l'auteur ; mais déjà nous voyons aussi que, pour les vaincre, la suggestion peut lui venir puissamment en aide.

Il suffit de nous observer nous-mêmes quelques instants, et d'observer les personnes qui nous entourent, pour nous rendre compte combien il est difficile de s'oublier soi-même. Dans les circonstances où l'on s'observe le plus, ne voit-on pas à chaque instant les préjugés, les idées préconçues, les habitudes reprendre le dessus. Pour dominer toutes ces influences que nous sentons en nous, pour réprimer toutes ces impulsions, il faut déployer une grande énergie de volonté. Chez un grand nombre de personnes cette volonté se fatigue et faiblit ; de plus, quand elle s'applique ainsi à dompter ce qui est au dedans de nous-mêmes, l'attention est moins apte à recevoir des impressions nouvelles, la faculté d'assimilation pour d'autres idées est moins développée.

Au contraire, que se passe-t-il sous l'influence de la suggestion ? Les idées se modifient sans effort, sans même que le sujet ait besoin d'y songer ; certaines idées s'effacent, d'autres sont atténuées, les habitudes disparaissent. La sensibilité et la faculté de recevoir des impressions se développent, des idées nouvelles surgissent sans effort et l'esprit se les assimile parfaitement.

Je citerai à ce sujet une observation bien caractéristique. On ne se fait guère l'idée du travail énorme exigé des artistes dans les théâtres de province. Les principaux artistes jouent trois ou quatre fois par semaine ; toutes les autres soirées sont consacrées aux répétitions. Une œuvre goûtée du public est jouée au plus trois ou quatre fois, mais en général une même pièce n'est pas jouée plus de deux fois dans une saison.

C'est dans ces conditions de surmenage que Mme P... vint me trouver, devant créer un rôle dans une œuvre nouvelle. Elle se trouvait dans un état de surexcitation nerveuse développée par le travail, la mémoire affaiblie, la voix fatiguée, il lui semblait impossible de réussir. Je connaissais sa sensibilité hypnotique, l'ayant déjà endormie, et je m'efforçai d'abord de la rassurer. Chaque séance, pendant laquelle je l'endormais durant environ un quart d'heure, lui procurait un repos complet ; elle y trouvait des forces et un calme qui combattaient le surmenage. En même temps j'en profitais pour lui faire étudier son rôle, la pénétrer de tous les sentiments qu'elle aurait à y développer, lui en faire sentir toutes les nuances. La suggestion augmentait aussi la puissance de sa mémoire et remédiait à la fatigue de sa voix. Le résultat fut tout ce qu'elle désirait : un succès complet, maintenu pendant toute la saison, et complété par un nouvel engagement.

La musique vocale présente encore cette particularité qu'elle doit être accompagnée de l'expression de la physionomie et du geste. Cette mimique n'est que la manifestation extérieure de l'impression produite par le sentiment.

Nous avons déjà vu ailleurs l'importance de la suggestion pour donner l'expression juste du sentiment et le geste vrai qui convient à la situation. Mais, pour que l'impression soit ressentie vivement par l'artiste et que le sentiment se developpe avec toute l'intensité de la réalité, il faut que rien ne vienne le distraire, qu'aucune idée étrangère ne puisse l'influencer, et ce sentiment étant développé, il faut que rien ne vienne entraver sa manifestation extérieure.

Pour bien rendre son rôle, l'acteur doit être maître de lui-même. Tout le monde sait que rien n'est plus nuisible à un artiste que ce doute de soi-même, cette phobie du public vulgairement appelée le trac ; rien cependant n'est plus fréquent.

De nombreuses observations nous montrent la puissance de la suggestion pour vaincre cette influence qui paralyse tous les moyens.

Une jeune artiste vint un jour me trouver au moment des débuts de la troupe lyrique. Elle était vivement impressionnée de cette épreuve devant un public qu'elle ne connaissait pas ; elle redoutait le jugement, souvent fantaisiste et peu éclairé il est vrai, d'une commission des débuts, qui pouvait en quelques instants briser son avenir. D'un tempérament très nerveux, très impressionnable, elle était devenue absolument incapable de faire valoir les qualités sérieuses qu'elle possédait. Cette crainte avait augmenté de jour en jour, à tel point qu'elle avait perdu toute confiance en elle-même, elle n'était plus sûre de sa voix ni de sa mémoire. Son état était tel qu'il y avait sérieusement à craindre pour elle un échec, et la circonstance la plus grave était qu'elle venait seulement me trouver dans l'après-midi du jour où devaient avoir lieu ses débuts.

Je la rassurai de mon mieux ; mais, ne l'ayant pas encore eue entre les mains, j'ignorais moi-même jusqu'à quel point je pourrais obtenir un effet aussi rapide. Néanmoins je lui proposai d'employer la suggestion hypnotique, ce qui fut accepté aussitôt. Heureusement j'avais affaire à un sujet d'une grande sensibilité hypnotique ; je pus d'emblée l'endormir profondément et la placer dans un état de somnambulisme du second degré, c'est-à-dire bien suffisant pour rendre efficaces toutes les suggestions thérapeutiques. Le résultat fut très satisfaisant, les débuts lui furent tout à fait favorables. Le trac ne s'est plus représenté chez elle.

Nous avons encore signalé, dans la musique vocale, l'influence que la suggestion peut avoir sur l'instrument lui-même. En effet, il ne suffit pas que l'artiste soit bien identifié au personnage qu'il doit représenter, qu'il soit sûr de sa mémoire et de son geste, qu'il n'ait plus aucune appréhension de se présenter devant le public. Tout cela ne peut lui servir qu'à condition qu'il possède un organe qui soit apte au rôle qu'il doit remplir.

Or, dans l'organe de la voix, nous reconnaissons quatre qualités dépendant de l'instrument lui-même et nécessaires à son bon fonctionnement. Ces quatre qualités sont : l'étendue, la souplesse, le timbre et la justesse. Ces qualités peuvent toutes, jusqu'à un certain point être modifiées par le travail et l'exercice ; mais la suggestion hypnotique produit des effets bien plus rapides et plus puissants, et permet d'obtenir des modifications de l'organe auxquelles on ne pourrait arriver par aucun autre moyen.

L'étendue est cette qualité de la voix qui lui permet d'atteindre les notes les plus élevées et les notes les plus basses. On indique généralement une étendue moyenne de la voix dans les différents registres, mais cette étendue varie suivant les individus.

La suggestion hypnotique peut faire accroître, chez certains sujets, l'étendue de la voix d'un ton ou d'un demi-ton, dans les notes élevées ou dans les notes basses. Des observations qu'il serait trop long de citer ici le prouvent.

La souplesse est cette qualité qui fait que le chanteur peut donner successivement des notes, séparées par des intervalles variés plus ou moins considérables. Les différentes notes doivent pouvoir être données avec une grande rapidité, avec aisance, et avec toutes les qualités de nuance et d'expression requises pour le son. La souplesse s'acquiert et se développe par l'exercice; mais la suggestion rend plus facile l'émission des sons, les régularise, enlève la difficulté de certains intervalles, de sorte que la voix est donnée sans secousse et sans effort.

Le timbre de la voix a souvent été confondu à tort avec le registre. Quand une note quelconque est donnée par un instrument ou par la voix, le son fondamental n'est pas le seul qui se fasse entendre ; il est toujours accompagné d'un certain nombre de sons harmoniques qui varient en nombre et en intensité ; ce composé rend le son plus agréable à l'oreille, plus harmonieux. Le timbre de la voix dépend du nombre de notes harmoniques qui accompagnent le son fondamental et de leurs intensités relatives.

Les harmoniques contenus dans le son de la voix sont renforcés inégalement par les différentes cavités qui lui servent de résonnateurs, de là vient le timbre de la voix.

Il résulte de là que, puisqu'une partie des cavités du résonnateur de la voix échappe à l'influence de la volonté, le timbre de la voix ne se laisse pas modifier par l'exercice. Mais ces cavités sont sous l'influence des contractions musculaires et de la circulation, celle-ci agissant surtout par l'intermédiaire de l'hyperhémie ou de l'anémie des muqueuses. Or, nous savons que tous les muscles, même ceux qui ne sont pas soumis à l'action de la volonté, de même que la circulation, sont influencés par la suggestion. Il en résulte que la suggestion hypnotique bien dirigée peut aussi exercer une influence utile sur le timbre de la voix.

La justesse de la voix dépend en partie aussi de la production des sons secondaires. Si les notes secondaires ne sont pas dans un rapport simple de vibrations avec la note fondamentale on a le faux absolu ; c'est la voix fausse, c'est l'instrument qui résonne faux. Mais, dans le chant, on a plus souvent affaire à la justesse relative qui dépend de la hauteur du son principal émis. Cette note fondamentale doit donner un nombre de vibrations correspondant aux notes données par les instruments qui accompagnent la voix, ou par l'ensemble des autres notes déjà émises par la même voix. Ici le chanteur peut, involontairement mais consciemment, émettre une note à côté de celle qu'il devrait donner. Cela arrive ordinairement parce que, soit par défaut d'exercice, ou par manque de souplesse, ou bien à cause de la difficulté des intervalles, il ne sait pas conduire sa voix comme il le voudrait.

Nous ne pouvons traiter ici la question du faux absolu et du faux relatif, question très peu connue même des musiciens, elle nous entraînerait trop loin de notre sujet, nous la réserverons pour l'approfondir dans une autre circonstance.

Ce qu'il importe de constater ici, c'est l'action puissante de la suggestion.

Sans m'étendre davantage, je citerai un artiste, fatigué par une longue maladie, auquel la suggestion rendit toute l'étendue et la souplesse de la voix et permit d'aborder de nouveau le théâtre.

Un autre chanteur, d'un nervosisme excessif augmenté par le surmenage, trouvait sa voix tellement compromise qu'il était sur le point de résilier son engagement. Une première séance de suggestion lui donna un tel succès qu'il continua le traitement et n'eut plus la pensée de se retirer.

Une jeune artiste, après une maladie aiguë de la gorge, était encore presque aphone ; elle devait, à une date fixée depuis longtemps, chanter un rôle auquel elle tenait beaucoup. Quelques suggestions lui rendirent la voix, et, au bout de peu de jours, à la grande satisfaction de son directeur, elle était en état de jouer et le faisait d'une façon très brillante.

La suggestion agit donc sur les quatre qualités fondamentales de la voix.

Elle peut rendre à la voix son étendue diminuée par la fatigue, par la maladie, ou par des circonstances particulières ; elle peut même augmenter son étendue normale.

Elle développe sa souplesse d'une manière considérable, et quand elle vient s'ajouter à l'exercice et au travail, elle permet au chanteur d'aborder avec aisance les plus grandes difficultés.

Le résultat s'obtient avec une rapidité que l'on ne trouverait jamais par le travail seul.

Le timbre est amélioré par un mécanisme qui appartient en propre à la suggestion et ne peut appartenir qu'à elle seule, puisqu'il s'agit d'une action sur la fonction de circulation et sur les muscles qui ne sont pas soumis à l'empire de la volonté.

La suggestion donne encore à l'artiste la possibilité de conduire sa voix sans hésitation et sans défaillance ; elle lui donne la sûreté dans l'attaque de chaque note et le sentiment absolu des distances, par conséquent la justesse.

Son action sur les organes secondaires, qui produisent le timbre, et son action sur la concordance des sons, lui donnent donc, jusqu'à un certain point, une influence non seulement sur la justesse relative, mais aussi sur la justesse absolue de la voix.

L'étude que nous venons de faire est moins un raisonnement théorique que la conclusion naturelle d'un grand nombre d'observations appartenant à une catégorie spéciale et dont nous avons signalé les plus importantes.

Ces faits démontrent suffisamment l'utilité de l'emploi de la suggestion hypnotique dans l'éducation musicale.

TABLEAU SYNOPTIQUE DU CHAPITRE XXIII

Utilité de la Suggestion dans l'étude des arts et en particulier de la musique.

Art : But : *Éveiller des idées capables de produire une émotion.*

- INTERPRÉTATION D'UNE ŒUVRE MUSICALE
  - Comprendre la pensée de l'auteur.
  - L'exprimer. Faire passer l'émotion dans le public.

- **COMPRENDRE**
  - **Lecture musicale**
    - Mouvement : Mesure. Rythme. Cadence.
    - Tonalité : Changements successifs.
    - Notes : Nom. Hauteur.
    - Signes modificateurs : Dièzes. Bémols.
    - Expression : Morceaux. Parties. Phrases.

- **EXPRIMER**
  - **Instruments :** 1° *Mécanisme.* 2° *Expression.*
    - MÉCANISME
      - Agilité. Mouvements des doigts.
      - Combinaison. Mouvements des mains.
      - Mouvements des lèvres et de la langue (Instruments à vent).
      - Mouvements des mains et des pieds (Orgue. Harpe).
    - EXPRESSION.
      - Souplesse des mouvements.
      - Deux mains : Piano. Orgue. Harpe.
      - Main droite : Instruments à archet.
      - Lèvres. Langue : Instruments à vent.
    - AUTOMATISME DES MOUVEMENTS : Puissance de la Suggestion.
  - **Voix**
    - MUSIQUE DRAMATIQUE
      - *Traduire la pensée*
        - S'oublier soi-même.
        - Se sensibiliser.
        - S'assimiler.
        - Situation.
        - Intensité d'expression.
      - *Personnage : Sentiments*
        - D'essence identique.
        - De manifestation variée.
    - VOIX INSTRUMENT
      - Influence de la suggestion sur l'instrument.
      - *Étendue :* Notes élevées et basses. Registre. Gagne par suggestion.
      - *Souplesse :* Intervalle de notes successives. Exercice. Suggestion.
      - *Timbre* (par registre) : Son fondamental. Harmoniques. Cavités de résonance. Muscles. Suggestion.
      - *Justesse*
        - Absolue : Rapport des sons secondaires au son principal. Cavités de résonance.
        - Relative : Hauteur du son principal : avec instruments ; ou autres sons précédents.

CHAPITRE XXIV

ÉTUDE D'UNE FORCE NERVEUSE EXTÉRIORISÉE, AU MOYEN D'UN APPAREIL NOUVEAU LE STHÉNOMÈTRE

Parmi les phénomènes psychiques, un de ceux qu'il est le plus difficile de faire admettre par ceux qui ne connaissent pas bien ces sciences ou qui ne sont pas familiarisés avec ces phénomènes, c'est l'extériorisation de la force.

D'autre part, on se demande souvent aussi, si les passes faites pour provoquer l'hypnose ont une action réelle ; c'est-à-dire s'il existe un fluide, une force qui peut s'extérioriser et se communiquer de l'hypnotiseur au sujet.

Pour convaincre certaines personnes qui ont beaucoup de peine à admettre l'existence d'une force extériorisée, ou la possibilité de mettre en mouvement un objet sans aucun contact avec lui, il est très désirable que nous puissions les rendre témoins du phénomène.

Le problème consistait donc à trouver un instrument capable de démontrer l'existence d'une force émanant du système nerveux et s'exerçant à distance. Il était évident qu'il fallait éliminer tous les appareils enregistreurs des forces électriques : électromètres, boussoles, magnétomètres, électroscopes; tous ces appareils devant nécessairement faire intervenir une force qui ne pouvait qu'apporter un élément d'erreur dans nos observations.

Il fallait arriver à mettre l'objet, destiné à être influencé par la force nerveuse, complètement à l'abri des mouvements de l'air, sans mettre obstacle pour cela à l'action de la force à étudier. En même temps, il fallait pouvoir éliminer l'action de toute autre force sur ce même objet. C'est ce qui nous a amenés à la construction du sthénomètre dont nous allons parler (1).

Pour se servir de l'appareil, on place la main étendue, en la faisant reposer, pour la maintenir immobile, sur un coussinet indépendant de l'appareil. Les doigts doivent se trouver près de la surface latérale du globe, mais sans le toucher, et perpendiculairement à la pointe de l'aiguille.

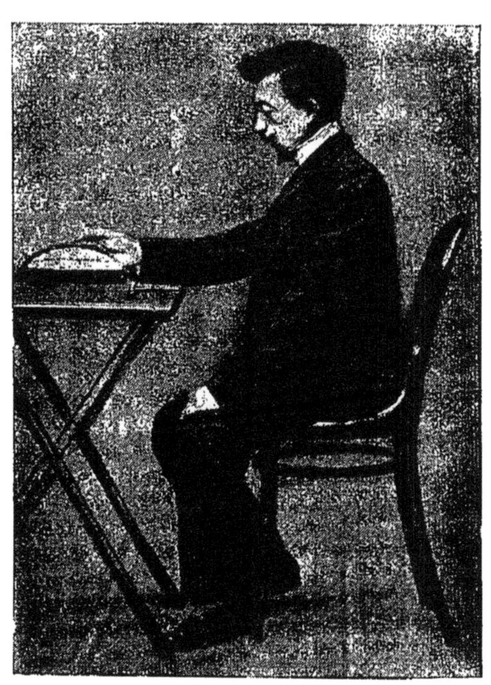

Fig. 42. — Sujet dont on mesure la force nerveuse extériorisée au moyen du sthénomètre.

On constate, au bout de quelques minutes, dans la majorité des cas, un mouvement d'attraction de l'aiguille très accusé. Ce mouvement est suffisant pour déplacer l'aiguille de 15, 20 et parfois jusqu'à 45 et 50 degrés.

C'est donc un mouvement bien visible et facile à constater. L'amplitude du mouvement varie, ainsi que nous le verrons tout à l'heure, suivant la main présentée, suivant les personnes, et peut même, avec certains sujets, se transformer en mouvement de répulsion.

Quoi qu'il en soit, examinons le mouvement le plus habituellement constaté, l'attraction, et voyons à quoi il peut être dû.

Lorsqu'on opère à l'air libre, il est certain que, en avan-

(1) Le sthénomètre est construit par MM. Fonthus et Therrode, à Paris, 6, rue Victor-Considérant.

çant la main un peu vivement, ou en la retirant, on détermine une poussée ou un appel d'air. On peut certainement arriver à éviter ce mouvement ; mais, comme nous l'avons dit plus haut, cela demande de grandes précautions et il vaut mieux, dans tous les cas, supprimer cette cause d'erreur qui pourrait soulever des objections. C'est ce que nous avons fait en recouvrant tout l'appareil d'un globe, qui ferme hermétiquement, et met l'aiguille à l'abri de tout mouvement atmosphérique.

Une seconde objection, s'adressant aussi au dispositif de l'expérience, venait de cette hypothèse que, en approchant de l'appareil, le poids du corps de l'expérimentateur pouvait communiquer au plancher un ébranlement ou une inclinaison, capables de modifier l'équilibre de l'appareil et de mettre l'aiguille en mouvement.

Nous pouvions d'abord répondre à cette objection, que le mode de suspension de l'aiguille, sur un pivot, avec un seul point de contact, la rend indépendante de l'inclinaison de la table ou de l'appareil et la maintient horizontale, quelle que soit sa direction. Mais la question pouvait aussi être résolue par une expérience. Nous avons voulu recourir à cette démonstration.

L'appareil fut suspendu par des cordes aux deux murailles opposées de l'appartement. De cette façon, il se trouvait indépendant du plancher sur lequel reposait l'expérimentateur. Dans ces conditions, les expériences donnèrent des résultats absolument identiques.

On ne pouvait pas accuser la construction de l'appareil ni le dispositif de l'expérience de donner naissance au mouvement de l'aiguille.

Il était donc constaté que, avec l'appareil, tel que nous l'avons construit, si on approche la main et si on la présente vis-à-vis la pointe de l'aiguille, perpendiculairement à celle-ci, on observe, au bout de quelques instants, que l'aiguille se met en mouvement.

Puisque l'aiguille bouge, il est évident qu'une force s'exerce sur elle ; quelle est cette force, telle est la question à résoudre.

Nous connaissons quatre forces, ou, si vous le voulez,

quatre genres de vibrations, qui peuvent se propager à distance, à travers l'atmosphère et certains corps, et donner ainsi à un objet inerte un ébranlement qui lui imprime un mouvement. Ces forces sont : le son, la chaleur, la lumière et l'électricité. Nous allons les examiner successivement, et voir si leur action peut être invoquée pour expliquer le mouvement qui se produit dans notre appareil.

Le son d'abord est facile à éliminer, et il n'est pas besoin d'expériences démonstratives pour prouver qu'il n'entre pas en jeu dans nos observations ; il suffit d'opérer en silence.

La chaleur demande à être étudiée : le corps humain produit un calorique assez considérable, et chacune de ses parties, la main en particulier, dégage une chaleur rayonnante, appréciable au moyen d'instruments sensibles.

L'expérience pour éliminer l'action de la chaleur fut faite de la manière suivante : une épaisse couche d'ouate fut placée entre la main et l'appareil. Au bout de quelques instants, le mouvement de l'aiguille se produisit malgré cette interposition.

La chaleur rayonnante de la main ne pouvait évidemment traverser aussi rapidement une couche d'ouate aussi épaisse. Néanmoins, une contre-épreuve fut instituée ; un fer rouge fut approché de l'appareil avec la même interposition de ouate, et l'aiguille ne fit aucun mouvement. Puisque la chaleur rayonnante du fer rouge n'agissait pas à travers l'écran, il était bien évident que ce n'était pas, à plus forte raison, la chaleur de la main, bien faible en comparaison, qui pouvait agir dans les mêmes conditions.

L'objection tirée de la chaleur possible, émise par le corps ou par la main, étant celle qui se trouve le plus souvent soulevée, nous avons procédé à une autre expérience qui la réfute d'une manière absolue.

L'air intérieur de la cloche de verre fut porté à une température de 45° centigrades. Cette température était constatée par un thermomètre placé sous la cloche.

La main, approchée de l'appareil, dans les conditions ordinaires de l'expérience, détermina un déplacement normal de l'aiguille. Le thermomètre intérieur marquait toujours 45 degrés.

Il était évidemment impossible que le corps humain, dont la température peut varier de 37 à 38 degrés, ait pu agir sur une atmosphère de 45 degrés.

Cette épreuve était plus concluante que celle qui aurait consisté à chercher à constater au moyen d'un thermomètre très sensible l'élévation de température produite par l'approche de la main, car on aurait toujours pu objecter que l'aiguille était encore plus sensible que le thermomètre au mouvement de la température.

L'expérience, telle que nous l'avons pratiquée, va au delà de tout ce qui pourrait être objecté en se basant sur le fait de l'action de la chaleur.

On pourrait encore objecter que la lumière, soit réfléchie par la surface de la main, soit agissant d'une façon quelconque, était la force qui mettait l'aiguille en mouvement. L'expérience fut faite le soir, dans une chambre obscure. Tout d'abord l'appareil fut placé dans de bonnes conditions, comme dans les autres expériences. L'expérimentateur, assis dans l'immobilité et la main sur le support ; le degré où se trouvait arrêtée l'aiguille fut noté avec précision ; puis toutes les lumières furent éteintes.

Au bout des quelques minutes nécessaires, les lumières furent allumées de nouveau, et l'on put constater que l'aiguille avait avancé de 28°. Le mouvement s'était donc produit dans l'obscurité absolue, et il était impossible de l'attribuer à l'intervention de la lumière.

Il restait enfin à examiner la quatrième force, l'électricité, et à nous rendre compte si c'était elle qui, dans les conditions de l'expérience, mettait en mouvement l'appareil.

Un cadre de toile métallique, relié à la terre par une chaîne de métal, fut placé entre la main et l'appareil. Dans ces conditions, on constata que l'aiguille se mettait en mouvement exactement de la même façon que lorsque la main était présentée sans interposition.

Afin d'avoir une démonstration que la toile métallique ainsi disposée arrêtait tout courant électrique, nous avons procédé à une contre-épreuve. Une pointe de métal, reliée à une source puissante d'électricité, attire ou repousse, suivant le pôle employé, un corps léger dont on l'approche. Nous pouvons ajouter, du reste, que le mouvement, ainsi obtenu au moyen de l'électricité, est un mouvement brusque et désordonné, qui ne ressemble en rien au mouvement de l'aiguille du sthénomètre sous l'influence de la main. Dans la contre-épreuve en question, après avoir constaté ce genre de mouvement au moyen d'une tige reliée à une puissante machine électrique, nous avons pu voir que toute influence électrique était absolument annihilée par l'interposition de notre toile métallique en communication avec le sol.

La conclusion que nous pouvons tirer de ces expériences est que, dans l'action que nous constatons sur le sthénomètre, une force autre que le son, la chaleur, la lumière ou l'électricité entre en jeu.

Mais qu'il soit bien entendu que nous ne prétendons pas que les forces susdites ne puissent, dans certaines conditions, produire une action analogue ; nous disons que, dans les conditions où nous nous sommes placés, elles ne s'exercent pas, et que, dans les expériences telles que nous les indiquons, une force autre que ces forces dénommées entre en jeu ; et cela, nous l'avons démontré par l'élimination successive de ces quatre forces dans les expériences dont nous venons de donner le détail.

Voici maintenant les différentes constatations que nous avons pu faire, au sujet de cette force, avec le sthénomètre.

Quand on approche une main de l'appareil, les doigts étendus, présentés en regard de la pointe de l'aiguille et perpendiculairement à sa direction, on constate, au bout de peu d'instants, un mouvement de l'aiguille, ordinairement dans le sens de l'attraction vers la main présentée.

Ce mouvement se fait lentement, progressivement et d'une manière très caractéristique, ne ressemblant pas à l'ébranlement de l'aiguille produit par une secousse communiquée à l'appareil.

Le mouvement ainsi communiqué à l'aiguille a une amplitude suffisante pour ne pas laisser la possibilité d'une illusion ; ce n'est pas un déplacement de quelques degrés ; mais on l'observe souvent d'une étendue de 20, 30 et 40 degrés.

Si l'on compare le déplacement obtenu avec chaque main successivement, on constate que le déplacement obtenu avec la main droite est normalement plus considérable que celui obtenu avec la main gauche.

L'amplitude du déplacement de l'aiguille varie suivant les personnes, et surtout avec l'état de santé des individus.

Nous avons constaté chez quelques sujets, mais dans des circonstances rares, un déplacement de l'aiguille en sens inverse, c'est-à-dire dans le sens de la répulsion.

Dans quelques cas très rares, nous avons observé le phénomène curieux de quelques personnes pouvant exercer une action attractive ou répulsive à volonté.

Des expériences ont été faites avec le même dispositif, mais en changeant la nature de l'aiguille. Nous avons expérimenté des aiguilles de bois, de carton, d'aluminium, et nous avons constaté avec ces matières des résultats analogues.

Nous avons fait des expériences avec un dispositif tout différent. Une aiguille en paille, terminée à une extrémité par un flocon de ouate, à l'autre par un contre-poids en carton, est suspendue en équilibre par un fil de cocon sous un globe.

Lorsqu'une personne se place vis-à-vis de cet appareil, sans avancer la main, à environ 60 centimètres du globe et regardant fixement le flocon de ouate, on constate que l'aiguille, quelle que soit sa position primitive, tourne pour se placer et s'arrêter perpendiculairement à l'observateur, comme si le flocon de ouate était attiré par lui.

Après ces constatations, faites sur des sujets en état de santé, il était intéressant de rechercher comment se comportait cette force chez des personnes malades, ce qui nous permettait de tirer des conclusions pratiques de nos expériences.

Ces observations furent prises au moyen du sthénomètre.

Les résultats constatés furent les suivants :

Chez les sujets dont le système nerveux est déprimé par une maladie générale ou infectieuse, la force extériorisée, constatée au moyen du sthénomètre, subit une diminution générale, proportionnelle à la dépression nerveuse du sujet.

Chez les hystériques, le sthénomètre nous donne la démonstration du trouble de l'équilibre nerveux dans cette maladie, et du bien-fondé de la théorie que nous avons émise à ce sujet. C'est ainsi que, quand un sujet hystérique présente une diminution de la sensibilité d'un membre, et une augmentation de la sensibilité correspondante de l'autre, on observe également un déplacement de la force extériorisée, proportionnelle au trouble de la sensibilité, qui peut aller jusqu'à être nulle d'un côté et très exagérée de l'autre.

Dans les autres manifestations de l'hystérie, le déplacement de l'équilibre de la force nerveuse est proportionnel au trouble existant.

De sorte que l'on peut suivre très exactement la marche de la maladie et ses tendances vers la guérison au moyen des constatations que l'on fait avec le sthénomètre. Cette indication est très importante pour la marche du traitement.

Dans la neurasthénie, on constate quelquefois une disparition absolue de la force extériorisée, d'un côté comme de l'autre. Ce sont les cas les plus graves, mais au fur et à mesure de la guérison, on constate le retour de la force nerveuse, qui reprend peu à peu son équilibre normal.

Dans d'autres cas, on constate seulement la disparition de la force extériorisée du côté droit, avec parfois exagération de cette force du côté gauche.

Ces constatations nous donnent des indications pour le traitement, et l'on voit l'équilibre se rétablir à mesure que l'on fait des progrès vers la guérison.

Ce qui a une importance encore plus considérable que la valeur absolue des chiffres, c'est la proportion qui existe entre le chiffre indiqué par la main droite et celui indiqué par la main gauche. Cette proportion varie avec une régularité véritablement étonnante dans les différentes maladies du système nerveux ; de sorte que la fraction présentée suffirait, dans bien des cas, à elle seule, pour fixer un diagnostic. Et ce qui prouve que cette variation est bien sous la dépendance de la maladie, c'est que, si l'on étudie régulièrement l'action produite sur le sthénomètre par un malade en traitement, on voit la fraction donnée par les chiffres des deux mains se rapprocher progressivement de la proportion normale, au fur et à mesure que le malade avance vers la guérison. Si, dans le cours du traitement, il se produit quelque rechute ou quelque accident nouveau, ce fait est immédiatement enregistré par l'écart qui se produit simultanément entre les deux chiffres.

Nous allons examiner les indications données par le sthénomètre dans un certain nombre de maladies, les faits seront la meilleure preuve de ce que nous avançons.

Tout d'abord, nous allons voir les variations de la force extériorisée chez les neurasthéniques. On sait combien cette maladie est protéiforme, nous allons donc diviser ces malades en catégories dans lesquelles nous verrons le sthénomètre donner des indications différentes.

Toutefois, le caractère fondamental que nous retrouvons, chez tous les malades atteints de neurasthénie, c'est le renversement complet de la force extériorisée, qui est démontré par l'écart plus considérable obtenu avec la main gauche comparativement à la main droite, ce qui est un caractère diamétralement opposé à l'état normal.

Nous n'insisterons pas, bien entendu, sur le tableau général de la maladie que tout le monde connaît, je me bornerai en quelques mots à indiquer le caractère dominant chez chaque malade.

Le premier sujet de cette catégorie est un homme de 45 ans, atteint depuis quelques mois de neurasthénie. Nous notons chez lui particulièrement des troubles digestifs, des vertiges, une tendance à la tristesse, des insomnies.

Son examen sthénométrique nous donne :

Main droite + 28°.
Main gauche + 52°.

Le second malade est une dame de 34 ans, neurasthénique, chez laquelle dominent des troubles digestifs, lourdeur et congestion céphalique après les repas, tristesse et mélancolie, insomnie presque complète.

Au sthénomètre elle nous donne :

Main droite + 14°.
Main gauche + 20°.

Un autre malade se plaint d'une grande fatigue générale, troubles digestifs, affaiblissement et lourdeur de tête surtout pendant le travail de la digestion ; il nous fait remarquer ce point très important que son ardeur pour le travail n'est pas diminuée, il voudrait toujours entreprendre quelque chose, mais la fatigue physique le domine et l'arrête aussitôt.

L'écart qu'il nous donne est :

Main droite + 23°.
Main gauche + 56°.

Je m'arrête dans cette énumération, mais rapprochons les symptômes dominants qui caractérisent la maladie chez tous ces malades.

Nous voyons chez tous la prédominance des troubles digestifs qui dominent toute la scène.

Il n'est pas difficile de se rendre compte que, dans tous les cas qui précèdent, les insomnies, la faiblesse, la tristesse sont sous la dépendance du mauvais fonctionnement des organes digestifs. Il faut noter surtout que la dépression signalée dans la plupart des cas est surtout une dépression des forces physiques ; aucun ne se plaint ici de troubles ou d'affaiblissement des facultés intellectuelles.

Aussi leur formule générale est bien identique ; nous constatons dans la mesure de leur force extériorisée, non pas des chiffres trop faibles, mais toujours le renversement de la formule normale, c'est-à-dire la prédominance de l'écart de l'aiguille obtenu avec la main gauche, sur celui qui est donné avec la main droite. La proportion entre les deux chiffres demeure du reste dans les limites d'une moyenne à peu près identique.

Pour bien montrer que le tracé ainsi obtenu est bien l'indice de la maladie, je montrerai la marche suivie chez un dernier malade de ce genre avant et après la guérison.

Celui-ci se présente avec les mêmes symptômes généraux sur lesquels je ne reviendrai pas, c'est-à-dire neurasthénie avec prédominance des troubles digestifs.

Sa formule, qui est prise avec le sthénomètre avant de commencer le traitement nous donne :

Main droite + 23°.
Main gauche + 38°.

Le traitement terminé et le malade guéri, nous avons repris sa formule qui se trouve :

Main droite + 30°.
Main gauche + 25°.

La dernière formule est bien normale ; le sujet ne présentant aucune autre affection nerveuse que la neurasthénie et la dernière formule ayant pu être prise à la guérison complète, le cas est très frappant.

***

Les malades du second groupe vont nous apparaître sous un aspect absolument différent. Ce sont toujours des neurasthéniques, mais, au lieu de troubles organiques et d'affaiblissement physique, nous allons voir prédominer chez eux la dépression psychique.

Chez ceux-ci nous avons noté, en effet, comme symptômes plus importants : la diminution de la mémoire, la perte de la volonté, l'affaiblissement de toutes les facultés intellectuelles, enfin l'apparition de phobies plus ou moins spécialisées.

La formule des chiffres qui représentent l'angle d'écart de l'aiguille du sthénomètre, obtenu avec la main droite et avec la main gauche, tout en suivant la même règle générale, se présente d'une façon bien différente.

Voici d'abord un homme d'une quarantaine d'années, malade depuis huit mois. Il m'est envoyé par son médecin comme neurasthénique et il présente, en effet, tous les symptômes de cette maladie. Je constate que ce qui domine chez lui c'est une dépression considérable, la perte complète de la volonté, l'affaiblissement général des facultés intellectuelles, enfin la crainte de la mort.

L'examen au sthénomètre me donne :

Main droite + 4°.
Main gauche + 22°.

Le second malade est aussi un homme très intelligent, âgé de 48 ans, très surmené par les affaires. Après avoir subi plusieurs traitements, il m'est envoyé. Il n'est plus lui-même. La dépression intellectuelle est telle qu'il ne peut plus suivre une affaire. Cependant, son activité physique est toujours grande ; on constate un affaiblissement considérable de la volonté.

Son examen sthénométrique me donne :

Main droite + 3°.
Main gauche + 25°.

Une dame de 35 ans m'est amenée par un confrère : neurasthénie caractérisée surtout par des insomnies, dépression intellectuelle, affaiblissement de la volonté ; elle se reconnaît incapable de diriger son ménage. Phobie d'une maladie spéciale, elle a eu une bronchite et elle est persuadée qu'elle a de la tuberculose pulmonaire et qu'elle en mourra. Il faut noter qu'il n'en est rien et que, malgré les affirmations de plusieurs médecins qui l'ont examinée, elle persiste dans sa phobie de la maladie mortelle.

Au sthénomètre nous trouvons :

Main droite + 7°.
Main gauche + 21°.

Les différences que nous avons signalées tout à l'heure entre ces groupes de malades et qui ne paraissent pas avoir frappé beaucoup, du reste, ceux qui se sont occupés de la neurasthénie, se trouvent mises en relief d'une façon saisissante par la comparaison des chiffres.

Des formules des malades de la seconde catégorie montrent un écart, de même nature, il est vrai (c'est-à-dire le renversement), mais il est beaucoup plus considérable que chez les premiers sujets, et, chez tous, cela est dû à l'abaissement énorme du chiffre indiqué par la main droite.

Voici maintenant les indications obtenues pendant le traitement chez un neurasthénique qui présentait tous les symptômes généraux de la maladie, avec tout à la fois affaiblissement physique et dépression morale :

1re épreuve.	Main droite	+ 10°.
	Main gauche	+ 20°.
2e épreuve.	Main droite	+ 20°.
	Main gauche	+ 26°.
3e épreuve.	Main droite	+ 30°.
	Main gauche	+ 35°.
4e épreuve.	Main droite	+ 45°.
	Main gauche	+ 37°.
5e épreuve.	Main droite	+ 35°.
	Main gauche	+ 30°.

Ces formules ont été prises de quinze jours en quinze jours. On remarquera que les chiffres de la première formule sont faibles tous les deux et la différence considérable, puisqu'elle est du simple au double.

La fraction diminue dans les trois premières formules, grâce à l'élévation progressive des chiffres. Dans la quatrième épreuve, nous arrivons à la prédominance normale du chiffre de la main droite sur celui de la main gauche ; mais les chiffres sont dépassés, comme s'il se faisait une oscillation qui ramène enfin le sujet à une formule normale à la cinquième épreuve.

Nous avons assez insisté sur les modifications qui sont indiquées par l'examen sthénométrique des malades dans la neurasthénie. Nous allons maintenant examiner ce qui se passe dans une autre maladie du système nerveux, non moins fréquente : l'hystérie.

Nous n'observons plus du tout ici les mêmes formules que dans la neurasthénie ; ce n'est plus ce renversement des forces, qui nous faisait constater la prédominance anormale de la force extériorisée par la main gauche sur celle de la main droite.

Ce qui caractérise l'hystérie, dans l'examen auquel nous soumettons les malades de cette catégorie au moyen du sthénomètre, c'est l'écart beaucoup trop considérable qui existe entre le chiffre indiqué par la main droite et celui qui est indiqué par la main gauche. Et, de plus, cet écart est dû constamment à l'abaissement énorme du chiffre donné par la main gauche qui, parfois, descend jusqu'à 0.

Voici, du reste, les chiffres obtenus chez un certain nombre d'hystériques :

Mlle D..., 28 ans. Douleurs de tête de nature hystérique; troubles profonds de la sensibilité ; à l'exploration des réflexes, je constate une zone d'anesthésie, qui comprend la partie interne de la cornée de l'œil gauche, dont l'excitation ne provoque pas de réflexe. Anesthésie de la région médiane et droite du pharynx, suppression du réflexe.

Examen sthénométrique :

Main droite + 25°.
Main gauche + 5°.

M. P..., 21 ans. Point hystérique, nombreuses zones d'hyperesthésie. Aboulie, troubles psychiques.

Son examen au sthénomètre donne :

Main droite + 23°.
Main gauche + 3°.

M. A..., 36 ans, hystérique. Contracture pharyngienne; névralgie hystérique ; zones d'hyperesthésie et zones d'anesthésie cutanée. Anesthésie pharyngienne et abolition du réflexe. Insomnie et troubles psychiques nombreux.

Au sthénomètre, nous avons :

Main droite + 25°.
Main gauche + 0°.

Lorsqu'après un traitement approprié, nous voyons les manifestations de l'hystérie s'amender et la maladie tendre à la guérison, nous constatons, en même temps que l'amélioration générale, la modification des chiffres obtenus avec le sthénomètre, qui tendent à se rapprocher des chiffres normaux.

Mme D..., 35 ans, hystérique. Vomissements hystériques, vertiges, agoraphobie. Abolition des réflexes cornéens et pharyngiens.

Son examen au sthénomètre nous donne, avant de commencer le traitement, le 21 octobre :

Main droite + 27°.
Main gauche + 0°.

Les vomissements cessent sous l'influence du traitement, l'agoraphobie a presque complètement disparu. A un nouvel examen sthénométrique, nous trouvons, le 26 novembre :

Main droite + 40°.
Main gauche + 8°.

Mlle P..., 48 ans, hystérique. Impressionnabilité très grande. Névralgie hystérique. Zones d'hyperesthésie cutanée ; zones d'anesthésie cornéenne avec abolition du réflexe.

Examen au sthénomètre, avant le traitement :

Main droite + 34°.
Main gauche + 3°.

Le mois suivant, amélioration considérable de l'état général et disparition de la névralgie.

Examen au sthénomètre :

Main droite + 23°.
Main gauche + 17°.

Lorsqu'on observe une dépression considérable du système nerveux, à la suite d'accidents nerveux aigus, les chiffres d'extériorisation tombent souvent à 0.

Un hystérique après plusieurs crises légères, mais répétées pendant plusieurs jours successifs, est examiné au moyen du sthénomètre :

On constate :

Main droite = 0°.
Main gauche = 0°.

Après quinze jours de traitement, les chiffres se relèvent et donnent :

Main droite + 33°.
Main gauche + 8°.

Une autre observation n'est pas moins intéressante.

Un jeune homme épileptique m'est amené, après avoir subi une longue intoxication par les bromures. Il a un aspect perpétuellement somnolent, mémoire totalement obnubilée, il a l'air tout à fait hébété. Cet état, dû à l'intoxication bromurée, donne à l'examen au sthénomètre une formule tout à fait analogue à celle des neurasthéniques.

Main droite + 22°.
Main gauche + 43°.

Après six semaines de traitement, le lendemain d'une forte crise, je pratique de nouveau son examen sthénométrique et je trouve :

Main droite = 0°.
Main gauche = 0°.

Six semaines plus tard, il y a amélioration considérable, les crises sont beaucoup plus rares, plus légères ; la mémoire et l'intelligence reviennent d'une façon très sensible.

A cette époque, examiné au sthénomètre il donne :

Main droite + 55°.
Main gauche + 43°.

Je m'arrête dans cette longue énumération, laissant parler des chiffres dont certains rapprochements s'imposent forcément à l'esprit.

Les applications pratiques de l'observation de la force nerveuse extériorisée sont donc multiples dans le traitement des maladies du système nerveux.

Les conclusions de ces expériences et observations seront les suivantes :

Il est prouvé au moyen du sthénomètre qu'il existe une force spéciale, qui se transmet à distance, émanant de l'organisme vivant, et paraissant spécialement sous la dépendance du système nerveux.

Cette force se trouve modifiée et troublée dans les diverses maladies du système nerveux, et la constatation de ces troubles au moyen du sthénomètre offre un grand intérêt pratique dans le traitement de ces maladies.

Ce point acquis, cette force reste complètement à étudier dans ses propriétés.

Tout d'abord cette question venait se poser à l'esprit : Cette force peut-elle être emmagasinée par certains corps comme cela est constaté pour la chaleur, la lumière, l'électricité?

J'avais d'abord constaté, d'une manière fortuite, le fait suivant : Si l'on place certains objets sur la tablette du sthénomètre, en regard de l'aiguille, on peut laisser ainsi ces objets pendant des heures entières sans que l'on puisse constater la moindre déviation. Mais, si on a tenu ces mêmes objets, pendant un certain temps dans la main, et si on les replace, de la même manière sur l'appareil, on ne tarde pas à voir l'aiguille se mettre en mouvement.

Cette constatation ouvrait la voie à toute une étude nouvelle.

Cette force émanant du système nerveux, dont notre appareil nous avait permis de constater scientifiquement l'existence, pourrait donc, comme les autres forces analogues, être localisée et emmagasinée dans différents corps. Cette découverte allait nous permettre d'étudier les qualités de cette force en les soumettant à toute une série de nouvelles expériences. De plus, s'il avait pu rester encore quelques doutes sur l'influence que pouvait produire sur notre appareil, soit la chaleur, soit l'électricité du corps humain, ces doutes se trouvaient forcément complètement dissipés, puisque nous allions pouvoir isoler cette force du système nerveux qui paraît en être le générateur, et tenir désormais le corps des expérimentateurs à distance de l'appareil enregistreur, de façon que ni sa température, ni l'électricité qu'il peut dégager ne puissent exercer sur lui la moindre influence.

Nos expériences ont été divisées en plusieurs catégories que nous allons examiner successivement.

La première catégorie d'expériences a eu pour objet de

déterminer un certain nombre de matières capables d'emmagasiner la force nerveuse. Le dispositif de l'expérience était le suivant : le corps à étudier était d'abord placé en regard de l'aiguille du sthénomètre, dans la position où l'on place la main pour faire le diagnostic de l'équilibre de la force nerveuse. Après un quart d'heure de cette épreuve, l'on constatait que l'aiguille n'avait fait aucun mouvement, que par conséquent le corps en lui-même ne dégageait aucune force capable d'influencer l'appareil.

Puis, le même objet était placé dans la main droite d'un expérimentateur et tenu ainsi pendant un quart d'heure.

Enfin, ce même objet était replacé exactement dans la même position que primitivement sur le sthénomètre, les expérimentateurs s'éloignaient à une certaine distance de l'appareil, et, au bout d'un quart d'heure, on revenait noter l'écart, nul ou plus ou moins grand, accusé par l'aiguille.

Notons de suite, pour n'avoir plus à y revenir, que le mouvement de l'aiguille s'est toujours produit dans le sens de l'attraction vers l'objet (sens du mouvement que nous désignons par le signe +).

Voici d'abord quelques corps avec lesquels le résultat a été négatif, c'est-à-dire qu'ils n'ont déterminé aucun mouvement de l'aiguille :

Un rouleau de feuilles d'étain.

Un lingot de fer.

Le coton sous forme d'ouate.

Voici ensuite une série de corps pour lesquels, avec le dispositif expérimental que nous avons indiqué, nous avons constaté un emmagasinement de la force nerveuse :

Bois, écart de l'aiguille ...	+ 10°	M. V.[1]
— —	+ 14°	M. L.
Mouchoir, écart de l'aiguille	+ 7°	M. V.
— —	+ 8°	M. D.
— —	+ 14°	M. L.

(1) Ces lettres sont les initiales des différentes personnes qui ont expérimenté. Il est intéressant de rapprocher les expériences faites par une même personne avec des corps différents.

Mouchoir, écart de l'aiguille	+ 15°	M. B.
— —	+ 17°	M. J.
Bouteille remplie d'eau.		
Écart de l'aiguille.........	+ 8°	M. D.
— —	+ 12°	Mme P.
— —	+ 27°	M. H.
— —	+ 7°	M. S.
Toile mouillée.............	+ 17°	M. J.

La diversité de ces chiffres s'explique si on se rappelle que des personnes différentes obtiennent également des écarts différents en présentant la main à l'aiguille du sthénomètre suivant leur état de santé et leur état psychique.

Une remarque s'impose même à ce sujet, c'est que, une même personne, M. D., a obtenu un même écart de 8° avec le mouchoir et avec le flacon rempli d'eau; M. L. : 14° avec le bois et avec le mouchoir ; M. J. : 17° avec le mouchoir et avec la toile mouillée.

Il est intéressant, après cette première constatation, de comparer l'écart produit par la main présentée normalement au sthénomètre, et la déviation qu'obtiendrait la même personne en prenant pour intermédiaire, ou si l'on veut en chargeant de sa force les différentes matières en expérience.

C'est ce qui a fait l'objet de notre seconde série d'expériences.

Voici le dispositif que nous avons adopté. Chaque expérimentateur plaçant la main droite pendant cinq minutes devant l'aiguille du sthénomètre la déviation obtenue était notée.

Le même expérimentateur tenait l'objet en expérience dans la main droite pendant un quart d'heure, puis cet objet était placé sur le sthénomètre pendant cinq minutes et l'on inscrivait de nouveau l'écart de l'aiguille.

Première épreuve, le bois consistait en de petits cubes de sapin de 16 centimètres de long sur 3 de largeur et 2 d'épaisseur coupés dans une même pièce de bois.

M. F. donne avec la main un écart de	+ 20°;	avec le bois,	+ 11°
M. N. donne avec la main un écart de	+ 24°	—	+ 10°

M. G. donne avec la main un écart de . . . . + 18°; avec le bois + 10°
M. O. donne avec la main un écart de . . . . + 20° — + 7°
M. R. donne avec la main un écart de . . . . + 18° — + 6°
M. D. donne avec la main un écart de . . . . + 26° — + 10°

La seconde épreuve est faite avec des rouleaux de carton dans les mêmes dimensions :

M. S. donne avec la main un écart de . . . . + 16° ; avec le carton, + 4°
M. B. donne avec la main un écart de . . . . + 13° — + 5°
M. F. donne avec la main un écart de. . . . . + 19° — + 4°
M. S. donne avec la main un écart de. . . . . + 22° — + 7°

La troisième épreuve est faite avec des flacons remplis d'eau ; ce sont de petits flacons de 10 centimètres de long sur 3 centimètres de diamètre.

M. R. donne avec la main un écart de. . . . . + 12°; flacon d'eau, + 6°
M. O. donne avec la main un écart de. . . . . + 19° — + 6°
M. D. donne avec la main un écart de. . . . . + 19° — + 13°

Une quatrième épreuve est faite avec de la laine.

M. A. donne avec la main un écart de . . . . + 12°; avec de la laine, + 4°
M. O. donne avec la main un écart de . . . . + 19° — + 4°
M. F. donne avec la main un écart de . . . . + 19° — + 2°
M. D. donne avec la main un écart de . . . . + 19° — + 1°

Pour résumer cette série d'expériences, on peut dire que le bois nous a donné des résultats variant de un tiers à la moitié de l'action directe de la main.

Le carton nous donne 1/5 à 1/4 de l'action directe.

Le flacon d'eau donne environ la moitié de l'action directe.

Enfin la laine 1/5 à 1/10 à peine de l'action de la main.

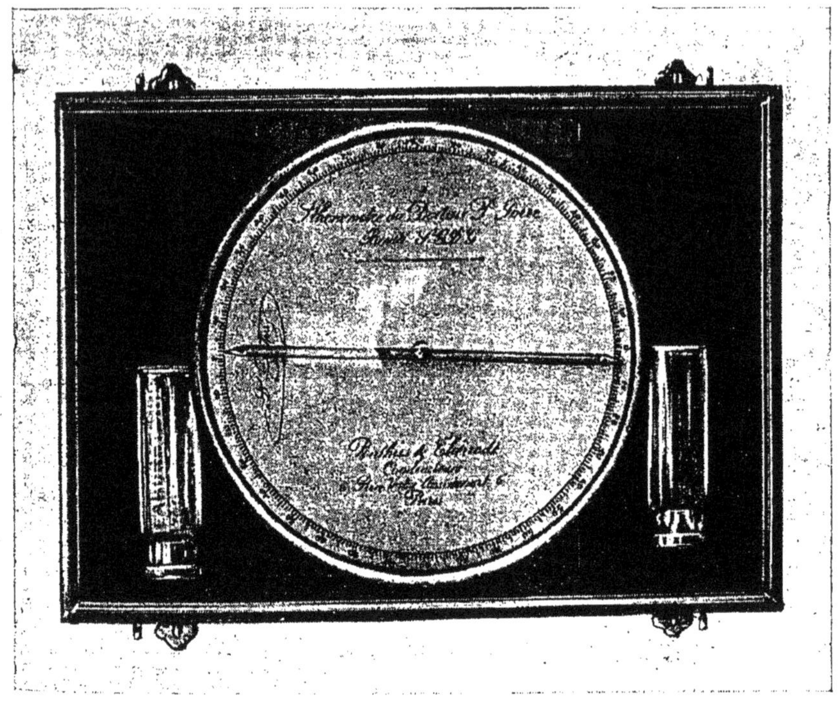

Fig. 43. — Tubes remplis d'eau placés sur le socle du sthénomètre en opposition.

Dans une troisième série d'expériences, nous avons adopté un dispositif différent. L'expérimentateur tenait dans chacune de ses mains un objet (les deux objets étant de même nature) ; puis ces deux objets étaient placés aux deux extrémités de l'aiguille du sthénomètre ; soit de façon à faire tourner l'aiguille dans le même sens, ce que nous avons appelé *en concordance;* soit de façon à solliciter l'aiguille en sens inverse, de façon à indiquer la différence de la force emmaganisée par chaque main, ce que nous avons appelé *en opposition.*

Les corps placés en opposition ont toujours provoqué un

mouvement très faible de l'aiguille ; 2 ou 3 degrés au plus, ce qui s'explique si on se rappelle que, lorsqu'on opère avec les mains directement on n'observe normalement qu'une différence de 5 ou 6 degrés.

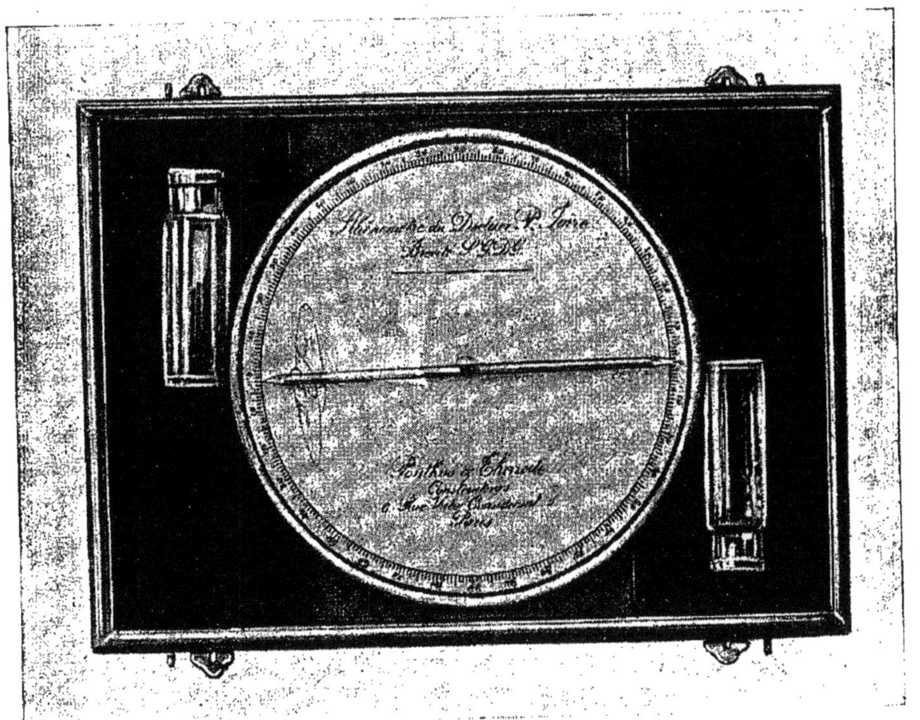

Fig. 44. — Tubes remplis d'eau placés sur le socle du sthénomètre en concordance.

Les objets étant placés sur l'appareil en concordance, nous avons constaté les écarts suivants :

Carton, déviation de l'aiguille :

M. V., ... + 4°
Mme P., ... + 10°
M. S., ... + 5°

Bois, déviation de l'aiguille :

M. V., ... + 7°
M. N., ... + 6°
M. T., ... + 5°
M. M., ... + 4°

Tube rempli d'eau, déviation de l'aiguille :

M. V., ...	+ 12°
Mme P., ...	+ 12°
M. S., ...	+ 5°

Une constatation assez curieuse qui résulte de cette expérience, c'est que l'action des deux objets, qui semblerait devoir tendre à augmenter la déviation de l'aiguille, ne s'ajoute pas. En effet, cette déviation est à peine égale à celle que l'on obtient avec un seul objet influencé par la main droite, dans certains cas même elle est inférieure.

Enfin, nous avons terminé cette étude par une série d'expériences dans lesquelles nous avons examiné quelques cas particuliers.

D'abord, nous avons voulu voir si la différence de force, que l'on constate normalement entre les deux mains, se manifesterait également avec un objet ayant emmagasiné la force de chaque main. Le résultat fut affirmatif. L'expérience faite avec des mouchoirs donna :

Main droite	+ 20°
Main gauche.	+ 17°

Ce qui est une différence absolument normale, telle qu'on la constate par l'application directe de la main.

Pour qu'on ne puisse pas nous objecter que l'objet tenu à la main subissait de ce fait une élévation de température, nous avons procédé à son refroidissement.

Le flacon de verre rempli d'eau a donc été plongé et agité dans un bassin plein d'eau froide pendant 5 minutes après avoir été tenu dans la main.

Avant l'immersion dans l'eau, ce flacon d'eau, influencé par la main, avait donné un écart de + 10° ; après l'immersion, il nous donna + 2°. Fallait-il voir là l'influence de l'abaissement de la température ou une autre cause ?

Une troisième expérience nous a permis de le déterminer. Ce même flacon, influencé par la main de la même façon, fut refroidi par un courant d'air pendant un temps égal à 5 minutes. Nous constatons alors qu'il donne un écart de + 8°.

Il est donc permis de conclure de cette expérience, que le refroidissement n'enlève pas au corps en expérience la force dont il a été chargé ; mais l'eau semble absorber ou éliminer cette force d'une façon très rapide.

La différence de 2°, de + 10° à + 8°, constitue entre le corps mis immédiatement sur l'appareil au sortir de la main et le corps exposé à l'air pendant 5 minutes, s'explique par le temps seul écoulé dans ce dernier cas avant l'application sur l'appareil. En effet, ces différents corps que nous avons expérimentés ne gardent pas longtemps la force dont ils ont été chargés.

Quelles conclusions pouvons-nous tirer de ces expériences?

1° Elles démontrent de nouveau l'existence d'une force qui semble émaner du système nerveux et qui est capable d'agir à distance.

2° Elles démontrent que cette force peut être emmagasinée par certains corps.

3° Les corps qui se sont montrés jusqu'ici incapables d'emmagasiner cette force sont :

L'étain, le fer, le coton.

4° Les corps qui se sont montrés capables d'emmagasiner cette force à des degrés divers, sont :

Le bois, l'eau enfermée dans des flacons, la toile, le carton,

5° Les corps emmagasinent cette force en raison de l'intensité de la force qui la produit ; c'est-à-dire que les personnes qui, par l'approche directe de la main, fournissent une force moins grande, en donnent également moins au corps conducteur; la main gauche en fournit une moins grande que la droite, et cela dans les mêmes proportions que ce que l'on observe par l'application directe de la main à l'appareil.

TABLEAU SYNOPTIQUE DU CHAPITRE XXIV

Étude d'une force extériorisée, au moyen du sthénomètre.

Difficulté de l'étude des forces nouvelles et inconnues
- On en observe les effets par hasard au début.
- On ignore les circonstances qui les produisent.
- On ignore les circonstances nécessaires à leur manifestation.
- On ignore les obstacles qui peuvent les empêcher de se manifester.
- On ignore les conditions nécessaires pour les observer.

Une force émanant du corps humain semble avoir été observée.
Nécessité d'un appareil nouveau spécial pour étudier cette force encore inconnue.
Construction du sthénomètre, destiné à démontrer l'existence de cette force et à étudier ses propriétés.

Causes d'erreur élémentaires à éliminer
- Mouvement de l'air. — Globe.
- Inclinaison du support. — Mode de suspension.

Prouver que les mouvements de l'aiguille ne sont pas dus aux quatre forces connues
- Son : Expérience dans le silence.
- Lumière : Expérience dans l'obscurité.
- Électricité : Expérience à travers toile métallique et conducteur.
- Chaleur
  - Expérience à travers corps mauvais conducteur.
  - Expérience à température supérieure à celle du corps.

Ces forces peuvent avoir une influence, mais dans les conditions de nos expériences elle ne s'exerce pas.

Constatations
- Une force, autre que les forces connues, se manifeste.
- Cette force paraît émaner du système nerveux.
- Cette force se manifeste d'une manière semblable chez tous les individus à l'état normal
- Elle diffère régulièrement suivant qu'elle émane de la main droite ou de la main gauche.
- La manifestation de cette force est toute différente quand le sujet n'est pas à l'état normal (Maladie. Etat psychique).
- Elle peut se manifester autrement que par l'approche de la main.

Étude de quelques propriétés de cette force
- Certains corps peuvent se charger de cette force.
- Corps qui sont aptes à se charger de cette force: *Eau. Verre. Bois. Carton. Toile.*
- Corps qui semblent inaptes à se charger de cette force: *Fer. Étain. Laine. Coton cardé.*
- La manifestation de la force, accumulée dans un de ces corps, est environ de 50 °/₀ de la force primitive.

TABLEAU SYNOPTIQUE DU CHAPITRE XXIV (*suite*).

Des modifications que subit la force nerveuse extériorisée relativement à l'état de santé des sujets.

ÉTAT NORMAL	Main droite. — Angle plus grand. Main gauche. — Angle moins grand.	
NEURASTHÉNIE CARACTÉRISÉE SURTOUT PAR TROUBLES DES FONCTIONS ORGANIQUES	Main droite. — Angle moins grand. *Chiffre normal.* Main gauche. — Angle plus grand. *Chiffre normal.*	
NEURASTHÉNIE CARACTÉRISÉE SURTOUT PAR DES TROUBLES PSYCHIQUES	Main droite. — Angle moins grand. *Chiffre au-dessous de la normale.* Main gauche. — Angle plus grand. *Chiffre normal.*	
HYSTÉRIE	Main droite. — Angle plus grand. *Chiffre normal.* Main gauche. — Angle moins grand. *Chiffre très inférieur à la normale.*	
HYSTÉRIE APRÈS CRISES	Main droite Main gauche	*0 aux deux mains ou chiffre très faible.*
ÉPILEPSIE	Main droite Main gauche	*Écart trop grand entre les deux angles et chute complète des chiffres après les crises.*
CHORÉE	Main droite. — Angle plus grand. Main gauche. — Angle moins grand.	*Écart entre les deux chiffres supérieur à la normale.*
ÉTATS DE DÉPRESSION NERVEUSE. DIABÈTE	Main droite. — Angle plus grand. Main gauche. — Angle moins grand.	*Les deux chiffres inférieurs à la normale en proportion de la gravité du mal.*

* *Tous ces troubles de la force nerveuse, constatés avec le sthénomètre, sont, dans leur intensité, proportionnels à la gravité de la maladie et disparaissent avec la guérison.*

CHAPITRE XXV

MÉTHODE POUR L'EMPLOI DE L'HYPNOTISME

Qualités de l'hypnotiseur. Ce qu'il faut faire pour réussir. Dangers à éviter. Règles à observer.

Tout le monde reconnaît que pour pratiquer avec succès un art quelconque, pour étudier avec fruit une science, il faut nécessairement présenter certaines dispositions et certaines qualités sans lesquelles on n'arrivera à rien, ou tout au moins le résultat ne répondra pas au travail donné. Il est évident que certains individus pourront étudier toute leur vie la musique ou la peinture, sans devenir jamais musiciens ni peintres ; bien des gens qui ne comprennent rien aux choses de l'art, pourront être d'excellents organisateurs ; tel qui sera un mathématicien transcendant ne pourra faire qu'un fort mauvais littérateur et réciproquement.

Il ne peut pas en être autrement de l'hypnotisme, qui est tout à la fois un art et une science. Celui qui voudra le pratiquer avec succès devra donc à la fois posséder les connaissances scientifiques que nous avons énumérées dans un autre chapitre, et il devra de plus avoir les qualités personnelles que nous allons examiner, qui seules pourront lui assurer le succès.

La première qualité que nous demanderons de l'hypnotiseur est la prudence. On exige de la prudence de la part d'un médecin ou d'un chirurgien, et l'on a parfaitement raison, car ils sont appelés à intervenir d'une façon active pour entretenir la vie et la santé de ceux qui se confient à leurs soins. L'hypnotisme est une branche importante de l'art de guérir ; si le médecin doit administrer des médicaments qui ont une activité très grande sur l'organisme; si le chirurgien touche à des organes essentiels pour la vie et la santé ; l'hypnotiseur lui aussi emploie un procédé qui a une puissance active considérable; il agit sur le système nerveux, qui a une complexité extrême, et dont l'action se fait sentir sur les organes les plus délicats et les plus essentiels de l'être humain. La première chose est donc d'exiger de la prudence de la part de celui qui doit employer cette méthode active et puissante, pour travailler à rétablir l'équilibre normal et le bon fonctionnement physiologique de tout notre organisme.

La précision est une qualité également indispensable à l'hypnotiseur. Nous entendons ici par précision l'exactitude avec laquelle la suggestion donnée doit se porter sur telle ou telle fonction, produire tel phénomène déterminé. Il importe essentiellement que la suggestion produise exactement un effet voulu et prévu à l'avance, à l'exclusion de tout autre. Sans cette précision, on risque que l'effet de la suggestion ne se produise pas, ou que son action soit affaiblie parce qu'elle se dissémine sur des points accessoires, plus ou moins indifférents au but que l'on veut atteindre, ou encore qu'elle produise des résultats autres que ceux que l'on se propose.

Pour que cette précision se trouve dans la suggestion, il faut qu'elle existe d'abord dans l'esprit de l'hypnotiseur, que celui-ci ait une vue exacte et bien définie de ce qu'il veut obtenir et des moyens par lesquels il peut y arriver.

Il y a des personnes qui manquent complètement de précision, celles-là ne font jamais de plan pour leurs entreprises les plus simples comme les plus complexes, elles n'ont pas la vue d'ensemble des moyens à prendre et des voies à suivre pour arriver à leur but. Elles marchent pour ainsi dire au hasard, parfois avec incertitude et en tâtonnant, aussi, le plus souvent, elles n'obtiennent qu'un à peu près dans les résultats auxquels elles arrivent. Il est à remarquer que ces personnes sont souvent satisfaites ainsi, parce qu'elles ont un manque de vue qui les empêche de reconnaître les défauts de ce qu'elles font et un caractère qui les laisse indifférentes.

Ces personnes ne sont pas capables de pratiquer convenablement l'hypnotisme, et surtout elles n'arriveront jamais à des résultats sérieux et utiles dans la suggestion thérapeutique, aussi il vaut mieux leur conseiller de ne pas s'y livrer.

Cette précision, indispensable dans l'esprit de l'hypnotiseur, n'est pas encore suffisante, il faut qu'il la fasse passer dans l'esprit de celui à qui il fait des suggestions, et, pour cela, il lui est nécessaire d'avoir une grande netteté dans l'expression de sa pensée.

L'hypnotiseur est toujours en présence d'un sujet sur lequel il veut produire une action quelconque. Que lui servirait-il de voir exactement ce qu'il veut, s'il ne sait pas se faire comprendre par le sujet auquel il s'adresse?

Il ne faut pas oublier que la suggestion se réalise dans le sujet ou est exécutée par lui, et qu'elle n'est réalisée que comme il l'a comprise, et dans la mesure même où il l'a comprise. Il est donc nécessaire que l'exactitude avec laquelle l'hypnotiseur voit le but qu'il se propose, se reflète chez le sujet par l'exactitude avec laquelle celui-ci comprend la suggestion. De là la nécessité de ces deux qualités chez l'hypnotiseur: la précision, qui est l'exactitude avec laquelle il conçoit ce qu'il veut, et la netteté, qui est l'exactitude avec laquelle il l'exprime.

La confiance est nécessaire à l'hypnotiseur, et cette confiance doit se manifester de plusieurs manières différentes. Il doit d'abord avoir confiance en lui-même, c'est-à-dire se rendre compte qu'il est capable de réussir ce qu'il entreprend, d'arriver au but qu'il se propose. Cette confiance en lui, il l'aura s'il comprend bien ce qu'il fait, s'il se rend bien compte de tous les détails de son action, s'il ne fait pas un geste, ne prononce pas un mot, sans savoir pourquoi il le fait et quel en sera le résultat.

Il doit avoir confiance dans la méthode qu'il emploie. Son expérience lui dit que cette méthode a une action puissante sur l'organisme, il en a vu les succès sur des sujets de même nature que celui qu'il a devant lui. Il sait que ce qui a été produit chez d'autres se reproduira encore ici, les conditions étant les mêmes. Ces conditions, il les règle par son raisonnement et sa volonté, il saura donc obtenir de l'hypnotisme tous les effets qu'il peut produire.

Ayant ainsi confiance dans la méthode hypnotique, et confiance en lui-même, parce qu'il sait qu'il possède la science et l'expérience voulue pour bien la mettre en œuvre, il a confiance dans le résultat final qu'il veut obtenir. Sachant ainsi, d'une manière indubitable, qu'il obtiendra ce qu'il veut, il agit sans hésitation, sans précipitation et sans effort, avec le calme invincible d'une force intelligente consciente d'elle-même.

Cette confiance que l'hypnotiseur doit avoir et qui est l'assurance du succès, il faut maintenant qu'il la fasse partager par le sujet sur lequel il opère. Il y arrivera facilement s'il possède la faculté de persuasion, qui n'est pas autre chose ici que l'art de faire passer dans l'esprit du sujet la confiance qu'il possède lui-même.

Mais qu'on ne s'y trompe pas, la persuasion ne consistera pas à créer une illusion chez le sujet, à lui faire prendre, comme l'ont dit certains auteurs, une chose absurde pour la réalité. Une chose absurde ne peut pas se réaliser, parce que l'absurde est précisément tout l'opposé de la réalité; mais la suggestion, elle, se réalise, elle n'est donc pas une chose absurde.

L'hypnotiseur aura toujours le don de persuasion sur son sujet s'il possède sa confiance. Pour obtenir la confiance de son sujet, il faut que l'hypnotiseur s'intéresse à lui, mais non pas seulement en apparence, car, à travers des mots et des phrases qui peuvent être les mêmes, le sujet sentira parfaitement la différence entre un intérêt superficiel et de convenance, et un intérêt sincère et véritable. Il faut bien se garder de considérer le sujet comme une machine à expérience, ou de l'observer comme le naturaliste observe la plante ou l'insecte qu'il étudie. La plante et l'insecte sont des êtres inertes ou tout au moins indifférents ; le sujet au contraire, qu'il se prête bénévolement à des expériences, ou que, comme malade, il vienne vous demander sa guérison, est un être essentiellement sensitif. Il pourra certainement se soumettre à la froide raison, obéir à une autorité qui le domine ; mais il ne faut pas oublier qu'une simple parole de sympathie vous donnera bien souvent plus d'empire sur lui, que des heures de raisonnement où vous lui aurez montré votre science, ou plusieurs séances d'entraînement.

Cet intérêt et cette bienveillance que l'hypnotiseur doit témoigner au sujet, ne doivent jamais dégénérer en familiarité, ce serait tomber dans un écueil encore plus grave.

Tous ceux qui pratiquent l'hypnotisme savent en effet combien il est difficile d'obtenir des résultats utiles chez la plupart des personnes de sa propre famille, surtout chez celles avec lesquelles on a le plus d'intimité et que l'on traite sur un pied d'égalité. Il faut en effet, que l'hypnotiseur ait de l'autorité sur son sujet. Cette autorité n'exclut pas la douceur ni la bienveillance, mais elle est indispensable. C'est là une question de tact de la part de l'hypnotiseur, il faut qu'il agisse de telle façon que le sujet reconnaisse toujours sa supériorité, et se soumette à son autorité sans avoir jamais la pensée de la contester.

L'autorité de l'hypnotiseur viendra en grande partie de sa compétence, et c'est par là que nous terminerons l'examen des qualités que nous devons exiger de celui qui veut pratiquer avec succès l'hypnotisme.

La compétence n'est pas seulement la science. Un homme peut être très savant, il peut même être transcendant dans plusieurs sciences, et être tout à fait incompétent en ce qui concerne l'hypnotisme. La compétence suppose tout à la fois la connaissance théorique approfondie, et l'expérience de la partie que l'on veut pratiquer.

Si donc l'hypnotiseur possède cette compétence, il connaîtra à fond toutes les ressources de son art, il ne doutera pas de lui-même parce qu'il saura ce qu'il peut et ce qu'il doit faire, cela lui permettra d'agir sans hésitation et sans crainte. Il saura aussi ce qu'il peut promettre à son sujet, sans crainte de lui causer une déception ; il ne fera pas luire à ses yeux des espérances qui pourraient être suivies de désillusion, mais il lui montrera les résultats qu'il sait pouvoir obtenir.

Par cette manière de faire, il saura à la fois inspirer la confiance, et il aura, sur son sujet et sur les personnes qui l'entourent, toute l'autorité nécessaire pour obtenir le succès.

Maintenant que nous avons examiné ce que doit être l'hypnotiseur, voyons-le à l'œuvre, et cherchons ce qu'il doit faire dans toutes les circonstances qui peuvent se présenter.

L'hypnotiseur s'est mis en devoir d'endormir son sujet, il a employé les procédés indiqués dans la circonstance, malgré cela le sujet ne dort pas. C'est là la première difficulté qu'il peut rencontrer; il s'agit d'en rechercher les causes et de savoir y remédier.

Nous diviserons en cinq catégories les différentes causes qui peuvent faire que le sujet ne dort pas.

Ces causes peuvent dépendre :

1° Du sujet lui-même;

2° D'un état maladif du sujet;

3° De l'hypnotiseur;

4° De personnes étrangères au sujet et à l'hypnotiseur;

5° D'influences physiques extérieures.

Causes qui dépendent du sujet : L'émotion d'abord; il n'est pas rare en effet que des sujets qui se soumettent, pour la première fois, à l'hypnotisme en éprouvent une certaine émotion qui les trouble et les tourmente. Il faut se rappeler que les sujets sont souvent impressionnables, et accessibles, par conséquent, à une certaine appréhension pour tout ce qu'ils ne connaissent pas.

Chez certains sujets, cette émotion peut aller jusqu'à la frayeur. Beaucoup de sujets ont entendu parler de l'hypnotisme comme d'une chose mystérieuse. On sait quelles absurdités courent le monde et sont débitées dans les conversations à son sujet. Il n'est donc pas bien étonnant que des sujets pusillanimes en éprouvent une certaine crainte.

La volonté active est une cause fréquente d'échec de la part de certains sujets. C'est quand on a affaire à certaines personnes, pleines de bonne volonté, qui désirent vivement être hypnotisées. Ces personnes se figurent qu'elles doivent aider l'hypnotiseur, elles font des efforts pour dormir, elles se raidissent pour se tenir complètement immobiles, elles attendent avec impatience le moment de fermer les yeux et les ferment volontairement, elles retiennent leur respiration, et sont très occupées à chercher le sommeil.

Ces sujets ne se rendent pas compte que tout effort, quel

qu'il soit, est contraire au sommeil, ils ne savent pas se laisser aller à l'état de passivité nécessaire à l'hypnose. Les efforts qu'ils font, leur volonté de faire quelque chose pour arriver au résultat qu'ils désirent les empêchent de dormir.

Il y a des sujets que l'on n'arrive pas à endormir, parce qu'ils raisonnent tout ce qu'ils voient faire et cherchent à se rendre compte de tout ce qu'ils éprouvent. Ce sont des sujets intelligents, quelquefois même ayant certaines notions scientifiques. Ils ont entendu parler de l'hypnotisme, lu quelques ouvrages, faits pour les gens du monde, sur ce sujet, assisté à des représentations ou à des expériences; ils voudraient savoir comment cela se fait, ce qui se passe chez le sujet que l'on hypnotise, et ils s'observent dans ce but. Ils interrogent parfois l'hypnotiseur, lui demandent des explications sur tout ce qu'il fait, et lui racontent tous les détails de ce qu'ils ressentent.

Cette manière de raisonner est tout à fait défavorable, elle empêche le sujet de s'abandonner à l'hypnotiseur et de se laisser aller. Le sujet étant ainsi actif est dans de très mauvaises dispositions, et cela suffit parfois pour mettre obstacle à la production du sommeil hypnotique.

Une autre cause qui empêche certains sujets de dormir, c'est leur verbiage. Il y a des personnes qui ne cessent de parler, même de tout autre chose que de ce que l'on fait. Ils vous mettent au courant de tout ce qui les concernent, puis vous interrogent sur une foule de choses, font des remarques sur tout ce qui les entoure, racontent les choses les plus insignifiantes, passant d'un sujet à un autre tout à fait différent. De tels bavards sont très difficiles à endormir, car ils ne vous écoutent même pas et continuent à parler sans faire attention aux observations que vous pouvez leur faire.

La distraction est aussi un défaut très défavorable chez certains sujets. Il ressemble beaucoup au précédent, avec cette différence que le sujet ne parle pas toujours, mais porte son attention sur une foule de choses indifférentes. Parfois il semble vous écouter, vous lui parlez longuement, vous croyez qu'il va suivre vos recommandations, mais il n'en fait rien, il a regardé différentes choses, son esprit était ailleurs, il n'a rien entendu de ce que vous lui avez dit.

Une indisposition momentanée du sujet peut aussi être un obstacle à l'hypnotisation. Les troubles de la digestion, les migraines, tout ce qui cause un état de malaise et trouble l'état normal, sans être un obstacle absolu à l'hypnotisation, augmente la difficulté pour l'hypnotiseur et empêche tout au moins la réalisation de certaines expériences plus compliquées.

Enfin, le sujet peut, momentanément, ne pas être hypnotisable. Il ne faut pas oublier que cette dernière cause est la plus rare, il ne faut donc l'invoquer que lorsqu'on a sérieusement passé en revue et cherché à combattre toutes les autres. Malheureusement il n'en est pas toujours ainsi, et, les commençants surtout, ceux qui n'ont pas grande habitude de l'hypnotisme, après quelques essais infructueux, disent trop souvent : le sujet n'est pas hypnotisable. C'est un moyen trop facile de se tirer d'embarras et de se dispenser de chercher une autre cause.

Je suis, au contraire, disposé à admettre qu'on ne trouve presque jamais un sujet qui ne soit absolument pas hypnotisable. On voit des sujets qui offrent de grandes difficultés à être hypnotisés, quelques-uns ne seront pas susceptibles d'être endormis par un hypnotiseur donné, mais, le plus souvent, c'est dans une cause momentanée qu'il faudra chercher la difficulté.

On n'oubliera pas que, parmi les causes qui peuvent rendre un sujet momentanément réfractaire à l'hypnose, se trouve au premier plan une suggestion contraire faite antérieurement par un autre hypnotiseur.

Quand donc on aura affaire à un sujet que les symptômes généraux auront permis de diagnostiquer comme facile à hypnotiser, si l'on éprouve des difficultés dont on ne trouve pas la cause, il faudra songer à cette dernière éventualité et pousser ses recherches dans le but de découvrir s'il a déjà été hynoptisé ou non.

Causes qui dépendent d'un état maladif du sujet. — Certaines maladies du sujet peuvent être la cause de la difficulté que l'on éprouve à l'endormir.

La chorée est une des maladies qui rend l'hypnotisation très difficile. Le choréique est agité de mouvements incessants, et, plus le malade cherche à les réprimer, c'est-à-dire, plus il y prête attention, plus ces mouvements sont violents. Il est donc très difficile d'attirer, pendant un certain temps, les regards du sujet et de fixer son attention, on ne peut le maintenir immobile, et ses mouvements viennent à chaque instant distraire le sujet et déranger l'hypnotiseur.

On est donc obligé, dans les cas de chorée prononcée, de prendre des moyens particuliers pour traiter le sujet; nous verrons les procédés à employer dans ces cas, quand nous parlerons du traitement de la chorée.

Le nervosisme qui rend le sujet susceptible, défiant pour tout ce qu'on lui fait, et en général, pour tout ce qu'il ne connaît pas, est une difficulté pour provoquer l'hypnose.

L'agitation que l'on rencontre chez certains sujets nerveux peut être une grande difficulté pour fixer leur attention.

Il y a l'agitation qui se manifeste par l'extrême mobilité de l'esprit qui passe sans cesse d'une pensée à une autre, et l'agitation corporelle, qui fait que le sujet est toujours en mouvement. Tout le monde a vu de ces personnes, qui ne peuvent tenir en place un instant et qui s'agitent d'autant plus qu'on veut les calmer et les faire rester immobiles. L'on comprend la difficulté que présente une telle agitation.

Certaines maladies sont un obstacle à l'hypnose par les douleurs qu'elles provoquent. Une douleur aiguë éloigne tout sommeil, même quand la fatigue excessive devrait porter le sujet à dormir. Cela tient à ce qu'une douleur aiguë dominante, immobilise l'idée du sujet dans la seule sensation douloureuse.

Dans les maladies qui présentent des crises de ce genre, il faut donc savoir d'abord calmer la douleur, ce que l'on peut faire par la suggestion, avant de chercher à produire un sommeil profond.

Enfin, certains malades, atteints d'affections graves ou tout au moins très rebelles, ont essayé tous les traitements avant de s'adresser à l'hypnotisme. Si ces malades n'ont pas vu par eux-mêmes les résultats que l'on obtient du traitement hypnotique ; s'ils se décident à l'essayer, poussés seulement par les conseils que quelques personnes plus ou moins convaincues du résultat et qui leur donnent ce conseil en désespoir de cause, ils arrivent sans confiance et découragés.

Le découragement en lui-même n'est pas un obstacle au succès, si le malade se remet entièrement entre les mains de l'hypnotiseur, et vient avec la bonne volonté de se soumettre à toutes ses recommandations ; mais, si le découragement a amené chez le malade la conviction que l'hypnotisme est impuissant dans le cas qu'il présente, s'il a produit chez lui une auto-suggestion qu'il ne peut pas guérir, alors ce découragement peut devenir une source de difficulté pour l'hypnotiseur. Il est alors nécessaire de détruire cette auto-suggestion, il faut, avant de commencer le traitement proprement dit, faire succéder la confiance au découragement. Un hypnotiseur instruit y arrivera toujours, mais il est nécessaire de connaître cette difficulté pour savoir la vaincre.

Causes qui tiennent à l'hypnotiseur lui-même. — Si un médecin prescrit à un malade de la digitale ou tout autre médicament actif, quel que soit l'état d'esprit dans lequel se sera trouvé le médecin au moment où il aura fait son ordonnance, la digitale agira sur le cœur du malade, le médicament actif aura fatalement son effet physiologique. L'hypnotisme est une méthode absolument différente des traitements pharmaceutiques, il ne faut pas l'oublier. Dans l'hypnotisme, c'est le médecin lui-même qui agit et qui dirige les effets du traitement sur le malade. L'état d'esprit de l'hypnotiseur entre donc en cause dans le traitement lui-même.

Un hypnotiseur insouciant, qui ne s'intéresserait en aucune façon à son malade, qui suivrait les règles générales de la méthode, mais sans aucun désir de réussir, n'aurait aucune chance de succès.

Pour la même raison, la distraction n'est pas permise à l'hypnotiseur. La distraction n'existe que quand on ne s'intéresse pas à ce que l'on fait, et nous avons vu que l'hypnotiseur doit s'intéresser à son malade et au but qu'il poursuit; il doit donc s'y donner tout entier. Pour cela, il faut ne penser à rien autre chose pendant que l'on s'occupe d'hypnotiser, l'hypnotiseur n'a pas trop de toute son attention pour concentrer tous ses efforts vers le but qu'il poursuit.

Le manque de volonté peut également, chez l'hypnotiseur, être une cause d'insuccès. Il lui faut une volonté constante et une volonté énergique, pour se dominer lui-même, et dominer son sujet. C'est par la force de sa volonté qu'il arrivera à suppléer à ce qui peut manquer chez son sujet, à le diriger dans la voie utile, et à vaincre tous les obstacles qui peuvent s'opposer au succès de son entreprise.

Toutes les causes, qui sont capables de diminuer l'attention et la volonté chez l'hypnotiseur, peuvent donc aussi être considérées chez lui comme une cause d'insuccès. Parmi elles nous devons signaler en particulier la fatigue et le surmenage; une indisposition quelconque, qui est capable d'amoindrir les forces, et tout ce qui peut causer la dépression physique et morale ; l'énervement qui ne lui laisse pas le calme nécessaire, dissémine ses efforts sur des choses accessoires, et occasionne ainsi une déperdition de la force.

Enfin, le manque de confiance, outre qu'il affaiblirait toutes les facultés dont il a besoin, serait de toutes les façons une cause d'insuccès chez l'hypnotiseur.

Causes provenant de personnes étrangères. — Il n'est pas rare que des personnes étrangères soient la cause pour laquelle le sujet ne dort pas.

Cette action de personnes étrangères peut se produire de deux façons: 1° Elle peut être antérieure au moment où l'hypnotiseur agit sur le sujet ; 2° Elle peut se produire au moment même où l'hypnotiseur cherche à endormir son sujet.

Dans la première catégorie, nous trouvons les suggestions volontaires faites au sujet par une autre personne. Cela se présente si le sujet a déjà été endormi, et si le premier hypnotiseur lui a fait la suggestion de ne plus se laisser endormir.

Il peut aussi y avoir des suggestions contraires à l'hypnose, faites par d'autres personnes, sans que celles-ci aient endormi le sujet. Souvent, une personne qui songe à se faire hypnotiser parle de son projet, et il n'est que trop fréquent qu'il se trouve dans son entourage des personnes qui sont imbues de préjugés injustes et absurdes contre l'hypnotisme. Elles cherchent donc à en détourner le sujet, elles lui répètent tout ce qu'elles ont entendu dire contre l'hypnotisme: racontars de choses imaginaires et raisonnements basés sur des idées fausses, faits par des personnes qui ne connaissent pas la question, parfois même par des gens de mauvaise foi qui ont intérêt à décrier le traitement hypnotique.

Ces suggestions inconscientes peuvent encore venir du manque de confiance dans l'hypnose exprimé fréquemment devant le sujet. Si les personnes de son entourage sont sceptiques, expriment des doutes sur l'hypnotisme, montrent qu'elles ne croient pas à ses résultats et parfois même en font un sujet de plaisanteries, rien n'est plus funeste au succès, car cela ébranle la confiance du sujet. Comme il n'est pas apte à raisonner et à discuter ces objections, il les admet, et, quand il arrive devant l'hypnotiseur, il est prêt à la résistance et au découragement.

Les personnes étrangères peuvent encore agir sur le sujet au moment même où l'hypnotiseur cherche à l'endormir, et provoquer chez lui à ce moment une suggestion contraire à l'hypnose. Le sujet connaît l'état d'esprit des personnes qui l'accompagnent et il en subit l'influence; du reste, leur attitude, leur physionomie laisse facilement deviner leurs doutes ou leur hostilité. Si un sourire fait croire au sujet qu'on se moquera de lui c'est encore pis, il faut alors se borner à causer avec le sujet sans se livrer à aucune intervention en ce moment, et prendre un prétexte pour ajourner la séance.

Pour éviter ces inconvénients, l'hypnotiseur aura soin de limiter le nombre des personnes auxquelles il permettra d'accompagner le sujet et d'assister à l'hypnotisation ; de plus, il choisira avec soin ces personnes, parmi celles qu'il sait assez intelligentes pour ne pas entraver son action et compromettre le résultat qu'il poursuit.

Les personnes présentes pourraient encore être une cause d'échec, soit par le bruit qu'elles feraient, soit par leurs conversations ou leurs réflexions, en ce sens qu'elles occasionneraient de la distraction à l'hypnotiseur ou au sujet. Il faut donc leur imposer l'immobilité et le silence. Cet inconvénient du reste ne se présentera pas, si l'hypnotiseur les a choisies comme nous l'avons dit plus haut, et leur a expliqué ce qu'il attend d'elles.

Causes extérieures qui peuvent s'opposer au sommeil du sujet. — Nous devons en dernier lieu signaler quelques causes extérieures qui peuvent être défavorables à l'hypnose.

En premier lieu, c'est le bruit et surtout les bruits qui peuvent distraire l'attention du sujet, comme les conversations ou les paroles qui peuvent arriver d'une manière distincte à l'appartement où opère l'hypnotiseur. Il en est de même pour la musique. A un autre point de vue les bruits brusques, inattendus, qui font tressaillir le sujet et le rappellent à l'état de veille quand on commence à l'hypnotiser.

Un bruit continu comme le bruit d'une machine, des bruits éloignés, qui n'arrivent que d'une façon vague, n'ont aucun inconvénient.

La lumière doit être modérée ou très faible; il faut éviter une clarté trop vive, et surtout que les rayons de lumière ne tombent sur les yeux du sujet et viennent attirer son regard.

L'état atmosphérique doit également être surveillé si l'on veut se placer dans les meilleures conditions. Le froid est très défavorable, il faut également éviter le vent et surtout l'humidité froide. Si donc le temps n'est pas calme et chaud on tiendra les fenêtres fermées, et, en hiver, on aura soin d'opérer dans un appartement suffisamment chauffé.

Nous avons examiné successivement toutes les causes qui peuvent faire que le sujet ne dort pas. Quelle doit être la conduite de l'hypnotiseur dans ces différentes circonstances? Quand l'hypnotiseur constatera qu'il y a une difficulté particulière pour endormir son sujet, il en cherchera la cause parmi elles que nous venons d'énumérer, en n'oubliant pas qu'il peut y en avoir plusieurs réunies chez le même sujet. Quand il aura reconnu à quel genre de difficulté il a affaire dans son cas, il combattra la cause d'insuccès, ce qui lui sera facile avec les indications que nous avons données.

L'hypnotiseur devra surtout éviter la précipitation, il se rappellera que bien souvent il sera préférable de remettre à un autre jour la séance d'hypnotisation, même après avoir levé l'obstacle qui se présentait, afin que le sujet arrive mieux préparé à l'avance et dans de meilleures conditions. C'est alors que l'hypnotiseur devra faire appel à sa perspicacité de diagnostic, pour choisir, parmi les méthodes que nous avons indiquées dans un chapitre précédent, celle qui convient le mieux à son sujet. Il devra aussi savoir varier ses procédés, si celui qu'il a choisi d'abord ne lui donne pas tout le résultat attendu. Chez certains sujets, il est bon d'employer successivement plusieurs procédés différents, et, à mesure que le sujet devient plus entraîné, il est avantageux d'employer des procédés plus simples et plus rapides.

Maintenant, le sujet paraît dormir, soit que ce résultat ait été obtenu d'emblée, ou que l'hypnotiseur ait pris les moyens voulus pour éliminer les obstacles qui se présentaient.

Quand le sujet a fermé les yeux, il s'agit d'abord de reconnaître le sommeil hypnotique. Cette recommandation paraîtra superflue à beaucoup de personnes, elle n'est cependant pas inutile. Certaines personnes en effet sont trop sceptiques et croient toujours que le sujet ne dort pas, mais simule le sommeil ; d'autres au contraire, trop pressées d'arriver, se figurent facilement que le sujet est endormi, dès qu'il a fermé les yeux pour une cause quelconque.

Il ne faut tomber ni dans l'une ni dans l'autre de ces exagérations. Nous avons indiqué ailleurs les signes de diagnostic certains du sommeil hypnotique, c'est à cela qu'il faut s'en rapporter, et non pas à une appréciation vague, basée sur des apparences discutables. Une fois les symptômes précis d'un état hypnotique bien reconnus, le sommeil hypnotique est aussi certain que l'existence d'un corps chimique dont un réactif a décelé la présence.

Non seulement l'hypnotiseur doit s'assurer que son sujet est bien endormi, mais il doit aussi faire le diagnostic de l'état hypnotique dans lequel il se trouve, que ce soit un des états fondamentaux bien définis, ou que ce soit un état mixte.

Il peut se présenter parfois une difficulté sur laquelle nous devons attirer l'attention. Le sujet, au lieu de fermer les yeux, reste les yeux ouverts. On voit alors parfois des hypnotiseurs novices continuer à faire des efforts pour l'endormir, soit par des passes, soit par tout autre procédé, alors que le sujet est parfaitement endormi. Il suffit de se rappeler que, dans certains états hypnotiques, le sujet peut rester les yeux ouverts et présenter l'apparence de l'état de veille.

Ces états, malgré cela, sont reconnaissables par des symptômes bien précis ; il n'y aura donc que des débutants qui pourront être arrêtés par cette difficulté, un hypnotiseur expérimenté saura toujours les reconnaître.

D'autre part, si le sujet semble dormir, il faut aussi savoir reconnaître s'il ne dort pas réellement, s'il ne fait pas semblant de dormir.

La simulation en effet n'est pas très rare, chez les hystériques surtout, et même chez d'autres sujets, pour différentes causes que nous n'avons pas à rechercher ici. Il faut seulement se rappeler que, si un sujet peut faire semblant de dormir pour un public qui le voit de loin, ou pour des personnes qui ne s'y connaissent pas, il lui est absolument impossible de simuler les symptômes caractéristiques du sommeil hypnotique.

Des erreurs ont pu être commises sans doute, quand les états hypnotiques étaient mal connus et mal définis ; mais actuellement, l'étude scientifique de l'hypnotisme a été poussée assez loin pour nous permettre de grouper des symptômes caractéristiques de chacun des états hypnotiques, qui ne sont pas sous la dépendance de la volonté des sujets, qu'il est par conséquent impossible de simuler et auxquels un hypnotiseur expérimenté ne se trompera jamais.

Nous avons étudié jusqu'ici ce qu'il faut faire pour endormir un sujet. Il nous reste à voir ce que l'hypnotiseur doit faire une fois le sujet endormi. Et d'abord, nous avons constaté qu'un certain nombre d'expérimentateurs sont retenus dans leurs études, par la crainte vague de ce qui pourrait résulter pour leurs sujets de ce genre d'expérimentation. D'autre part, beaucoup de personnes, qui seraient de très bons sujets, voire même des médiums, craignent de se prêter à ces expériences, sous prétexte qu'elles présentent des dangers ou au moins des inconvénients pour leur santé. Enfin, ce qui est plus fâcheux, des malades redoutent d'employer l'hypnotisme qui pourrait les guérir.

Il importe d'examiner ce qu'il y a de fondé dans ces craintes, et d'étudier les dangers réels ou même imaginaires que redoutent les sujets et les expérimentateurs.

Les meilleures choses, si elles sont mal faites, présentent des inconvénients. Il n'est pas un exercice, recommandé au nom de l'hygiène, comme la gymnastique, la bicyclette ou tout autre, dans lequel on ne puisse se blesser, si on s'y livre imprudemment ou sans expérience. Le simple bain, pourtant nécessaire à la santé, peut rendre malade si l'on n'observe pas les règles bien connues, relatives à la température, à la digestion, etc.

Il en est de même pour l'hypnotisme ; mal fait, il présente des inconvénients et des dangers ; bien fait, il en offre beaucoup moins qu'une simple promenade en voiture ou à bicyclette.

Nous envisageons ici l'hypnotisme, parce que nous croyons que les états médianiques, et en général tous les états dans lesquels se produisent les phénomènes psychiques, dérivent des états hypnotiques ; et, pour ceux qui contestent cette opinion, nous dirons tout au moins que, au point de vue physiologique, ils peuvent leur être assimilés.

Nous allons diviser méthodiquement notre sujet et examiner successivement :

1° Les considérations, relatives au sujet, sur les effets immédiats qui peuvent résulter du sommeil hypnotique ;

2° Les considérations, relatives au sujet, sur les effets éloignés, résultant du sommeil hypnotique ;

3° Les considérations sur des effets, qui ne sont pas le fait même du sommeil hypnotique, mais de suggestions ;

4° Les considérations qui concernent l'hypnotiseur ;

5° Les règles qu'il faut suivre pour éviter tous les inconvénients ou dangers qui peuvent exister.

CONSIDÉRATIONS RELATIVES AU SUJET SUR DES FFFETS IMMÉDIATS, RÉSULTANT DE L'EMPLOI DU SOMMEIL HYPNOTIQUE

Il ne peut être évidemment question ici que des états hypnotiques assez profonds pour que le sujet soit endormi ; car, pour les états légers, comme la veille somnambulique, de même que pour les suggestions faites dans cet état de veille, il n'existe à juste titre aucune appréhension de la part des sujets qui s'y prêtent ni des expérimentateurs.

La première objection que font souvent les sujets à qui on propose d'être endormis est celle-ci : « J'ai peur de ne pas me réveiller. » D'où peut venir cette crainte, et repose-t-elle sur quelque fondement sérieux ? Ce n'est pas le sommeil en lui-même qui provoque cette crainte-là, car enfin personne ne songe à ne pas s'endormir le soir de peur de ne pas s'éveiller le lendemain. Cela tient uniquement à ce que le sommeil hypnotique est un sommeil provoqué, et le public assimile ce sommeil provoqué à un autre sommeil provoqué, mais bien différent, dont il a entendu parler aussi, le sommeil chloroformique.

Le sommeil chloroformique est dangereux, et l'on connaît de trop nombreux cas d'accidents dus à cet agent anesthésique. Le sommeil chloroformique, de même que le sommeil dû à l'opium, à la morphine, au chloral, etc., n'est pas autre chose qu'une véritable intoxication. Le chloroforme agit sur le cerveau, sur les poumons, sur le cœur ; et, si l'action produite sur l'un de ces organes dépasse la mesure, il se produit des accidents d'intoxication.

Il en est bien autrement du sommeil hypnotique. Par l'hypnose, aucun poison n'est introduit dans l'organisme, et ne peut, par conséquent, exercer d'action nocive sur aucun organe. Le sommeil hypnotique, au point de vue physiologique, est absolument semblable au sommeil naturel, et, pas plus que lui, ne peut causer d'accident. On peut mourir dans son lit, comme on peut mourir à table, ou à la promenade, ou dans un fauteuil ; mais on meurt toujours d'une maladie ou d'un accident ; on ne meurt jamais du sommeil naturel ou hypnotique.

On redoute quelquefois aussi de voir les manœuvres hypnotiques provoquer des crises convulsives. Il est certain qu'un grand nombre des sujets, avec lesquels on obtient facilement les phénomènes hypnotiques, sont des hystériques. Ces sujets, qui sont habitués à avoir des crises nerveuses, dans toutes les circonstances et à tous les moments de la journée, peuvent aussi bien en avoir pendant les expériences hypnotiques. De plus, comme, le plus souvent, ces crises surviennent sous l'influence d'une émotion ou d'une contrariété, si le fait des expériences hypnotiques les impressionne ou les contrarie, il peut se faire qu'il se produise une crise nerveuse. Mais il ne faut pas oublier que le meilleur traitement des crises convulsives est le traitement hypnotique. L'hypnose est la véritable médication par laquelle on guérit la névrose, car c'est le seul traitement par lequel on puisse la combattre dans son origine et dans ses causes. C'est aussi le meilleur moyen par lequel on puisse maîtriser et arrêter les crises elles-mêmes au moment de leur apparition.

Il n'y a donc pas lieu de craindre que des crises nerveuses quelconques se produisent par le fait d'expériences hypnotiques ; si le sujet est disposé à des crises, non seulement on les arrêtera, mais on le guérira par le moyen même de l'hypnose, pourvu que l'on sache s'en servir.

Il peut se produire pendant le sommeil hypnotique des rêves, accompagnés parfois d'hallucinations, dans lesquelles le sujet voit des personnages qui peuvent lui être sympathiques ou qui peuvent lui être désagréables ; quelquefois un certain souvenir de ces hallucinations persiste après le réveil. Il nous suffira de dire que ces rêves et ces hallucinations doivent être considérés comme de même nature que la crise nerveuse dont ils ne sont qu'une modification. L'hypnotisme devra donc les arrêter et les faire disparaître, par les mêmes procédés qu'il met en œuvre pour combattre les crises convulsives.

Le sommeil hypnotique peut-il se prolonger au delà de la volonté de l'hypnotiseur, et celui-ci peut-il éprouver des difficultés pour réveiller le sujet qu'il a endormi ? C'est là une crainte énoncée par un certain nombre d'expérimentateurs ; mais elle est plutôt chimérique que réelle. Si le sommeil ainsi prolongé était une crise de léthargie ou de catalepsie, il rentrerait dans la catégorie des crises nerveuses dont nous avons parlé plus haut, et il pourrait et devrait être de même combattu efficacement par la suggestion et l'hypnose. Dans le cas contraire, il faudrait un hypnotiseur bien peu expérimenté, et oubliant les règles les plus élémentaires de la pratique hypnotique, pour qu'il se présente quelque difficulté d'éveiller le sujet ; et, même dans ce cas, un hypnotiseur expérimenté présent sera toujours à même de rendre au sujet sont état normal.

Il est encore utile, pour rassurer certains esprits qui se forgent des dangers imaginaires, de rappeler les lois qui régissent la mémoire dans les états hypnotiques. La loi fondamentale est celle-ci : à l'état de veille, le souvenir de ce qui s'est passé dans les états hypnotiques profonds n'existe pas ; mais, dans les états hypnotiques profonds, le sujet conserve la mémoire tout à la fois des états de veille et des états hypnotiques correspondants. Nous n'avons pas à nous occuper ici des lois particulières qui président à la mémoire dans les différents états d'hypnose par rapport les uns aux autres ; la loi générale nous suffit pour démontrer que l'hypnose n'affaiblit en rien la mémoire normale ; l'état d'hypnose passe comme un rêve, ou plutôt comme un sommeil bienfaisant, sans exercer la moindre action nuisible sur aucune des facultés intellectuelles.

Quelquefois les sujets refusent de se laisser hypnotiser sous ce prétexte que, pendant leur sommeil, ils pourraient dire des choses qu'ils tiennent à tenir cachées, ou que l'on pourrait leur poser des questions indiscrètes.

Cette crainte est complètement chimérique, et tient à une idée complètement fausse, mais très répandue dans le monde.

On s'imagine que l'hypnotiseur peut faire dire, à son gré, tout ce qu'il veut au sujet qu'il a hypnotisé, qu'il peut lui faire raconter les choses les plus cachées de sa vie intime, qu'il peut obtenir de lui l'aveu de ses propres secrets et lui faire révéler ceux dont il peut être dépositaire.

C'est là une pure légende, et, en réalité, il n'en est rien. Le sujet endormi dira à l'hypnotiseur tout ce qu'il consentirait à lui dire à l'état de veille. Il y aura seulement cette différence, que, la mémoire étant beaucoup plus vive dans le sommeil hypnotique, les souvenirs beaucoup plus précis, le récit y gagnera en exactitude et en clarté. Mais il ne faudrait pas croire que l'état d'hypnose soit une garantie de sincérité, loin de là; si le sujet a des raisons pour se méfier de l'hypnotiseur ou d'une personne présente, il ne les comprendra que mieux pendant l'hypnose, et ne fera que se confirmer avec plus de force et d'habileté dans la réserve qu'il veut observer. Il ne faut pas oublier que, dans l'état d'hypnose, l'esprit est plus perspicace, l'intelligence plus lucide. L'hypnotisé ne dira donc que ce qu'il veut bien dire, et, si déjà il a voulu garder un secret ou tenir cachée quelque circonstance de sa vie, s'il a inventé quelque fable qu'il veut soutenir, il continuera ce rôle pendant le sommeil, et la fiction ne prendra même que plus de corps et de vraisemblance, car il en aura fait une auto-suggestion.

L'hypnotiseur ne peut donc pas attacher une confiance plus absolue dans ce que le sujet lui raconte pendant le sommeil que dans ce qu'il lui a dit ou lui dira à l'état de veille. La crainte des indiscrétions, commises pendant le sommeil hypnotique, est donc aussi chimérique que les précédentes.

Certains sujets, après avoir été hypnotisés, se plaignent de fatigue ou de douleur de tête. Cela peut tenir à plusieurs causes : le plus souvent, c'est que le sujet lui-même a voulu résister au sommeil ; il est ainsi entré en lutte avec l'hypnotiseur, et c'est cet effort même qui l'a fatigué et le fait souffrir. Dans d'autres cas, c'est que l'hypnotiseur a voulu aller trop vite, et n'a pas mis assez de douceur et de modération pour amener le sujet au sommeil; il pourra éviter cet inconvénient en suivant avec un peu plus de patience les règles que nous donnons plus loin. L'opérateur ne doit pas oublier non plus que la résistance du sujet est parfois inconsciente ; c'est à lui à la reconnaître, et à employer des moyens détournés pour la faire cesser, sans laisser le sujet se fatiguer inutilement.

CONSIDÉRATIONS RELATIVES AU SUJET SUR DES EFFETS POSTÉRIEURS AU SOMMEIL HYPNOTIQUE

Nous avons à examiner maintenant les dangers, qui pourraient exister pour le sujet, postérieurement au sommeil hypnotique.

Nous retrouvons encore ici le même préjugé, qui fait craindre que l'emploi de l'hypnotisme n'occasionne des crises convulsives ou n'amène une aggravation de l'hystérie. Il est vraiment difficile de comprendre qu'une telle crainte puisse venir à l'esprit, quand on voit l'état de calme, de bien-être et de repos paisible qui est le propre du sommeil hypnotique. Mais aussi, il faut remarquer que, pour la plupart, ceux qui expriment cette crainte n'ont jamais vu de personnes sérieusement hypnotisées, et ignorent absolument ce que c'est que l'hypnotisme scientifique. Aussi, tout leur raisonnement n'est basé que sur la représentation fantaisiste que leur imagination leur fait de l'hypnotisme.

Nous devons répéter ici ce que nous avons dit déjà plus haut. Il est certain que beaucoup d'expériences hypnotiques se font avec des hystériques. Souvent, ces personnes sont sujettes à des crises, qui les prennent à l'improviste, sous l'influence de bien des causes différentes, contrariétés, frayeurs, troubles de la digestion, etc. Il peut donc se faire que, chez ces malades, une crise convulsive survienne, dans un laps de temps plus ou moins long, après une séance d'hypnotisation ; mais ce n'est pas une raison pour dire que cette crise est la conséquence de l'hypnotisation, pas plus que, si elle survient après une promenade, il ne serait juste de la mettre sur le compte de la marche.

Nous avons accordé que des crises, provoquées par une cause accidentelle, tout en dehors de l'hypnose, pourraient survenir fortuitement après une séance d'hypnotisation ; eh bien, cela même est encore trop, et nous devons nous hâter d'y ajouter un correctif. Cette coïncidence ne pourra, en effet, se présenter qu'après les premières séances, et si l'hypnotiseur n'a pas pu encore prendre assez d'influence sur son sujet. En effet, si l'hypnotisation est bien conduite, soit par un médecin, soit par un hypnotiseur expérimenté, quelques séances suffiront pour arrêter complètement les crises et les empêcher de se reproduire. Car l'hypnotisme et la suggestion hypnotique sont le meilleur traitement des névroses et des crises nerveuses ou convulsives qui sont sous leur dépendance.

Il est superflu, après ce que nous venons de dire, d'ajouter quelque chose au sujet de la crainte, exprimée quelquefois, de voir aggraver l'hystérie par le fait de l'hypnose. Puisque le traitement hypnotique est le traitement rationnel de l'hystérie, l'hypnotisme, employé d'une manière expérimentale, n'empêchera pas de faire des suggestions appropriées au traitement de la maladie; il ne pourra donc, de toutes les façons, qu'être utile au sujet et jamais lui nuire.

Il peut se produire quelquefois, après le sommeil hypnotique, des hallucinations qui peuvent reconnaître deux causes différentes. Ou bien cette hallucination n'est que le retour et la reproduction d'une hallucination qui s'est produite pendant le sommeil hypnotique; ou bien elle est le résultat d'une suggestion fortuite ou involontaire, faite pendant l'hypnose. D'une façon comme de l'autre, il est difficile d'admettre que de telles hallucinations puissent avoir des conséquences sérieuses quelconques. Mais nous voulons et nous pouvons éviter, même les moindres désagréments, qui pourraient être la conséquence des expériences hypnotiques. Cela nous sera encore facile ; s'il se produit des hallucinations pendant le cours du sommeil hypnotique, nous les ferons disparaître immédiatement par une suggestion contraire ; de plus, nous empêcherons le retour ultérieur de ces hallucinations par une suggestion préventive. En second lieu, en surveillant avec attention tout ce qui pourrait provoquer des suggestions pendant l'hypnose, nous éviterons facilement d'en produire. Nous n'oublierons pas non plus que des suggestions fortuites peuvent être faites en dehors de nous, soit par des témoins de l'expérience, soit même par des circonstances qui provoqueraient des auto-suggestions de la part du sujet; nous saurons les prévenir, en y rendant le sujet réfractaire par une suggestion positive.

Une des principales objections que font beaucoup de personnes aux expériences hypnotiques, c'est que, en donnant ainsi au sujet l'habitude d'être hypnotisé, on développera en lui la sensibilité hypnotique, de telle sorte qu'il pourrait dans l'avenir être hypnotisé trop facilement. Cette question mérite d'être examinée à deux points de vue.

Les sujets avec lesquels on peut réaliser et poursuivre les expériences qui se font dans les états profonds de l'hypnose, les seules dont il puisse être question ici, doivent être classés en deux catégories : d'une part, les sujets très facilement hypnotisables, qui d'emblée, dès les premières séances, arrivent aux états somnambuliques profonds, et sont, par conséquent, très suggestionnables ; d'autre part, les sujets qui arrivent à cet état après un certain entraînement. Pour les premiers, il ne faut pas mettre sur le compte des séances faites régulièrement, qu'elles soient expérimentales ou thérapeutiques, leur hypnotisabilité, puisqu'ils possèdent d'avance cette sensibilité. L'entraînement ne pourra, au contraire, que la réglementer, la limiter, et les mettre à l'abri des inconvénients auxquels ils pouvaient être exposés spontanément. Pour les seconds, puisque cette sensibilité est développée par l'hypnotiseur lui-même, il lui sera très facile de bien la diriger, et de s'en servir pour faire les suggestions utiles et préventives dont nous parlerons tout à l'heure.

L'examen de ce que l'on pourrait craindre du développement de la sensibilité hypnotique nous indiquera en même temps les moyens d'y remédier.

La première chose que l'on pourra craindre de l'entraînement hypnotique, c'est qu'il rende le sujet facilement hypnotisable par le premier venu; ce qui n'aura d'inconvénient du reste que si, à un moment donné, le sujet peut être hypnotisé malgré lui. Dans ce cas, le sujet craindra de se trouver livré à un hypnotiseur quelconque, et les dangers qui pourraient résulter de cette circonstance peuvent se ranger dans quatre catégories différentes :

1° L'abus que l'hypnotiseur pourrait faire de l'état de sommeil dans lequel se trouve le sujet, pour lui nuire d'une manière quelconque ;

2° Les suggestions qu'il pourrait lui imposer, et qui pourraient avoir pour but des actes coupables ;

3° Les simples impulsions qu'il pourrait donner aux idées, aux actes du sujet, et qui ne seraient pas conformes à ses intentions, à sa volonté propre;

4° Une certaine tendance à accepter les volontés de l'hypnotiseur, résultant de l'habitude de la suggestion, qui mettrait le sujet, même à l'état de veille, dans un état de dépendance relative, et qui lui serait pénible si l'hypnotiseur ne possède pas sa confiance et sa sympathie (1).

La seconde chose que l'on pourra craindre de l'entraînement hypnotique, c'est le sommeil spontané, involontaire, provoqué par la vue d'objets brillants, lumières, flammes, objets de métal ou cristaux.

Ces crises de sommeil peuvent avoir deux inconvénients : 1° se produisant inopinément dans certaines circonstances, elles peuvent provoquer des accidents; 2° la crise de sommeil peut se prolonger longtemps, si un hypnotiseur expérimenté ne se trouve pas là pour la faire cesser.

Nous allons voir que toutes ces objections et ces craintes, en elles-mêmes fort légitimes, vont tomber d'elles-mêmes. En effet, l'hypnotiseur qui entraîne un sujet ne manquera pas de le mettre à l'abri de tous ces inconvénients par deux suggestions préventives, qu'il lui fera en toute circonstance, et surtout au fur et à mesure que se développera sa sensibilité hypnotique. Ces deux suggestions consisteront :

1° Dans la défense de se laisser hypnotiser ou suggestionner par qui que ce soit, excepté par l'hypnotiseur lui-même ou par une autre personne spécialement désignée par lui pour le faire. Cette restriction a trait surtout à l'emploi thérapeu-

(1) N. B. Tout ceci rentre du reste dans la question des rapports de l'hypnotisme avec la jurisprudence, question que nous avons traitée en détail au Congrès de neurologie à Bruxelles en 1897, et au Congrès international de l'hypnotisme à Paris en 1900. Voir les comptes rendus de ces deux Congrès.

tique de l'hypnotisme ; en effet, le médecin qui traite un malade par l'hypnose, malgré le devoir qui lui incombe de le mettre à l'abri des inconvénients dont nous venons de parler, ne doit pas pour cela exposer son malade à être privé des bienfaits du traitement hypnotique, si une circonstance fortuite venait à l'empêcher de l'appliquer lui-même. C'est pourquoi il fera la suggestion préventive, tout en se réservant la possibilité de se désigner lui-même un successeur ou un remplaçant.

2° La seconde suggestion préventive consiste dans la défense de se laisser endormir par un objet quelconque, qui ne soit pas employé directement par l'hypnotiseur lui-même et dans le but de provoquer l'hypnose.

Ainsi donc, lorsque cette précaution élémentaire est prise, et elle doit toujours l'être, qu'il s'agisse d'hypnotisation thérapeutique ou expérimentale, il ne reste absolument rien des dangers ou des craintes que l'on pouvait objecter relativement au développement de la sensibilité hypnotique. J'irai même plus loin, et je dirai que cette épreuve hypnotique est essentiellement utile ; car elle est nécessaire à toute cette catégorie de sujets dont nous avons parlé, qui présentent spontanément une grande sensibilité hypnotique, et personne ne peut savoir à l'avance s'il ne rentre pas dans cette catégorie. Ces sujets, qui, par leur propre nature, seraient spontanément exposés aux dangers que nous avons énumérés, se trouvent définitivement mis à l'abri par les suggestions préventives qui leur sont faites au cours des séances d'hypnotisation.

Si quelques sujets se plaignent que l'hypnotisme produit chez eux de l'agitation, de l'excitation nerveuse, de l'insomnie, ces objections ne nous arrêteront pas longtemps, car ces phénomènes ne peuvent venir que de la crainte même que le sujet éprouve pour l'hypnotisation. Cette crainte disparaîtra spontanément, quand le sujet aura éprouvé par lui-même le calme et le bien-être qui résultent de l'hypnose, et, du reste, tous ces effets momentanés disparaîtront rapidement par des suggestions appropriées.

Parfois, les sujets se plaignent de douleurs de tête après les séances; ces douleurs se produisent, quand le sujet résiste à l'hypnotiseur et fait des efforts plus ou moins conscients pour ne pas s'endormir ; la céphalalgie est due à la fatigue qui résulte de cette lutte. Cet inconvénient ne se produira plus si le sujet s'abandonne sans résistance. Du reste, dès qu'un état de suggestionnabilité, même léger, se sera produit, l'hypnotiseur en profitera pour dissiper le mal de tête et l'empêcher de se reproduire.

Quelques personnes ont accusé de la somnolence pendant les heures qui suivent une séance d'hypnotisation ; d'autres se sont plaintes d'insomnie la nuit suivante. Ces petits désagréments n'arriveront jamais avec un hypnotiseur exercé.

La somnolence vient de ce que le sujet a été insuffisamment réveillé et qu'on ne lui a pas fait la suggestion de ne plus avoir envie de dormir.

L'insomnie est une conséquence d'un moindre besoin de sommeil. En effet, pendant une séance d'hypnose où l'on a laissé le sommeil se prolonger pendant quelques minutes, le sujet s'est reposé des fatigues qu'il pouvait éprouver à ce moment et qui étaient le résultat de l'activité de la partie précédente de la journée. Le soir, il est donc dans les conditions d'une personne qui aurait dormi au milieu du jour, il n'a plus un besoin aussi intense de sommeil et peut le trouver plus difficilement.

Il est facile de remédier à cet inconvénient, en suggérant au sujet de s'endormir normalement à l'heure habituelle, son sommeil n'en sera que plus calme et plus réparateur. Par le même procédé, on éloignera tout rêve et tout cauchemar que pourrait redouter le sujet, et on lui procurera un repos paisible.

CONSIDÉRATIONS SUR DES EFFETS, QUI NE SONT PAS LE FAIT MÊME DU SOMMEIL, MAIS DES SUGGESTIONS.

Nous avons à voir d'abord les auto-suggestions, qui se divisent elles-mêmes en trois catégories :

Les premières sont les auto-suggestions qui peuvent se développer chez le sujet pendant le sommeil, à l'occasion des expériences hypnotiques. L'hypnotiseur s'apercevra toujours très facilement des auto-suggestions de ce genre et pourra aisément arrêter leur développement.

Indépendamment des expériences faites par l'hypnotiseur, des auto-suggestions peuvent encore se développer chez le sujet : soit sous l'influence d'une sensation fortuite qu'il éprouve, soit sous l'influence de la vue d'un objet qui aura frappé ses regards avant le sommeil.

En troisième lieu, des auto-suggestions peuvent se développer, qui sont dues au prolongement d'une idée existant avant le sommeil et non avouée à l'hypnotiseur.

Il n'est pas toujours aussi facile à l'hypnotiseur de s'apercevoir du développement de ces deux dernières catégories d'auto-suggestion ; aussi doit-il être prévenu de leur possibilité afin de les surveiller et de les combattre.

Les suggestions expérimentales, qui doivent toujours être faites directement par l'hypnotiseur, doivent toujours être rigoureusement limitées à la durée de l'expérience. La plupart doivent être réalisées sous les yeux mêmes de l'expérimentateur, et celui-ci aura soin de les neutraliser complètement à la fin de la séance. Toutefois, dans un certain nombre de cas, on est amené, par les expériences mêmes, à faire des suggestions dont l'effet doit se prolonger un certain temps après la séance, ou même qui doivent seulement avoir leur réalisation à un moment plus ou moins éloigné. Dans ce dernier cas surtout, il faudra limiter la suggestion d'une façon très exacte, pour que d'abord rien ne puisse venir se surajouter à la suggestion qui a été faite ; ensuite, pour que son effet soit complètement aboli aussitôt après la terminaison de l'expérience.

L'hypnotiseur qui fait à un malade des suggestions thérapeutiques doit connaître à fond le mécanisme de la suggestion, être très expérimenté dans la manière dont elle s'opère, et se rendre bien compte de son pouvoir et de tout ce qu'elle peut donner. Il est absolument indispensable en effet, pour que la suggestion donne tout son effet utile et ne puisse avoir aucun inconvénient, de la limiter exactement à ce qui est nécessaire pour produire le résultat attendu.

Certaines suggestions thérapeutiques pourraient avoir des

inconvénients par leur exagération, si on les laissait produire une action illimitée sans y assigner de bornes. Les choses les meilleures ne sont bonnes que dans une certaine mesure, et en la dépassant peuvent devenir un mal.

Si, à un sujet qui a de l'insomnie, vous suggérez du sommeil, il faut vous garder de lui donner de la somnolence qui, se prolongeant dans la journée, lui serait désagréable.

En suggérant du calme à un malade surexcité, il ne faut pas en faire un apathique; inversement, l'activité suggérée ne devra pas dégénérer en agitation; il sera bon de suggérer de la gaieté à un caractère triste, mais il ne faudra pas le faire tomber dans l'insouciance.

Il ne suffit pas d'éviter l'écueil de l'exagération thérapeutique, nous devons encore mettre en garde l'hypnotiseur contre les suggestions involontaires, dont les inconvénients peuvent être au moins aussi grands.

Lorsque vous vous trouvez en face d'un sujet en état d'hypnose, il faut toujours avoir présent à l'esprit qu'il peut transformer en suggestion toutes les paroles que vous prononcez, même quand, dans votre pensée, elles n'ont pas pour but de le suggestionner; il faut donc s'observer avec une grande prudence, car chaque mot peut porter. Le plus souvent, quand un sujet se présente pour suivre un traitement hypnotique, il est plutôt porté à s'exagérer la gravité de la maladie dont il est atteint. Le devoir de l'hypnotiseur est donc d'abord de le rassurer, c'est un bien moral qu'on lui procure, et de plus, en ramenant le calme dans son esprit, on rend plus facile la guérison de la maladie.

Le premier point à observer sera donc de ne jamais, en présence du malade endormi, exprimer d'inquiétudes sur la gravité de sa maladie en s'adressant aux personnes qui l'accompagnent. On connaît la puissance de la suggestion indirecte, quand on s'adresse à une autre personne, devant un sujet hypnotisé.

Un second point, sur lequel j'insisterai tout particulièrement, parce qu'on commet fréquemment dans ce sens des imprudences qui peuvent avoir de très sérieuses conséquences, c'est de ne jamais faire de comparaison en parlant au sujet de sa maladie.

Ces comparaisons peuvent porter sur la maladie ou sur le sujet lui-même.

Dans le premier cas, n'entend-on pas bien souvent des personnes qui, pour rassurer un malade, lui disent : « Vous vous tourmentez alors que vous n'avez que telle maladie, cela n'est pas raisonnable ; ah ! si vous aviez telle ou telle autre maladie, je comprendrais vos inquiétudes, elles seraient fondées... »

L'hypnotiseur ne devra jamais tenir à son sujet un pareil langage. Le malade que vous avez maintenant sous les yeux, pourrait ultérieurement être atteint d'une de ces affections que vous lui auriez démontrée comme inquiétante ; il en concevrait alors la gravité avec toute l'intensité qui résulterait pour lui d'une véritable suggestion.

La comparaison que l'on fait entre le malade et une autre personne est aussi très fréquente, et peut cependant avoir des effets ultérieurs non moins funestes. Vous ne direz donc jamais à votre sujet : « Vous avez tort de vous tourmenter dans l'état où vous êtes ; si vous étiez comme telle ou telle personne que vous connaissez ce serait autre chose et votre inquiétude serait fondée. »

Ici encore, il est évident que, dans l'avenir, votre malade peut être atteint de la même affection que la personne que vous avez prise pour point de comparaison. Comme vous lui aurez fait pressentir que cette personne est perdue, vos paroles ayant été transformées par lui en suggestion, vous voyez l'effet désastreux qui peut être produit, et quelles difficultés il pourrait y avoir pour annihiler cette auto-suggestion.

Il y a encore une observation très importante à faire relativement à la durée des suggestions.

Lorsque vous faites une suggestion, destinée à faire disparaître une douleur, à guérir une maladie organique, ou à supprimer chez le malade un tic ou une habitude vicieuse, vous pouvez donner à votre suggestion une durée indéfinie. Il est évident, en effet, que le sujet n'aura jamais à se plaindre de ne pas souffrir, ou d'être débarrassé d'une maladie ou d'une mauvaise habitude. Mais il arrive très souvent que l'on consulte le médecin, et surtout le psychologue, pour obtenir le soulagement de souffrances qui sont purement morales. C'est ce qui arrive, par exemple, quand le sujet souffre de sentiments affectifs auxquels il ne peut donner cours dans les circonstances où il se trouve ; ces sentiments peuvent le tourmenter cruellement par leur intensité, en le laissant dans une situation qui semble sans issue. D'autres fois, ce sont des désirs irréalisables qui obsèdent une personne, et comme ce sujet se trouve dans l'impossibilité actuelle d'atteindre ce but, il se trouve malheureux dans la situation qu'il occupe. L'objectif qu'il a devant les yeux, au lieu d'exciter en lui une ardeur pour le travail qui lui permettrait d'y arriver, le déprime et le décourage ; et l'on voit ainsi certaines personnes, qui pourraient être heureuses de leur sort, qui en réalité n'ont aucun sujet de se plaindre, être les propres artisans de leur malheur, par les rêves de leur imagination et leurs aspirations immodérées.

Ces personnes viennent nous trouver, pour nous demander de diminuer ou de faire disparaître ces sentiments qui les tourmentent, de les débarrasser de ces désirs qui leur semblent irréalisables.

Nous pouvons et nous devons apporter à leur souffrance morale le soulagement qu'ils nous demandent. Mais nous devons aussi, ayant une expérience et une connaissance de la vie plus grande que la leur, prévoir toutes les modifications qui peuvent se produire dans leur existence. Nous devons prévoir que, si nous réalisions trop exactement leurs désirs, qui sont influencés par leur situation actuelle, ils pourraient, dans l'avenir, le regretter si leur situation venait à changer.

Or, d'une part, une règle absolue nous interdit de faire des suggestions qui puissent être, à un moment donné, un sujet de regrets pour celui à qui nous les avons faites ; d'autre part, notre devoir est d'apporter du soulagement à quiconque est dans la peine et la souffrance. Mais heureusement, nous pouvons limiter la durée de nos suggestions, nous pouvons ne leur donner d'effet que tant que la personne qui nous les demande se trouvera dans une situation où ces suggestions pourront lui être utiles.

Nous ferons donc, dans tous ces cas, des suggestions limitées et conditionnelles, nous gardant bien de faire des suggestions absolues et indéfinies, toutes les fois que, par leur nature, ces suggestions pourraient devenir pénibles ou funestes pour celui à qui nous les faisons.

En résumé, lorsqu'un médecin ou un psychologue se livre à des interventions hypnotiques, il a pour devoir de faire servir le pouvoir qu'il acquiert et la sensibilité qu'il développe au bien du sujet.

Il lui arrive donc souvent d'avoir à faire des suggestions au sujet, dans un but, qu'il indique lui-même, ou bien que l'hypnotiseur lui propose, parce qu'il reconnaît qu'elles doivent lui être utiles.

Dans l'emploi de ces suggestions, très bonnes en elles-mêmes, il y a deux écueils à éviter.

Le sujet, se laissant aller à ses impressions ou à des désirs inconsidérés, n'est pas toujours assez raisonnable pour juger lui-même la portée des suggestions qui lui seront faites. Dans ce cas, que nous assimilerons à de la simulation de sa part, il trompe l'hypnotiseur pour se faire faire une suggestion qui lui est mauvaise.

Le psychologue doit savoir découvrir l'intérêt véritable du patient; il agira avec prudence et sans heurter de front le désir du sujet; il lui fera comprendre en quoi il se trompe, et l'amènera à désirer de lui-même la suggestion qui lui est bonne.

Dans un second cas, le sujet est sincère et demande une suggestion qu'il croit véritablement lui être utile. Mais le psychologue possède une science et une expérience qui lui permettent de voir mieux et plus loin que le sujet; il connaît toute l'importance et les conséquences d'une suggestion; et comme, par le fait même, il est investi de la confiance du sujet, il doit juger par lui-même si ce qu'il demande est bien dans son intérêt.

Il ne faut jamais oublier dans ce cas qu'une suggestion très bonne en elle-même, au moment où elle est demandée par le sujet, peut ne l'être que temporairement : les idées et les sentiments du sujet peuvent changer; les circonstances peuvent n'être plus les mêmes. Or, le sujet ne doit jamais avoir à regretter l'influence produite par une suggestion qui lui a été faite; il faut donc prévoir le cas où, de bonne qu'elle était, une suggestion pourrait lui devenir pénible. Cela est facile à éviter, en ayant soin, dans tous les cas où le moindre doute peut exister, de ne faire que des suggestions temporaires et conditionnelles.

Enfin, toutes les fois que nous avons affaire à des sujets doués d'une sensibilité et d'une intuition très grandes (et c'est le cas le plus fréquent, lorsque nous faisons de l'hypnotisme, soit expérimental, soit thérapeutique), nous ne devons jamais oublier que, chez ces sujets, des sentiments affectifs se développent avec une facilité très grande sous l'influence de causes fortuites, et même pour ainsi dire spontanément; et ces sentiments peuvent, à l'insu même du sujet, prendre une intensité exagérée. Nous devons le savoir, et, par l'hypnotisation même, nous devons scruter à ce point de vue l'état psychique du sujet.

Si nous découvrons chez lui des tendances de ce genre, capables de lui être nuisibles, gardons-nous de heurter de front ces sentiments, nous risquerions de développer une contre-suggestion qui rendrait notre effort inutile et peut-être défavorable ; mais, en agissant avec beaucoup de douceur et de tact, nous arriverons à développer chez le sujet des auto-suggestions utiles et bonnes, qui modifieront les tendances qui pouvaient lui être nuisibles, avec d'autant plus de succès que nous aurons mieux pénétré son état psychique.

CONSIDÉRATIONS QUI CONCERNENT L'HYPNOTISEUR

Nous avons vu jusqu'ici les considérations qui concernent le sujet et les précautions qu'il faut prendre pour lui, dans les expériences hypnotiques; ce sont les seuls auxquels on pense habituellement. Il n'en est pas moins vrai qu'il peut en exister aussi pour l'expérimentateur, et nous devons les passer rapidement en revue.

Nous avons vu au début de ce chapitre qu'aucun accident grave ne peut résulter de l'emploi régulier et scientifique de l'hypnose. Mais des coïncidences fâcheuses, quoique toutes fortuites, peuvent se présenter; et ce sont précisément ces coïncidences qui font que, bien souvent, le public redoute les choses les plus inoffensives et s'expose inconsidérément aux choses dangereuses. La majorité de la foule, en effet, ne voit pas bien loin, et croit toujours trouver la cause d'un événement dans les faits qui l'ont accompagné ou qui l'ont immédiatement précédé. Il arrive donc que, aux yeux du public, l'hypnotiseur prendra la responsablité de tout ce qui peut se produire pendant l'hypnose, ou dans les moments qui suivent les expériences, même si ces événements ne sont pas du tout du fait de l'hypnose.

L'hypnotiseur devra donc prévoir tout ce qui peut se présenter, à quelque cause évidente que l'on puisse rapporter un accident quelconque; et la plus élémentaire prudence lui commande, s'il existe le moindre danger imminent, de s'abstenir de toute intervention et de refuser d'hypnotiser. Voilà pour les accidents que l'ignorance ou la mauvaise foi pourraient attribuer à l'emploi du sommeil hypnotique.

Mais, il y a surtout des inconvénients et des désagréments plus réels, que l'on pourrait, avec une certaine raison, lui reprocher.

D'abord, il y a des hallucinations ou des rêves pénibles, qui peuvent se présenter pendant l'hypnose et dont le souvenir pourrait persister après le réveil; même si le souvenir en est effacé, ces hallucinations peuvent laisser une impression pénible, une certaine tristesse dans l'esprit du sujet. Il faut éviter cela en réprimant de suite ces hallucinations, ou au moins en en effaçant l'effet avant le réveil.

Un autre genre d'hallucinations, qui peuvent se produire pendant l'hypnose, et auxquelles il faut prendre garde, sont celles qui font prendre les personnes présentes pour des personnes connues du sujet, et l'hypnotiseur lui-même pour une autre personne. En général, ces visions hallucinatoires font apparaître aux yeux du sujet des personnes qui excitent à un certain degré sa sympathie ou, plus souvent encore, son antipathie ; aussi sont-elles le plus ordinairement désagréables au sujet. Il faut prévenir ces hallucinations et les empêcher de se développer, dès les premiers signes que l'on peut observer. Si quelques-unes se sont présentées avant que l'on ait pu les arrêter, ou d'une manière fortuite, il faut au moins les faire oublier au réveil.

En troisième lieu, il y a des idées et des sentiments, non hallucinatoires, qui peuvent naître chez le sujet; qu'ils aient pour objet d'autres personnes ou bien l'hypnotiseur lui-même, ils peuvent avoir des inconvénients si l'on n'y prend sérieusement garde. C'est un point très délicat, qui demande de la part de l'hypnotiseur beaucoup de tact et d'habileté. Il devra toujours diriger son sujet avec douceur et avec prudence, et par sa manière d'être générale, s'efforcer de lui inspirer confiance, tout en conservant sur lui toute son autorité.

Enfin, un autre danger peut résulter pour l'hypnotiseur de la mauvaise foi de l'hypnotisé, soit qu'il y ait supercherie et simulation absolue de la part du sujet; soit que celui-ci, poussé par des mobiles qu'il n'est pas toujours facile de démêler, utilise les circonstances pour se livrer à des tentatives de chantage, ou simplement pour lancer des calomnies ou des insinuations malveillantes à l'égard de l'hypnotiseur. Pour s'éviter tout désagrément, l'hypnotiseur aura toujours présente à l'esprit cette possibilité; il aura une garantie absolue pour tous ces cas, en n'hypnotisant jamais que devant témoins, tant qu'il pourra avoir le moindre doute sur son sujet.

RÈGLES QU'IL FAUT SUIVRE DANS L'EMPLOI DE L'HYPNOTISME

Nous avons examiné jusqu'ici les inconvénients et les dangers qui peuvent accompagner l'hypnotisme expérimental ou thérapeutique, d'une part pour apprendre à les éviter, et, d'autre part, pour répondre aux objections qui peuvent être soulevées.

Il nous reste maintenant à tracer les règles que tout expérimentateur devra suivre dans l'emploi de l'hypnotisme, règles qui, tout à la fois, lui feront éviter les inconvénients que nous avons énoncés, et lui permettront d'obtenir les résultats les plus satisfaisants dans ses expériences :

1° Avant d'entreprendre toute expérience, bien étudier son sujet au physique et au moral. Pour cela, s'entourer d'abord de tous les renseignements que l'on pourra recueillir; mais ne les accepter jamais que sous bénéfice de vérification personnelle. Par un examen sérieux et approfondi, se rendre un compte exact de son état physiologique ou pathologique. Son état psychique et moral sera aussi déterminé par quelques épreuves spéciales.

2° Endormir son sujet doucement, sans brusquerie, en suivant une méthode régulière et bien déterminée, mais non unique; car il faut varier et choisir la méthode employée, suivant :

a) le sujet;

b) le cas dans lequel il se trouve;

c) le but que l'on désire atteindre.

3° L'examen préalable que l'on aura fait du sujet permettra de prévoir les crises qui pourraient se produire. En même temps qu'on l'endormira, et pendant toute la durée de l'hypnotisation, on aura soin de les empêcher de se développer, de les arrêter dès le début. S'il le faut, pendant les premières séances, on éveillera fréquemment le sujet, et l'on recommencera à l'endormir à plusieurs reprises. Après quelques séances bien conduites, le danger des crises sera complètement écarté et l'on n'aura plus à s'en préoccuper.

4° Il faut encore prévenir par suggestion la fatigue; non pas que la fatigue puisse être le résultat de l'hypnose, mais elle peut venir par auto-suggestion. On dissipera aussi, par la suggestion, la fatigue qui pouvait exister avant la séance; on empêchera sûrement par ce moyen l'auto-suggestion de fatigue de se produire. On préviendra de même l'agitation, les malaises quelconques, et la céphalalgie qui a ordinairement sa cause dans une résistance plus ou moins consciente apportée par le sujet. Ultérieurement, on empêchera la production des rêves et de l'insomnie.

5° Ne pas trop prolonger chaque séance au début, mais plutôt les renouveler fréquemment. Si l'on veut obtenir des résultats importants dans les expériences que l'on entreprend, il faut, dans les premiers temps, faire des séances quotidiennes.

6° Employer pour le réveil la suggestion associée à des manœuvres lentes et modérées. Quand le sujet est bien entraîné on peut arriver à un réveil rapide, mais il ne doit jamais être brusque ; dans tous les cas, il aura toujours été préparé par des suggestions antérieures faites au sujet. Quand on a passé par plusieurs phases successives des états profonds de l'hypnose, il faut repasser par les mêmes phases.

7° Prévenir la suggestionnabilité très grande qui pourrait être développée chez le sujet ; pour cela, rester seul possesseur du pouvoir hypnotique acquis sur le sujet. Mais il faut prévenir le cas où le sujet serait obligé, dans son propre intérêt, de recourir à un autre hypnotiseur ; il faut donc réserver à celui-ci la possibilité d'hypnotiser et de suggestionner le sujet, mais en le désignant d'une façon bien précise.

8° Prévenir l'auto-hypnotisation du sujet par des circonstances analogues à celles qui entourent l'expérience, et particulièrement par la vue d'un objet brillant ou lumineux. Empêcher aussi les auto-suggestions de toute nature qui pourraient se développer ultérieurement chez le sujet.

9° Dans la plupart des cas au début, et surtout quand il s'agit d'hystériques, n'endormir que devant des témoins dont on soit sûr.

10° Ne jamais se permettre de suggestions, en dehors de celles qui sont faites en vue du but désiré par le sujet, ou dans son intérêt. Pour les suggestions expérimentales, toujours obtenir son consentement préalable.

11° Il faut reconnaître le plus rapidement possible les facultés spéciales du sujet, et cultiver surtout en lui le genre d'expériences qui s'y rapportent. Il ne faut pas oublier, en effet, que si l'on cherche à développer chez un sujet des facultés différentes, on ne le fait ordinairement qu'au détriment de celles qu'il possède spontanément.

12° Graduer régulièrement les expériences les plus importantes et les plus compliquées. Quand on a constaté qu'une expérience fatigue le sujet, lui enlever toute fatigue par suggestion avant le réveil.

13° Toujours se souvenir que l'hypnotiseur est seul juge des expériences qu'il peut faire avec son sujet, et des conditions dans lesquelles il doit les réaliser. Ne jamais donc se laisser influencer par les désirs, ni par les doutes, ou par les objections soulevées par les témoins auxquels on ne doit jamais permettre de s'immiscer aux expériences.

14° Quand il s'agit d'expériences, apporter une prudence plus grande encore que dans toute autre hypnotisation ; ne jamais se départir des règles générales, ne faire que les expériences consenties par le sujet.

15° Toujours agir de façon que ni les expériences, ni leurs suites, ne puissent être nuisibles ou désagréables au sujet. Faire en sorte que le sujet retire, au contraire, toujours quelque bien de l'hypnose.

16° Prévoir l'influence très grande que peuvent avoir les suggestions dans la vie du sujet, sur son état physique comme sur son état moral.

17° Quelles que soient les circonstances, s'il s'agit d'un sujet qui souffre, que l'on puisse ou non le guérir, on peut toujours le soulager. Quels que soient les désirs que peut exprimer le sujet, ne consentir qu'à des suggestions qui lui soient utiles; l'amener à les désirer. S'arranger enfin de façon que le sujet ne puisse retirer de l'hypnose et de la suggestion qu'un bien réel physique et moral.

Si l'on suit exactement les règles que nous venons de formuler, nous pensons qu'aucun esprit, quelque rigoureux qu'il soit, ne pourra nier que les expériences soient très licites dans ces circonstances, et le traitement hypnotique d'une innocuité absolue.

Nous espérons donc, dans la dernière partie de cette étude, avoir dissipé quelques préventions, en examinant sans crainte et sans réticences toutes les objections qu'il nous semble possible de soulever.

Les médecins pourront, plus souvent et avec plus de certitude, employer la méthode hypnotique qui leur permettra d'être utiles et de faire du bien

Les psychologues pourront aussi marcher avec plus de sécurité dans la voie des expériences, en même temps que celles-ci, ayant une rigueur et une précision plus scientifiques, auront une portée plus grande pour le développement de nos connaissances.

TABLEAU SYNOPTIQUE DU CHAPITRE XXV

Méthode pour l'Emploi de l'Hypnotisme.

Qualités requises de l'hypnotiseur
- Prudence.
- Netteté.
- Précision.
- Persuasion.
- Autorité.
- Confiance.
- Compétence.

Le sujet ne dort pas.

Causes.
- SUJET : Émotion. Frayeur. Volonté active. Raisonnement. Verbiage. Distraction. Indisposition.
- MALADIE : Chorée. Agitation. Nervosisme. Douleurs. Découragement.
- HYPNOTISEUR
  - Insouciance. Distraction. Fatigue. Indisposition
  - Énervement. Manque de volonté. Manque de confiance.
- PERSONNES ÉTRANGÈRES
  - Suggestion volontaire ou inconsciente, antérieure.
  - Contre-suggestion actuelle.
  - Bruit Paroles. Action directe de présence.
- CAUSES EXTÉRIEURES
  - Bruit. Lumière. État atmosphérique.

Ce qu'il faut faire
- Combattre cause d'insuccès. — Varier ses procédés : Méthodes diverses.

Le sujet dort
- Reconnaître le sommeil. Le sujet reste les yeux ouverts.
- Reconnaître s'il ne dort pas. Simulation. Diagnostic de l'état d'hypnose.

PRÉCAUTIONS A PRENDRE
- **Pour le sujet**
  - PENDANT L'HYPNOTISATION
    - Malaise. Inquiétude. Céphalalgie.
    - Agitation.
    - Crises nerveuses convulsives.
    - Catalepsie.
    - Hallucinations.
    - Indiscrétions.
  - APRÈS L'HYPNOSE
    - Malaises. Fatigue.
    - Agitation.
    - Dégoût général.
    - Somnolence.
    - Insomnies. Cauchemars. Rêves.
  - EFFETS ÉLOIGNÉS
    - Hypnotisation et suggestions étrangères.
    - Exagération des suggestions thérapeutiques.
    - Suggestions involontaires.
    - Suggestions indéfinies qui peuvent devenir pénibles.
    - Exagération de la sensibilité et des sentiments affectifs.
- **Pour l'hypnotiseur**
  - Mauvaise foi du sujet. Accusations. Calomnies.
  - Accusations basées quelquefois sur hallucinations.
  - Rapprochement de crises ou accidents auxquels on donne pour cause l'hypnotisation.
  - Désirs d'hypnotisation fréquente.

TABLEAU SYNOPTIQUE DU CHAPITRE XXV (*suite*).

Méthode pour l'Emploi de l'Hypnotisme.

Règles à observer

- Bien connaître son sujet. Obtenir sa confiance. Intérêt. Douceur. Patience.
- Prudence, plus grande dans les premières séances, à tous égards.
- Diagnostic de la suggestibilité (pas absolu).
- PEU SUGGESTIBLE
  - Ne pas forcer. Bien choisir les moyens. Agir avec patience. Prévenir le sujet de patience.
  - Suggestion dans les états hypnotiques légers.
- TRÈS SUGGESTIBLE : États profonds. Prudence. Premières séances courtes. Veiller à tout. Ne pas aller trop vite.
- SUGGESTIONS ABSOLUES ET SUBORDONNÉES
  - Suggestions contre douleur ou curatives absolues.
  - Suggestions thérapeutiques autres subordonnées.
- Faire les suggestions thérapeutiques seules qui sont dans l'intérêt du sujet et pour son bien.
- Ne faire d'expériences qu'après avoir obtenu le consentement du sujet.
- TOUT FAIRE SERVIR AU BIEN DU SUJET
  - Thérapeutique prudente.
  - Discerner ce qui est le meilleur pour le sujet.
  - Suggestions physiques et physiologiques.
  - Suggestions modifiant l'état moral
    - *Conseils. Patience.*
    - *Jugement.*
    - *Raison.*
    - *Volonté. Direction.*

TABLE DES MATIÈRES

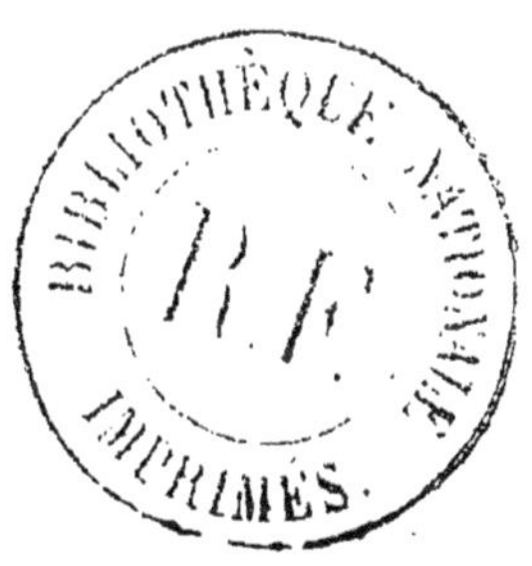

Mayenne, Imp. CH. COLIN

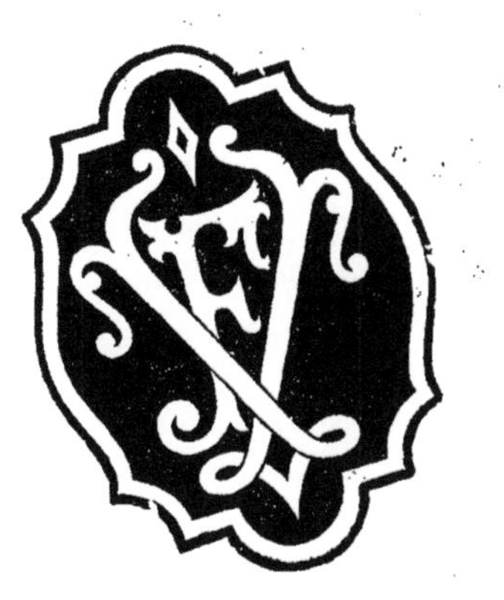

www.ingramcontent.com/pod-product-compliance
Ingram Content Group UK Ltd.
Pitfield, Milton Keynes, MK11 3LW, UK
UKHW020313200726
13857UKWH00001B/162

9 782012 931831